Alfred Psota

ESSEN WIR UNS ZU TODE?

**Gefahren der Ernährung • Lebensmittelkontrolle
• Lebensmittelkennzeichnung
• chemische Zusatzstoffe
• makrobielle Gefährdung
• Skandale • Konsumentenschutz**

Ueberreuter

CIP-Titelaufnahme der Deutschen Bibliothek

Psota, Alfred:
Essen wir uns zu Tode? : Gefahren der Ernährung,
Lebensmittelkontrolle, Lebensmittelkennzeichnung,
chemische Zusatzstoffe, makrobielle Gefährdung, Skandale,
Konsumentenschutz / Alfred Psota. – Wien : Ueberreuter, 1989
  (Ueberreuter-Sachbuch)
  ISBN 3-8000-9034-1

AU 105/1
Alle Rechte vorbehalten
Umschlag von Brigitte Schwaiger
Copyright © 1989 by Verlag Carl Ueberreuter, Wien
Gesamtherstellung: Carl Ueberreuter Druckerei Ges. m. b. H.,
Korneuburg
Printed in Austria

Inhalt

1. Geschichte der Ernährung

Nicht immer hatte der Mensch eine solche Fülle an Nahrungsmittel zur Verfügung wie heute in den Industrieländern; sein Werdegang ist vielmehr vom Hunger begleitet. Aber wie ehedem der Mangel, bereitet auch diese Fülle unserer Gesundheit große Probleme.

Für die menschliche Ernährung ist nicht nur wichtig, wie viel man ißt, sondern auch, was man ißt. In Mangelzeiten, wie etwa in Kriegen, tritt die Bedeutung der Qualität der Lebensmittel gegenüber der mengenmäßigen Versorgung in den Hintergrund. Der Interessengegensatz von Volksgesundheit einerseits sowie Wirtschaft und Versorgung anderseits tritt in solchen Ausnahmesituationen offen zutage, lebensmittelrechtliche Vorschriften werden dann außer Kraft gesetzt, und zwar oft zum Schaden der Volksgesundheit. In solchen Mangelzeiten werden auch Ersatzprodukte erfunden, die dann mitunter nicht mehr vom Markt verschwinden. In konjunkturellen Zeiten sollte es aber keinen Kompromiß auf Kosten der Volksgesundheit geben.

Eine mengen- und inhaltsmäßig unzureichende Nahrung wird kurzfristig zwar ohneweiters vertragen, der Dauerkonsum von zu wenig oder mangelhafter Nahrung kann jedoch die Gesundheit schädigen, die Menschen schwächen und die Arbeitsfähigkeit verringern. Gesunde Ernährung ist auch ein wesentlicher wirtschaftlicher Faktor.

Die Industrialisierung der Lebensmittelerzeugung, die Erkenntnisse der Chemie und der technische Fortschritt haben sicher viele Erleichterungen für die Menschen gebracht und machten es überhaupt erst möglich, daß eine so große Anzahl von Menschen auf der Erde leben und ernährt werden kann; sie haben aber auch eine Umwälzung der Ernährungsweise bewirkt.

Der menschliche Organismus hatte kaum Zeit, sich dieser Entwicklung, die von der Natürlichkeit der Lebensmittel fortführte, anzupassen. Immer rascher schritt die Fertigung industrieller Kunstprodukte auf dem Nahrungsmittelsektor voran. Als Folge dieser Vergewaltigung unseres Organismus entstanden in den letzten Jahren in allen Kulturstaaten Bestrebungen, die auf eine Rückkehr zur natürlichen Nahrung abzielen.

Im Laufe seiner Entwicklung hat sich der Mensch mehrmals sehr drastisch veränderten Lebensbedingungen anpassen müssen, seine Nahrung wandelte sich jeweils grundlegend.

In der Altsteinzeit, der weitaus längsten Geschichtsepoche des Menschen, lebten unsere Vorfahren als Sammler von Kräutern, Wurzeln, Samen und Früchten sowie als Wildbeuter und Jäger von Fleisch. Welcher Nahrungsbestandteil jeweils überwog, hing vom Klima und der Umwelt ab. In der Eiszeit spielte zweifellos die Jagd die Hauptrolle, doch das erlegte Wild konnte nur eine beschränkte Anzahl von Menschen ernähren. Erst als vor ungefähr 10 000 Jahren der Mensch begann, durch Ackerbau und Viehzucht seine Nahrungsmittel selbst herzustellen, konnten auch wesentlich mehr Menschen ernährt werden.

Der Mensch ist in der Lage, sowohl tierische als auch pflanzliche Nahrung zu verwerten. Anatomie und Verdauungsenzyme weisen ihn als Allesesser aus. Gebiß und Darmlänge sind typisch für Pflanzenkost. Heute leben weltweit die meisten Menschen von gemischter, vorwiegend aber pflanzlicher Kost.

Mit der Landwirtschaft wurde der Mensch seßhaft. Durch die mangelnde Beweglichkeit war er aber auch mehr den Naturereignissen ausgesetzt, und Hungersnöte waren seine ständigen Begleiter. Vom Mittelalter bis in die Neuzeit stieg in Europa die Bevölkerungszahl stark an, nicht so die Erträge der Landwirtschaft, und die Versorgung der wachsenden Städte wurde immer schwieriger.

Auf dem Lande lebte man von Getreidebrei, Hülsenfrüchten, Gemüse, getrockneten Früchten und Milch. Fleisch und Brot kamen oft nur an Festtagen auf den Tisch. Auch in den Städten sah es anfangs nicht viel anders aus, nur der Adel und später das wohlhabende Bürgertum konnten sich eine Kost leisten, die nicht so eintönig und kärglich war. Erst die Erweiterung der landwirtschaftlichen Nutzflächen und die Einführung des Kartoffelanbaues im 18. Jahrhundert machten die Ernährungsgrundlage wesentlich stabiler.

Die Industrialisierung und der damit verbundene soziale Wandel brachten die Ernährungsgewohnheiten stark in Bewegung. Zu den alten Konservierungsverfahren Salzen, Pökeln, Räuchern, Säuern und Trocknen kam die Konservierung durch Erhitzen unter Luftabschluß in Dosen und Gläsern auf, eine Erfindung des Pariser Zuckerbäckers Appert, die zuerst für die napoleonischen Truppen Verwendung fand. Die Eisenbahn ermöglichte eine großräumige Lebensmittelversorgung. Schließlich brachte die Kältekonservierung seit der Jahrhundertwende eine enorme Haltbarkeitsverlängerung und die heute gewohnte Produktvielfalt.

Industrialisierung und Verstädterung, Frauenarbeit und räumliche Trennung von Wohn- und Arbeitsplatz stellten neue Anforderungen an die Ernährungsweise. Das Essen sollte nun nicht nur billig, sondern auch rasch zuzubereiten sein. Margarine, Suppenwürzen, Fleischextrakt und Erbswurst wurden erfunden, unter Verwendung oft minderwertiger Rohstoffe industriell hergestellt und rasch populär. Die ländlichen Traditionen in Küche und Keller gingen zunehmend verloren, die Herrschaftsköchin verschwand.

Mit steigender Kaufkraft fanden die Eßgewohnheiten der Oberschicht größere Verbreitung, neue Gerichte und Produkte, so exotisch wie möglich, wurden in den Speisezettel aufgenommen – als Fertiggericht für die Mikrowelle.

Dieser Wandel wurde in der letzten Zeit besonders deutlich, ist aber tatsächlich ein langer historischer Prozeß der Anpassung von Ernährungsgewohnheiten an die sich stets ändernden Gesellschaftsstrukturen.

Die Küchengeheimnisse wurden früher mündlich weitervererbt, da das Schreiben nicht jedermanns Sache war. Das erste Kochbuch erschien in Wien erst im Jahr 1650; seine fünfte Auflage aus dem Jahr 1702 ist noch erhalten und führt den kuriosen Titel:

„Neue Eröffnete Kunst- und Schatzkammer rarer und neuer Curiositäten von den allerwunderbarsten Würkungen der Natur und Kunst, durch und durch mit allerhand seltzamen und ungemeinen Geheimnissen, Chymischen Experimenten, bewehrten Arzzeneyen, sinnreichen Inventis, beliebten Wissenschaften und auserlesenen Kunststücken angefüllt."

Ein besonders merkwürdiges Rezept zu einem Kraftbrot, das – umständlich genug, wie es damals üblich war – den Titel „Brod, wovon ein Bissen viel kräftiger einen Menschen acht Tage lang erhalten kann, ohne etwas anderes zu essen" trägt, sei daraus zitiert: „Nehmt eine Menge Schnecken, macht sie von ihrem Schleim los, hernach trocknet sie und brennet sie zu einem sehr feinen Pulver, hieraus machet Brod, davon ein Bissen einen Menschen ohne etwas zu essen, aufhalten kann."

Damals war man noch bemüht, besonders kräftigende und ergiebige Speisen zu erfinden und anzupreisen, heute geht es der „Nouvelle Cuisine" um ein „Nichts" an Kalorien.

Nach der verheerenden Pest von 1679, die damals in Wien von rund 80 000 Einwohnern 60 000 dahinraffte, und der bald darauf erfolgten Belagerung Wiens durch das Türkenheer Kara Mustaphas im Jahre 1683 suchte, wer es sich leisten konnte, diese bösen Zeiten möglichst rasch vergessen zu machen. Man verwendete auf die Bewirtung von Gästen ungemein viel Sorgfalt. Die Tafel mußte vor allem möglichst breit sein, um all die Schüsseln zu fassen, die da aufgetragen wurden. Man hatte einen guten Appetit, und was wir heute als Mittagessen gewöhnt sind, hätte damals in einem bescheidenen Haus nicht einmal als Jause gereicht.

Die Bürgerin breitete ihr blendendweißes Tischtuch aus, das auf allen Seiten bis auf eine Spanne zum Boden herabreichen mußte. Schnell legte sie Brot und Salz darauf oder schlug einen Zipfel um, das brachte Glück.

Große Mühe machte auch das Falten der Servietten. Die Hausfrau hatte gelernt, Längsfalten, Spitzfalten, Schuppenfalten, geflammte Falten zu machen, und formte mit Hilfe von Nadel und Faden allerhand Tiergestalten, Adler, Löwen, Hunde, Tauben im Nest, brütende Hennen, einen Walfisch mit schwarzen Kirschen als Augen, einen Pelikan, der sich die Brust öffnet, aber auch Basteien, Segelschiffe, Narrenkappen und dergleichen.

Setzte man sich zu Tisch, war es Sitte, sich vorher die Hände zu waschen. Waschbecken und Handtuch wurden zuerst dem Vornehmsten in der Gesellschaft gereicht; ihm gab man auch ein besonderes Handtüchlein. Den übrigen Gästen wurde das Waschbecken so vorgesetzt, daß sich immer zwei oder drei zugleich die Hände waschen konnten, es kam aber auch vor, daß in der Stube bloß ein „Handfaß" mit einem Handtuch daneben aufgestellt war, dessen sich alle der Reihe nach bedienten. Bisweilen wurden in das Waschwasser wohlriechende Essenzen von Blumen und Kräutern, mit Vorliebe Rosen, Veilchen, Rosmarin, Lavendel, gegeben.

Dem Hausherrn fiel es zu, zu tranchieren, aber es konnte auch den Gast treffen, wenn eine Schüssel gerade vor ihm stand, und daher mußte jeder diese Kunst, auf die man große Stücke hielt, lernen.

Die Schüsseln wurden nicht einzeln aufgetragen, sondern immer zugleich ein ganzer „Gang" oder „Trag" aufgesetzt, mit dem ersten zugleich stets Eier, die während der ganzen Mahlzeit zum Belieben der Gäste auf dem Tische blieben. Worin aber so eine „Trag" bestand, erfahren wir aus dem „Speis-Zödl", der uns im Kochbuch einer Wiener Bürgerstochter überliefert ist, und zwar nicht für eine besondere Festlichkeit, sondern nur zur Bewirtung gewöhnlicher Gäste:

„Erste Trag: Ein angelegte Suppen, ein rindern Lungel-Bradten, ein gefüllt süßes Krauth, Spennsau, Kreps, Pasteten;

Zweite Trag: Junge Capauner, in Wein gebaizt, Zigory-Salath, Stieffel-Dorten, gebrattene Allfisch;

Dritte Trag: Wildtbradt-Pastetten, gebrattene Aendten, Antify-Salath;

Vierte Trag: Gewürltes Schmal-Koch, junge Hindel, gefüllte Kräpfl, Forellen, Scodolate – oder gesulzte Milch, Krepsen, Ardischockhen, Sau-Hammen."

Wir hätten für einen Tag wahrlich genug, aber die Köchin gibt uns noch einen „Speis-Zödl auf die Nacht", und der lautet:

„1. Reiß in einer Rindtsuppn, gedünstetes Rindtfleisch, Kelch und gebradtene Leber darauf;

2. Budter-Pastetten, Capauner, Salath;

3. Dortten, Prüssel (Bries), kälberne Schlögel in Capri-Suppen, Salath;

4. Mägerl und Leber und Kolarabi, darunter gebradtene Tauben, Hollerhippen;

5. Reiß-Koch, Schnecken, Weichsel."

Bei einer Festtafel für dreißig Personen, wie sie bei Hochzeiten und Kindstaufen vorkam, gab es sogar acht Gänge, deren erster allein aus „dreißig großen Schüsseln mit lauter Suppen von gehacktem und ganzem Fleisch" bestand, und ebenso viele Schüsseln zählten die weiteren Gänge. Was man große Schüsseln nannte, ersieht man aus der Bemerkung eines in Wien bewirteten Fremden, wonach in einer Schüssel sechs Fasanen, in einer anderen acht Haselhühner lagen.

Wenn man aber der Meinung ist, daß dieser voluminöse Speisezettel nach den erlittenen Strapazen der Pest und Türkenbelagerung eine Ausnahme war, der irrt; auch später leistete sich solches Völlern wer konnte – das waren allerdings nur wenige. Die Annalen berichten vor allem von Schwierigkeiten der Versorgung, von Teuerungen und Not. Aus dem Jahr 1745, kaum fünfzig Jahre nach der Türkennot, sind interessante Einzelheiten über die Speisentarife der Wiener Gastronomie in den „Notificationen" zu den „Österreichischen Bausteinen zur Kultur und Sittengeschichte" von Wilhelm Schram erhalten. Da gab es Menüs zu 24, 17, 12, 9 und 7 Kreuzer. Das Menü zu 24 Kreuzer bekam man nur in den vier vornehmsten Gaststätten des damaligen Wien, nämlich im „Matschakerhof", im „Roten Apfel", beim „Wilden Mann" in der Kärntnerstraße und beim „Weißen Schwan" auf dem Neuen Markt. Diese „24-Kreuzer-Kost" hatte „an den Fleisch-Tägen" nachstehende sieben Speisen:

„1. Eine Suppen, welche täglich verändert wird.
2. Rind-Fleisch, darzu ein Soß, Kren oder Umurken (Gurken).
3. Eine grüne Speiß, worauf Würst, Schwein- oder andres Fleisch, zuweilen gebackene Leber oder Kälber-Füß.
4. Ein extra eingemachtes, was die Jahreszeiten geben, dann und wann eine Pasteten.
5. Eine Wechsel-Speiß, die bestehet zu Zeiten in Wild-Brät, in Schnecken, Krebsen oder Spargel, auch in einer Ragou.
6. Täglich einen anderen Bratten, daß ist nicht allein zu verstehen in Kälbernen, oder Schweinernen und Lämmernen, sondern Capauner, Huenel, Gänss, Aendten, auch zu Zeiten Feder-Wild-Brät.
7. Salat."

Die Speisefolge an „denen Fast-Tägen" lautete:
„1. Täglich eine andere Fastensuppen.
2. Eine Eyer-Speiß.
3. Grüne Speiß mit gebackenen Eyern oder Stock-Fisch, auch
kleine Fischeln.
4. Eine extra Mehl-Speiß.
5. Ein heiß abgesottenen oder eingemachten, dann und wann ge-
brattenen Fisch.
6. Gebachenen Fisch oder anderes gebachenes.
7. Salat oder Krebsen."
Außerdem gab es noch „Confect" und zuweilen Obst oder Rettich,
Käse und Butter, Mandel-Bisquit.

Auf den Märkten stand es jedoch nicht zum besten.
1745 wurde dem Stadtrat von Wien von der niederösterreichischen
Regierung anbefohlen, daß die bürgerlichen Kuchelgärtner ihr
Gemüse nur bei den ihnen zugewiesenen Kräuterständen feilhalten und nicht „Frätschlerweibern" (Zwischenhändlerinnen) über-
lassen dürfen.
1753 erschien eine ausführliche „Schmalz-Mangels-Steuerung" –
ein Dekret, um den Mangel und die Teuerung des Schmalzes zu
beheben, das aber wie so viele Dekrete erfolglos blieb.
Ein großer Teil der in Wien und seiner Umgebung aufgebrachten
Nahrungsmittel wurde von der kaiserlichen Hofhaltung buchstäb-
lich verschlungen. Aus den Rechnungsbüchern des 18. Jahrhunderts läßt sich hierüber ein Bild gewinnen.
An Petersilie allein wurden damals in einem Jahr 4 000 Gulden
ausgegeben. Als Schlaftrunk für Kaiserin Amalie wurden täglich
zwölf Kannen Ungarwein verrechnet. Zum Einweichen des Brotes
für die Papageien Ihrer Majestät Kaiserin Elisabeth, der Mutter
Maria Theresias, wurden für ein Jahr zwei Faß Tokayerwein no-
tiert. Es scheint, daß der Begriff des Körberlgeldes auf guter Tradition fußt. Der Betrieb der kaiserlichen Küche Maria Theresias, im
Schweizerhof neben der Burgkapelle, muß gewaltig gewesen sein.
Im Jahre 1761 verbrauchte die Hofküche beachtliche Beträge. Das
Küchenpersonal bezog 40 000 Gulden und bestand aus 94 Personen. Der Oberzuckerbäcker befehligte fünf Zuckerbäcker, drei

Gehilfen und einen Zuckermaler. Es gab vier Kücheninspektoren, acht Mundköche, neun Meisterköche und neun Hofköche. Ein Bratmeister hatte über drei Bratköche zu befehlen. Der Bäckereimeister herrschte über zwei Zusetzer und einen Kesseltreiber. Küchenkohle wurde um einen Gesamtbetrag von 5 000 Gulden verbraucht. Die Lebensmittel kosteten 145 000 Gulden. Der Verbrauch der Zuckerbäcker belief sich auf 27 000 Gulden, das Wein- und Biergeld machte 1 000 Gulden aus. Der Aufwand für den Hofkeller betrug 30 000 Gulden.

Auch die Küchenstilleben und Darstellungen bäuerlicher Feste, wie sie von holländischen und flämischen Malern festgehalten worden sind, zeigen uns Bilder unglaublichen Überflusses, bei den meisten Menschen in Europa aber herrschte immer wieder Mangel, Hunger und Not. Viele werden kein einziges Mal in ihrem Leben den Überfluß kennengelernt haben.

So war es im Jahr 1312 zu einer typischen, durch Mißernten verursachten Preissteigerung und Hungersnot gekommen. Damals kostete ein Metzen Weizen 300 Silberpfennige, im Jahr darauf nach guter Ernte nur mehr 6 Silberpfennige. Berichte über Mangel an Lebensmitteln, besonders an Fleisch, über Hunger, Armut und die Versorgungsschwierigkeiten der Städte, die sich aus einer Unzahl von Verordnungen und Erlässen ersehen lassen, ziehen sich wie ein roter Faden durch die Geschichte der europäischen Länder. Die Erfahrungen damit nach dem Zweiten Weltkrieg sind noch vielen in Erinnerung.

Die lange Hungerperiode von den Napoleonischen Kriegen bis in den Vormärz war durch Teuerung der Lebensmittel bis auf das Zehnfache bedingt. Die Teuerung aber war durch staatliche Münzentwertung verursacht, selbst Kupfermünzen wurden damals durch Papiergeld ersetzt. Das führte zu Hortung, Waren wurden im weiten Umkreis bis nach Ungarn zurückgehalten. Das dort bestehende Ausfuhrverbot für Vieh war zwar aufgehoben worden, die von Husaren begleiteten Ochsen nahmen aber ihren Weg nach Venedig. Da die Teuerung bei den einzelnen Bevölkerungsschichten sehr ungleichmäßig in Erscheinung trat, herrschte oft mitten im Überfluß an Nahrungsmitteln bei einem Teil der Bevölkerung Not.

Der Bedarf an Lebensmitteln war in Wien außerordentlich groß. Bei einer Einwohnerzahl von 231 000 im Jahr 1802 wurden jährlich zwischen 45 000 und 90 000 Schlachtochsen, 250 000 Metzen Weizen, 200 000 Metzen Korn und rund 600 000 Zentner Mehl verbraucht. Auch 500 000 Eimer Wein und 600 000 Eimer Bier sind genannt. Im Durchschnitt sollen die Wiener zusammen mit den französischen Besatzungssoldaten damals pro Kopf 105 Kilogramm Fleisch, 260 Kilogramm Mehl, 148 Liter Wein und 174 Liter Bier im Jahr verbraucht haben.

Teuerung und Geldentwertung führten zu Tumulten, vor allem in den Vorstädten Wiens. Daß die Teuerung übrigens in fast ganz Europa noch viel verheerender als in Wien war, konnte sicher nur ein schwacher Trost für die Betroffenen sein. Schon zu Beginn dieser Notzeit gab der sogenannte Bäckerrummel, der sich am 7. Juli 1805 aus nichtiger Ursache ereignete, einen Vorgeschmack auf die Ereignisse, die schließlich in die Revolution 1848 mündeten. Ein Webergeselle namens Philipp August Raab, genannt der „Berliner", verlangte beim Bäcker „Zum Pfauen", Franz Zeitelhofer, auf der Wiedner Hauptstraße Nr. 168 einen Drei-Kreuzer-Laib „Pohlenbrod", es war aber nur einer zu sechs Kreuzer vorhanden. Darauf begann der Webergeselle zuerst im Laden, dann auf der Straße zu randalieren, wobei ihm bald andere Personen assistierten. Obwohl der Fleischbeschauer Michael Stockhammer, der zufällig vorbeikam, sofort feststellte, daß wirklich kein Drei-Kreuzer-Brot mehr vorhanden war, und zusammen mit dem inzwischen dazugekommenen Brotbeschauer Josef Wolf von der nächsten Bäckerei Groschenbrot herbeischaffte, gelang es nicht, die Aufgebrachten zu beschwichtigen.

Immer mehr Menschen versammelten sich, zerstörten schließlich den Laden und plünderten das Haus; die Unruhen breiteten sich auf Mariahilf, Schottenfeld, Josefstadt und Roßau aus. Erst einer größeren Kavallerie- und Infanterietruppe gelang es, die Ruhe wieder herzustellen, wobei ein Schuhknecht getötet, 19 Personen verwundet und 21 verhaftet wurden.

Vor allem aber die Fleischhauer, ihre finanziellen Verhältnisse wie auch ihre Umgangsformen waren der Kritik ausgesetzt. Es gab Jahre, in denen die Fleischer, Bäcker und Müller an der Spitze der

Großverdiener standen, nur in den Jahren 1811 und 1816/17 wollten viele ihre Gewerbeberechtigung wegen mangelnder Verdienstmöglichkeiten zurücklegen.

Die Teuerung hielt auch nach dem Wiener Kongreß an. Die Mißstimmung, die sich bisher gegen einzelne Berufsgruppen gewandt hatte, verwandelte sich bald in eine allgemeine Unzufriedenheit über niedrige Löhne und zunehmende Arbeitslosigkeit. Von April 1817 an standen täglich Tausende beschäftigungslose Arbeiter und Gewerbetreibende in den Stadtgräben in Arbeit, um einen Hungerlohn von einem Gulden täglich. Bettelnde Menschen, Arbeiterfrauen mit kleinen Kindern, hungernde Gewerbetreibende, kleine Staatsbeamte und Kriegsinvaliden füllten Kirchen, Straßen und Plätze und wurden von den Polizeiwachen zu Tausenden aus der Stadt abgeschoben. 1820 war die Bevölkerungszahl von Wien auf 260 224 zurückgegangen.

Die schlechten Ernährungsverhältnisse und die Fleischteuerung hatten eine Umwälzung in der Ernährungsweise der Wiener Bevölkerung mit sich gebracht, die bis heute wirksam geblieben ist. Hatte man bis dahin gesottenes, gedünstetes und gebratenes Fleisch, und zwar überwiegend Rindfleisch in, für heutige Verhältnisse großen Mengen gegessen, griff man nun zu billigen Schlachttierprodukten, die man vorher weggeworfen hatte.

Während die italienische Salami längst bekannt, aber viel zu teuer war, aß man nun auch mehr Schweinefleisch und Schweinefleischprodukte.

Zuerst kamen die Brat-, Preß- und Blutwürste auf, von den Wienern „Blunzen" genannt. Wurst zu essen galt als ordinär, es war das Eingeständnis, daß man sich Fleisch nicht leisten konnte. Viele schämten sich für diesen Ausdruck ihrer Verarmung, ähnlich wie es im 20. Jahrhundert zeitweise mit dem Pferdefleischkonsum war. Neben dem ehrbaren Handwerk des Fleischhauers, der sich nur mit Rindfleisch, Kälbern und allenfalls Schöpsen abgab, etablierte sich im Vormärz der Selcher, der Schweinefleisch und daraus hergestellte Würste verkaufte.

Erst der Fleischhauer Lahner hat durch die Erzeugung seines schmackhaften Würstels, das er aus Dankbarkeit gegenüber seinem Frankfurter Lehrherrn „Frankfurter" nannte, der Wurst volle

Geltung und dem „Paar Frankfurtern" Weltberühmtheit verschafft. Als die Zeiten besser wurden, wollte man auf die Würstel, die übrigens im Ausland überall „Wiener Würstchen" heißen, und die vielen nachher erfundenen Wurstsorten nicht mehr verzichten. In den Revolutionsjahren 1848/49, als die ungarische Stadt Debrecen (Debreczin) im Brennpunkt politischer Ereignisse stand, wurden mit Paprika gewürzte Fleischwürstel „Debreziner" genannt; auch diese haben sich bis heute gehalten. Da die im Kranzdarm abgefüllte Extrawurst beim Brechen einen „Knacks" macht, entstand für sie der Name „Knackwurst". Die kleineren, heute Knackwurst genannten Stücke hießen früher nach dem Italienischen „Cervelati", woraus der Wiener „Safaladi" machte ein Wort, das man noch immer manchmal hört. So entstand unter dem Druck des vormärzlichen Elends und dem Einfluß der Nachbarländer eine Fülle von Wurstprodukten und anderer neuer Lebensmittel, die das früher bevorzugte Rindfleisch verdrängten.

Aber nicht nur Fleisch ist zuvor in Unmengen genossen worden, sondern auch Fisch, und zwar nicht nur als Fastenspeise. Die Donau in Wien teilte sich in zahllose, langsam fließende Arme und Ausstände mit ungeheurem Fischreichtum. Sie bot eine große Auswahl der besten Fische bis zum sechs Meter langen Hausen, nebst Krebsen, die gesotten, gebraten und gebacken auf den Tisch kamen. Mit der Donauregulierung 1875 versiegte dieser Fischreichtum vor den Toren Wiens.

Eine Änderung der Ernährungsgewohnheiten ist ebenso aus steirischen Berichten, die nicht wie in Wien vom Kaiserhof und den großen kriegerischen Ereignissen geprägt sind, erkennbar. Nach A. Poppmeier wurde bis zum 17. Jahrhundert auch in der Steiermark verhältnismäßig viel Fleisch verbraucht, Rindfleisch war ebenfalls die am meisten genossene Fleischgattung, beliebt waren auch Schöpsernes und Lämmernes. Schweinefleisch wurde zumeist als „Geselchtes" gegessen und galt als Leckerbissen. Für Graz wurden im 17. Jahrhundert pro Person zwei bis fünf Pfund Fleisch wöchentlich gerechnet.

1758 waren für Graz die Schlachtungen der fünfzehn Fleischhauer erhoben worden, und zwar mit 1 821 Paar Ochsen, 32 Kühen und Terzen (Stieren), 8 687 Kälbern, 4 418 Schafen und Lämmern und

893 Schweinen. Bemerkenswert ist, daß Ochsen wie Gänse in „Paaren" gerechnet wurden und Kühe kaum zur Schlachtung kamen. Stiere durften überhaupt nicht geschlachtet werden. Zu diesen Fleischmengen kamen noch umfangreiche Zufuhren an Kalb- und Schweinefleisch aus der Umgebung.

In den Jahren zwischen 1846 und 1858 war in Graz bei einer Einwohnerzahl von rund 63 000 der Pro-Kopf-Verbrauch an Fleisch mit 147 Pfund (83,3 Kilogramm) noch immer recht hoch, in den Folgejahren fiel er ständig, bis er im Jahr 1922 einen Tiefstand von 39,8 Kilogramm erreichte; danach stieg er wieder an.

Im Laufe des frühen Mittelalters trat also in Europa an die Stelle einer voluminösen, stärkereichen, vorwiegend pflanzlichen und weitgehend unbearbeiteten Kost eine konzentriertere, eiweiß- und fettreichere Nahrung. Immer weniger Breimahlzeiten, Hülsenfrüchte, dunkles Brot und Gekochtes wurde gegessen, dafür gab es weißes Gebäck, Süßigkeiten, Fleisch, Gebratenes und Fettgebackenes.

Gleichzeitig verringerte sich die körperliche Arbeit, und man aß nicht mehr nur aus Hunger, sondern aus Appetit. Erst in den letzten hundert Jahren haben sich die Ernährungsgewohnheiten wieder zu ändern begonnen, diesmal in Richtung weniger Fleisch und mehr Zuspeise, allerdings bei gleichzeitigem Ansteigen von Zucker und Fett. Ein moderner Europäer nimmt noch immer, wie vor hundert Jahren, 3 000 Kilokalorien zu sich und bräuchte nur 2 400. Dabei werden aber verhältnismäßig weniger Vitamine und Mineralstoffe und viel zu wenig Ballaststoffe aufgenommen. Trotz der Überernährung kann es daher zu einem Mangel an essentiellen, unentbehrlichen Nährstoffen kommen.

2. Die Kontrolle

Geschichte des Marktwesens in Wien

Die Lebensmittelkontrolle ist mit der Lebensmittelversorgung von Städten und Märkten untrennbar verbunden. Selbstversorger bedürfen keiner Lebensmittelkontrolle. Im Zweistromland in Ägypten, in Griechenland und Rom, in Indien und China bestanden städtische Gemeinwesen, deren Versorgung über Märkte erfolgte. Die Hauptsorge dieser Stadtverwaltungen war zuerst eine ausreichende Lebensmittelversorgung der Einwohner, auf die sich der Hauptteil der Gesetze bezog, und die Regelung des Marktwesens. Im Prinzip blieb es so bis in die Neuzeit. Schon früh wurden Regeln für Gewicht und Preis aufgestellt, dazu kamen Richtlinien über die Beschaffenheit der Waren, wobei im allgemeinen Genußtauglichkeit der Ware gefordert und verdorbene Ware vom Markt ausgeschlossen wurde.

Besondere Beachtung fand immer und überall Fleisch und Fisch, für die schon im Altertum eigene Vorschriften entstanden, die von der Opferfähigkeit dieser Tiere ausgingen. Unter den Hofbeamten Hammurabis ist auch ein Schlachthofvorsteher genannt, Fischwirtschaft und Fischbewirtschaftung waren in Babylonien ausgezeichnet organisiert, es scheint die gesamte Fluß-, Kanal- und Seefischerei monopolisiert gewesen zu sein.

Das bevorzugte Tier im pharaonischen Ägypten war das Rind, es pflügte, drosch, trug Lasten und bewegte den Mechanismus der Bewässerungsanlagen. Schafe und Ziegen wurden in Herden gehalten, Gänse, Tauben und Bienen intensiv gezüchtet. Kamele und Esel wurden nur als Einzeltiere gehalten, Pferde wurden erst von den Hyksos aus Asien bei ihrem Einfall nach Ägypten gebracht. Bei der Schlachtung von Rindern wurden die Tiere vorher und nachher untersucht. War das Ergebnis der Beschau günstig, wurde das Tier mit einer Marke aus Papierstreifen und einem Siegel aus Tonerde gekennzeichnet. Opfertiere und den Menschen zur Speise dienende Tiere mußten gesund und fehlerfrei sein. Für die Untersuchung nach der Schlachtung war ein heilkundiger Priester zuständig. Er untersuchte mit Auge und Nase die Organe, das Fleisch und das Blut. Auffällige Verfärbungen oder Verwachsungen an einzelnen Organen zeigten an, daß das Tier von einem bösen Dämon besessen war, wer vom Tier aß, konnte den Dämon in sich aufnehmen und in seine Gewalt kommen. Viele menschliche Erkrankungen wurden dem Genusse verdorbener und von „unreinen" Tieren stammenden Lebensmitteln zugeschrieben. Die Begriffe „rein" und „unrein" sind aber keineswegs mit „unschädlich" und „schädlich" ident, sie entsprachen vielmehr dem Wesen der ägyptischen Seelenwanderungsidee, und der Einteilung lagen daher größtenteils mystisch-religiöse Anschauungen zugrunde. So aßen die Ägypter beispielsweise kein Kuhfleisch, weil die Kuh der Göttin Isis geweiht war, Schweinefleisch war verboten, da das Schwein als Sinnbild des Unreinen und Diabolischen galt, dessen Berührung sogar eine Zeitlang vom Tempelbesuch ausschloß und eine religiöse Reinigungszeremonie erforderte.

Ganz ähnliche Speisegesetze hatten alle semitischen Völker des Altertums, so auch die Juden. Nach dem Alten Testament besaßen die Patriarchen große Herden von Rindern, Schafen, Ziegen und Kamelen. Bei Moses ist der Ochse das wichtigste Haustier, er pflügt den Acker und tritt das Getreide aus. Moses gebot den Israeliten, „kein Fett noch Blut zu genießen und das Fleisch des Schweines zu meiden". Vielleicht kannte Moses schon die Schweinefinne, denn er verbot auch den Genuß von Kaninchen und Hasen, ebenso Wirtstiere von Finnen, den Larven von Bandwürmern. Tacitus war hingegen der Meinung, daß die Juden in dem Genuß von Schweinefleisch die Ursache des bei ihnen weit verbreiteten Aussatzes vermuteten. Nach anderer Auffassung hat Moses hingegen seinem Volke den Schweinefleischgenuß verboten, weil Schweine bei benachbarten Völkern geopfert wurden. Ferner durften Aas, das Fleisch von einem gerissenen Tier oder Fleisch eines dem Tode nahen Tieres nicht gegessen werden. Aus der Vorschrift, daß das Junge erst am achten Tage nach der Geburt Gott geopfert werden dürfe, wurde auch ein entsprechendes Speisegesetz abgeleitet. Das Fleisch junger

Tiere galt als wertvoller, als das älterer Tiere. Eingeweide galten nicht als Fleisch. „Rein" waren alle Widerkäuer, alle Fische, die Schuppen oder Flossen besitzen, und Vögel, die sich nicht von Aas ernähren. Nördlich vom Altar befanden sich eigene Schlachtstätten mit Marmortischen, auf denen die Tiere abgehäutet wurden. Schlachten, Ausweiden, Zerlegen war genau geregelt und wurde von Priestern durchgeführt, denen Leviten beim Enthäuten halfen. Bei der Untersuchung der Tiere vor und nach dem Schlachten achtete man besonders sorgfältig auf Verletzungen der Haut, Knochenbrüche und Augenleiden. Beim geschlachteten Tier galt das Hauptaugenmerk Lungen- und Leberveränderungen, Parasiten und Mißbildungen. Der wesentlichste Grundsatz der Speisegesetze bestand darin, daß Blut nicht genossen werden durfte, es galt als Sitz des Lebens. Sofern Blut nicht am Altar geopfert wurde, mußte es wie Wasser auf den Boden geschüttet werden. Noch heute ist beim rituellen Schlachten und Zubereiten von Fleisch das Entfernen der Blutgefäße und das Auswaschen des Blutes entscheidend. Aber auch „rein" befundene Tiere mußten innerhalb von zwei Tagen nach der Schlachtung genossen werden, bereits am dritten Tag mußte das übrige Fleisch verbrannt werden. Übrigens ist das „Schächten" nicht durch mosaische Gesetze, sondern erst durch den Talmud vorgeschrieben.

Homer berichtet, daß bei den Griechen die Schweinezucht üblich war. Kuhmilch wurde nicht genossen, die Milch stammte von Schaf und Ziege. Beliebt waren gebratene Ziegenmägen, mit Blut und Speckstücken gefüllt. Nach der „Ilias" bestand die Nahrung des griechischen Heeres aus gebratenem Fleisch von Rind, Schaf, Ziege, Schwein und Wildbret, Fischen und dazu pflanzlicher Kost. Eier werden nicht erwähnt. Die Gans wird genannt, Penelope hielt zwanzig Stück. Honig wilder Bienen diente als Süßstoff. Von einer Lebensmittelkontrolle ist nichts überliefert, lediglich, daß die Schweine bei der Schlachtung auf Finnen untersucht wurden.

Im alten Rom hatten seit dem Jahr 388 nach Gründung der Stadt die Ädilen die Aufsicht über Stadt- und Marktpolizei. Zwei Ädilen, die als Gesundheitspolizei fungierten, kontrollierten das Forum boarium, die offenen Läden und Garküchen. Die Römer aßen kein rohes Fleisch, kannten das Pökeln und verschiedene Sorten Schinken und stellten Würste her, z. B. Bratwürste (botuli), Schnittwürste (incisia), Ringelwürste (cicelli) und Hackwürste (tomacina). Es gab Schlachthäuser (lanienae) und Fleischverkaufshallen (macelli). So großes Gewicht man in Rom auf die Küche legte, und so vielseitig Fleisch verwendet worden ist, von einer Überwachung des Fleischverkehrs durch Ärzte oder Tierärzte ist nichts bekannt. Den Römern genügten die Edikte der Ädilen und die Kenntnisse der Fleischer (lanio), Viktualienhändler (macellarius) und Köche (coquus). Die Waren wurden auf den Tischen der beiden macelli am equilinischen und coelischen Hügel ausgelegt und von den Kauflustigen geprüft. Nicht zum Konsum geeignetes Fleisch wurde in den Tiber geworfen (auch in Deutschland wurde krankes und verdorbenes Fleisch in den nächsten Fluß geworfen). Nach Plinius durfte kein Kalb unter dreißig Tagen geschlachtet werden. Die Römer aßen sehr gerne Schweinefleisch, Kaiser Septimus Severus verbot, um die Fleischteuerung zu bekämpfen, das Schlachten säugender Schweine und der Milchferkel. Das Hauptnahrungsmittel war aber Getreide, das ursprünglich wie das Vieh aus der Umgebung Roms, später aus Sizilien, Libyen und Ägypten herangebracht wurde.

Im Frankenreich wurden Anordnungen in bezug auf den Fleischgenuß erstmals Anfang des 8. Jahrhunderts wirksam. Auf Anordnung von Papst Gregor III. verbot Bonifatius den Genuß des Pferdefleisches, weil es das Blut verunreinige und Aussatz erzeuge. Aussatz war damals auch nördlich der Alpen eine weit verbreitete Krankheit. Einem Beschluß des Konzils von Celeyth im Jahr 787, mit dem der Genuß des Pferdefleisches untersagt wurde, kann aber entnommen werden, daß das Pferdefleischverbot keine sanitären Beweggründe hatte, sondern daß damit ein heidnischer Brauch der Germanen, das rituelle Verzehren von Pferdefleisch, bekämpft und die Ausbreitung des Christentums gefördert werden sollte. Denn Wotans geheiligtes Tier war ein Schimmel. Auch heute wird in Deutschland und Österreich der Pferdefleischkonsum abgelehnt, während in Schweden Pferdefleisch, vor allem Fohlenfleisch, und daraus hergestellte Produkte als begehrte Delikatessen gelten.

Anfangs waren die deutschen Städte eher größere Ansiedlungen von bäuerlichen Selbstversorgern. Mit dem Aufblühen des Handwerks nahmen die Nahrungsmittelgewerbe, im wesentlichen Fleischhauer,

Bäcker und Müller, aufgrund ihrer wichtigen Versorgungsfunktion für die Obrigkeit eine besondere Stellung ein. Die ältesten deutschen Urkunden, in denen der Fleischverkehr erwähnt wird, sind Stiftungsbriefe der Stadt Freiburg im Breisgau aus dem Jahr 1120. 1276 schreibt das Augsburger Stadtrecht den Schlachtzwang im städtischen Schlachthaus und einen Untersuchungs- und Deklarationszwang für kranke Tiere vor:

„Ez sol auch chein Fleismanger chein rint noch chein schaf noch chein chalp stächen wann in dem schlachthaus . . .. Wan aber daz ungenade in dem lande wäre von vihe sterben, so soll man nennen zwene Burger und zwene biberbe man uz den Fleismangern, die daz bewarn, daz chein unding an den luten geschehe von bösem Fleische . . . Swelch Fleismanger ein varch steht, daz phinnik ist, daz sol er niemen gäben wande mit wizzen." Unter „phinnik" verstand man nicht nur finniges Fleisch, sondern auch andere Krankheiten.

Schlachthäuser gab es in zahlreichen Städten, in denen nicht nur geschlachtet, sondern auch Würste gemacht wurden. In Duisburg war es Vorschrift, daß Würste nur öffentlich auf den Fleischbänken hergestellt werden durften. „Phinniges" Fleisch und „Judenfleisch" durften nicht als „schönes Fleisch" bezeichnet werden, sie durften nicht mit dem übrigen Fleisch zusammen auf der Fleischbank verkauft werden, sondern drei Schritt entfernt auf der „pfinnbank". Mit dem „Judenfleisch" hatte es folgende Bewandtnis: Das Hintere geschächteter Rinder wurde von den Juden – wie auch heute noch – nicht verwertet und deshalb billiger verkauft; seine Diskriminierung erfolgte daher aus Wettbewerbsgründen.

Über die Gründung eines Marktes in Wien ist nichts überliefert, sicher erfolgte sie aber vor dem Jahr 1137, denn damals wurde unter Markgraf Leopold IV. Wien als civitas, als Stadt, genannt. In der Erdbeschreibung des arabischen Geographen Edrisi wird Wien im Jahr 1153 neben Krems als bedeutendste Stadt Österreichs erwähnt. 1156 verlegte Herzog Heinrich II. Jasomirgott seine Residenz von Klosterneuburg nach Wien, und von da an bleibt Wien bis 1918 Residenzstadt des Hofes des jeweiligen Landesfürsten. Der österreichische Landesherr war auch Stadtherr, und das Maß an städtischer Autonomie hing von den Privilegien ab, die die Stadt dem Herrscher abzwingen konnte. Wien hat daher kaum wie andere deutsche

Städte eine eigene städtische Politik betreiben können. Die Sorge um den Handel oblag ausschließlich dem Herzog, selbst in das innerstädtische Wirtschaftsleben griff die landesfürstliche Verwaltung ein.

1192 erhielten die Regensburger Kaufleute von Herzog Leopold V. ein Privileg für den Wiener Markt, hiebei wurde auch ein Stadtrichter erwähnt. Im Jahr 1207 wies Herzog Leopold VI. in einem Brief an den Papst darauf hin, daß Wien nach Köln die bedeutendste deutsche Stadt sei. Es muß angenommen werden, daß während dieser Zeit schon der Lebensmittelverkehr überwacht und geregelt wurde, denn bereits im 11. Jahrhundert bestand am „Hohen Markt" ein Fischhandel. Das älteste erhalten gebliebene Wiener Stadtrecht wurde 1221 von Herzog Leopold VI. mit dem Stapelrecht verliehen. Es brachte Wien ein umfassendes Zwischenhandelsmonopol und verbot den auswärtigen Händlern den Geschäftsverkehr in der Stadt untereinander.

Das erste Gebot der mittelalterlichen Wirtschaftspolitik war die Sorge um die Sicherung der notwendigen Lebensmittel und Rohstoffe nach dem Grundprinzip der wirtschaftlichen Selbständigkeit. Noch im 15. Jahrhundert konnte sich die Stadt mit ihren an die 25 000 Einwohnern zum Großteil mit Lebensmitteln aus der unmittelbaren Umgebung versorgen. Rund um die Stadt züchteten Wiener und Vorstädter das nötige Milchvieh, Schlachtvieh und Geflügel. Der Bedarf an Fischen und Krebsen konnte aus den fischreichen Donauarmen und Bächen der Umgebung gedeckt werden. Auch die Orte der Umgebung, vor allem Stadlau, Nußdorf, Schwechat, Schwadorf und Bruck an der Leitha belieferten die Stadt. Schon damals mußte aber Getreide aus dem Marchfeld, dem Wiener Becken, dem angrenzenden Mähren und Ungarn eingeführt werden.

Jenes erste Stadtrecht aus dem Jahr 1221 enthält bereits marktrechtliche Bestimmungen, nennt 24 Geschworene, die in Marktangelegenheiten zu bestimmen hatten, jährliche Preisfestsetzungen, Strafen für Maß- und Gewichtsvergehen sowie für Preisüberschreitungen. Häufige Ratsordnungen sind über den Fischverkauf ergangen. Mit pedantischer Genauigkeit bestimmten sie, unter welchen Bedingungen die einzelnen Fischarten zu verkaufen waren. Wertvolle

Fischarten wie der Hausen mußten in einer eigenen Waage am Hohen Markt verkauft werden. Seefische, es waren gesalzene und gewässerte Heringe und Stockfische, durften nur Am Hof und nicht am Fischmarkt feilgehalten werden. Der Engrosmarkt für ausländische Fische war der Heiligenkreuzerhof.

Infolge der strengen Fastengebote war der Fischbedarf äußerst groß. Die Fische mußten nicht nur möglichst billig, sondern auch frisch auf den Markt gebracht werden, daher wurden die Fischmärkte streng überwacht und strenge Bestimmungen erlassen, um dem Genuß verdorbener Fische vorzubeugen. Manche dieser Bestimmungen muten heute grotesk an, waren aber sicher wirkungsvoll und praktisch. So mußten Fischer, die einen Fisch, der teurer als 12 Pfennige war, feilhielten, diesem, wenn sie ihn abends noch nicht verkauft hatten, den Zagel (Schwanz) abschlagen, um ihn kenntlich zu machen. Die Fischverkäufer wurden dadurch zu schnellerem Absatz und zur Beschränkung des Vorrates genötigt. Den gleichen Zweck verfolgte die Handfeste Herzog Albrechts II.; sie schrieb vor, daß die Fischer, die frische Ware anboten, während der Verkaufs im Winter und im Sommer ohne Hut und Mantel am Markte stehen mußten, damit sie sich beim Verkaufen beeilten und den Leuten billigere Preise machten. Die Übertretung dieser Satzung wurde sehr streng bestraft: „der sol die stat raumen ein ganzes jar mit weib und chinden." Der Verkauf von Fischbrut und zu kleinen Fischen war verboten.

Am bedeutendsten und umfangreichsten waren die Bestimmungen zur Deckung und Regelung des Fleischbedarfs. Ursprünglich wurde der Fleischverkauf am Fleischmarkt, der noch heute diesen Namen trägt, abgehalten. Im 13. Jahrhundert wurden vom Lugeck über den Lichtensteg bis zum Stephansfreithof in Doppelreihe Fleischbänke errichtet. Die Gaufleischhacker (Landfleischhacker, meist aus den Vorstädten) hatten am Graben ihre Stände. Durch behördliche Viehbeschau und Schlachtzwang sollte vermieden werden, daß krankes Vieh geschlachtet und verkauft wurde. 1459 wurde der Verkauf nach Gewicht vorgeschrieben. Um Preistreibereien zu begegnen, erließ der Magistrat Preissatzungen. In St. Stephan gab es ein eigenes Rufglöcklein, mit dem die Bewohner zur Verkündigung von Ratsbeschlüssen gerufen wurden. Die Fleischer wandten sich immer wieder gegen diese Fleischpreissatzungen und setzten selbst den Streik als Mittel ein. Später wurden offizielle Preiskalkulationen, sogenannte „Teichungen". durchgeführt. Dafür wurden Ochsen geschlachtet, das Gewicht des Fleisches festgestellt und nach Abzug des Preises der Häute und Nebenprodukte der Gewinn berechnet und danach der Preis des Fleisches festgesetzt. Die erste Teichung von sechs Ochsen erfolgte 1451 in Wien. Solche Teichungen fanden auch in anderen Städten, etwa in Graz, statt. Bei diesen mittelalterlichen Preissatzungen waren zwei Motive bestimmend: einerseits die Auffassung, daß der eigentliche Zweck des staatlichen oder städtischen Gemeinwesens das leibliche und geistige Wohl der gesamten Bürgerschaft sei, und andererseits der Gedanke vom pretium justum, vom gerechten Lohn. Die ideelle Grundlage der staatlichen Einflußnahme beruhte auf dem ökonomischen Glaubensbekenntnis jener Zeit. Die Obrigkeit als Hüterin des christlich-ethischen Geistes habe dafür zu sorgen, daß sich Leistung und Gegenleistung die Waage hielten. Gewinn war erlaubt, der Staat setzte aber die Höhe dieses erlaubten Gewinnes fest. Diese Auffassung vom gerechten Gewinn entstammte der Ideenwelt von Thomas von Aquin und wurde selbst noch von Luther vertreten. Die marktpolitischen Bestimmungen hatten zum Ziel, dem Konsumenten preiswürdige Ware und dem Produzenten gerechten Gewinn zu sichern.

Folgen dieser Ansichten über Preis und Gewinn sind wiederholte Verbote der Monopolmacherei und des Fürkaufes, der eine Verhinderung der freien Preisbildung am Markt, ein Ankaufen vor dem Markt und ein Zurückhalten zum Zweck der Preissteigerung bedeutete.

Erst unter Josef II. kam es vorübergehend zu einer Liberalisierung des Marktes, kurz vor seinem Tod mußte sie aber zurückgenommen werden und konnte erst in der zweiten Hälfte des vorigen Jahrhunderts erreicht werden. Trotz der regulativen Maßnahmen ließ sich das stetige Steigen der Viehpreise nicht verhindern. Der Grund dürfte allerdings nicht bloß die monopolistischen Tendenzen der Fleischerzunft, die durch Geld- und Haftstrafen und durch Zulassung unabhängiger Fleischer zu brechen versucht wurden, gewesen sein. Tatsächlich herrschte Viehmangel in der näheren, später auch der weiteren Umgebung Wiens, der nicht nur vom großen Fleischbedarf, sondern auch vom Desinteresse an der wenig gewinnbringenden Viehzucht herrührte.

In der nächsten Umgebung der Stadt wurde bloß Wein angebaut, das Getreide mußte zugeführt und bevorratet werden. Entsprechend der großen Bedeutung der Mehl- und Brotpreise für die Bevölkerung wurden ab 1427 auch Brotteichungen durch Probebacken vorgenommen. Bei allen Waren richtete sich der Preis nach dem Gewicht, nur beim Brot ging man umgekehrt vor. Hier ist der Preis fix und das Gewicht variabel. Diese Vorgehensweise hat sich bis in jüngste Zeit erhalten. Damit war aber die Gewichtskontrolle des Brotes eine besondere Aufgabe der Marktpolizei.

Nur der Kuriosität wegen sei auf den Salzhandel hingewiesen, der sehr lukrativ und fast so vornehm war wie der Tuchhandel. Das Salz wurde donauabwärts verschifft, die Salzdepots befanden sich „an dem Grieze". Salzhändler mußten am Salzgries ein Haus besitzen, und dort hatten die Salzer im ehemaligen Praghaus das „Salzamt". Seit dem 14. Jahrhundert hat sich in Wien die Redensart „Gehn S' ins Salzamt sich beschweren" gehalten.

Um die Einhaltung der Marktordnung zu überwachen sowie zur Kontrolle der Preise und von Maß, Gewicht und Qualität der Lebensmittel gab es ab dem 13. Jahrhundert eine Marktpolizei. Das erstemal wird 1278 ein Marktaufseher genannt. Das Beschauwesen war eine wichtige behördliche Aufgabe. Konnten die behördlichen Organe den Aufgaben nicht genügen, wurden von einzelnen Gewerben eigene Beschaumeister für zwei bis vier Jahre zu ihrer Unterstützung gewählt. Ihnen oblag die Qualitätskontrolle. Schlechte Waren wurden beschlagnahmt und dem Bürgermeister übergeben, der sie zum Nutzen der Stadt verwerten oder vernichten ließ. Ins Strafverfahren waren der Stadtrichter und ab 1279 der Hansgraf, wie der Handelsrichter genannt wurde, eingebunden; beide waren landesfürstliche Beamte.

Den Beschaudienst bei den Fleischbänken besorgten Fleischbeschauer, die den ganzen Tag bei den Fleischbänken tätig waren und an Fasttagen die Fischstände zu kontrollieren hatten. Sie hatten darauf zu achten, daß nur gesunde Tiere geschlachtet wurden, und mußten für die Ordnung auf den Märkten sorgen.

Am Krebsmarkt war der Krebsenrichter als Aufseher tätig. Die

Brotbeschauer überwachten bis zum Jahr 1435 Preis, Gewicht und Güte des Brotes, dann wurde das Amt des „Herren von der Brotwaage" geschaffen. Die Aufsicht über Maß und Gewicht oblag dem landesfürstlichen Zimentierer. Für die Kontrolle der Hohlmaße bei Getreide, Mehl und Hülsenfrüchten sorgte der Metzenleiher, der auch die Maße gegen Gebühr verlieh. Falsches Maß oder Gewicht wurde schon 1221 mit fünf Pfund Strafe belegt. Das Metzenleiheramt hatte in der Mehlgrube am Neuen Markt seinen Sitz. Zu seinen Obliegenheiten gehörte auch die Kontrolle der Mehlpreissatzungen und die Getreideeinkäufe der Stadt. Damit waren Mehlmesser und Mehlbeschauer beschäftigt.

Im Unterschied zu anderen deutschen Städten war in Wien das Marktwesen dezentralisiert, alle Plätze der Stadt wurden vom Markt in Anspruch genommen, das Zentrum des Handelslebens war der Hohe Markt. Der Markt am St. Petersfreithof war einer der ältesten Lebensmittelmärkte Wiens. Milch, Eier, Obst und die Produkte der Kässtecher wurden dort gehandelt.

Der Bauernmarkt, zwischen St. Petersfreithof und dem Hohen Markt gelegen, wurde von den Bauern, die Eier, Käse, Schmalz, Hühner, Wildbret und Getreide feilhielten, frequentiert. Der Viehmarkt befand sich am Ochsengries, dem heutigen Heumarkt, der Schweinemarkt am heutigen Lobkowitzplatz, und der Roßmarkt wurde am heutigen Stock-im-Eisen-Platz abgehalten. Die Bauern der Umgebung kamen mit ihren Erzeugnissen zum Markt und erhielten von den Marktorganen nach der Beschau der Ware Plätze zugewiesen – so geschieht es übrigens auf den Landparteienplätzen noch heute. Bei Beginn des Marktes wurde auf dem Marktplatz eine Fahne gehißt. Bis Mittag hatten die Bürger, dann die Geistlichkeit und das Hofgesinde das Recht, Lebensmittel einzukaufen. Nach dem Einziehen der Fahne durfte jeder kaufen. Jetzt konnten auch Händler den Rest der Waren zum Wiederverkauf erwerben.

Schon der Marktordnung von 1250 sind saftige Strafen zu entnehmen. Überschreitungen der Preissatzungen wurden durch Geldstrafen, Warenbeschlagnahmungen, Entzug der Gewerbeberechtigung und Stadtverweisung geahndet. Auch Dienstleistungen wurden gefordert, wie die Beistellung von Ziegeln für die Stadtbefestigung, Transport von Ziegeln und Arbeit im Stadtgraben. Ungehorsamstrafen, wie zwanzig Streiche mit der Rute oder dreimal Fasten in der Woche, wurden verhängt oder auch nur angedroht. Es gab auch Arreststrafen, die durch Geldbußen abgegolten werden konnten. Es gab Schandstrafen, wie das Prangerstehen mit oder ohne Fiedel (Halsgeige) und Prechel (feststehender Bock). Mit dem Bäckerschupfen am Neuen Markt oder am Donaukanal in der Roßau wurde schon im 13. Jahrhundert der Verkauf untergewichtigen oder nicht qualitätsgerechten Brotes bestraft. In diesen Fällen war zuerst Arrest vorgesehen, im Wiederholungsfall Spannen an das Kreuz, Ausstellen auf der Schaubühne, Geldstrafen für die Stadtbefestigung, Entzug des Gewerbes für drei Monate bis zu einem Jahr, Stadtverweisung und schließlich „Schupfen" wegen wiederholten Gewichtvergehens.

In der Handfeste Herzog Albrecht II. von 1340 heißt es: „Die peckhen sol man schuphen, als von alten fürstlichen herchomen ist, und sullen chain ander wandel nicht geben." Der straffällige Bäcker wurde in einen Holzkäfig gesetzt und mittels eines Hebels mehrere Male unter Wasser getaucht. Im Jahre 1590 ertrank bei dieser Prozedur ein Bäcker. Im Zechbuch der Bäckerinnung ist dieses Ereignis eingetragen. „Hanuß Klimgshiern. Im 1590 ist. jar der retlich man vom schuepfen ertrunckhen." Bemerkenswert dabei ist, daß die Bäckerinnung den wegen mehrmaligen Gewichtvergehens bestraften Zunftgenossen einen „redlichen Mann" nennt.

Erst 1839 ruft der Wiener Bürgermeister Ignaz Czapka das städtische Marktamt ins Leben. Er erreicht die Vereinigung der bisher verschiedenen Kategorien der Marktaufsichtsbeamten und die Einbeziehung der Dominien (Freigründe) innerhalb der Linien Wiens. Damit hat die grundlegende Organisation der Lebensmittelaufsicht und Fleischuntersuchung in Wien begonnen. Sie wurde Vorbild für die übrigen Städte der Monarchie. Unter Czapka kam es, um die Fleischversorgung Wiens zu gewährleisten und die Preissteigerungen der Wirtschaftskrise im Vormärz zu bekämpfen, nach dem Vorbild Preußens zur Errichtung kommunaler Schlachthäuser in Gumpendorf (1850) und St. Marx (1851). Es folgten Vororteschlachthöfe in Nußdorf, an der Als und in Meidling. Gleichzeitig wurde in Wien der Schlachthauszwang verfügt. Czapka erließ auch am 3. Juli 1839 die ersten genauen Vieh- und Fleischbeschauvorschriften und veterinär- und lebensmittelpolizeilichen Richtlinien für die Überwachung der Schlacht- und Nutzviehmärkte und für die Kontrollen des Fleisch-, Fisch- und Wildbrethandels. Diese städtischen Vorschriften behielten im wesentlichen ihre Gültigkeit bis zur Erlassung von staatlichen Gesetzen, die erst zwischen 1880 und 1924 erschienen sind; infolge der kontinuierlichen Entwicklung der Materie sind sie auch in die heutige Gesetzgebung eingeflossen.

Schließlich wurde 1879 bis 1883 der Viehmarkt umgebaut – er war schon im 17. Jahrhundert vom Ochsengrieß nach St. Marx verlegt worden – und die Großmarkthalle bei der Stubenbrücke errichtet. 1872 wurde der Viehtrieb durch die Stadt zu den Schlachthöfen verboten und die Schlachthausbahn gebaut. Diese Bauvorhaben dienten einerseits zur Versorgung der rasch anwachsenden Stadtbevölkerung, andererseits sanitären Zwecken, um die Erhaltung der Gesundheit der Bevölkerung zu gewährleisten und Tierseuchen zu vermeiden.

Erst jetzt waren die medizinischen Kenntnisse über die verschiedenen Krankheiten von Menschen und Tieren und der Zusammenhänge untereinander (Zoonosen) so weit fortgeschritten, daß die Fleischbeschau auf eine wissenschaftliche Grundlage gestellt werden konnte. In dieser Zeit waren noch sehr wenige Tierärzte und diese fast ausschließlich als Militärtierärzte verfügbar, da bis 1871 nur Doktoren der Medizin und Wundärzte Tierarzt werden konnten. Aber schon anläßlich der Regelung der städtischen Marktaufsicht 1839 war verfügt worden, daß in bestimmten Fällen zur Beurteilung Tierärzte heranzuziehen seien. Seit dem 21. April 1850 waren alle lebenden Schlachtpferde, offenbar wegen der Rotzgefahr, einer auf Menschen übertragbaren Pferdeseuche, von approbierten Tierärzten zu untersuchen, und damals hat man auch, nachdem Trichinosefälle bei Menschen aufgetreten waren und man die Trichinellen als Ursache erkannt hatte, die Untersuchung auf Trichinen eingeführt. Das Reichssanitätsgesetz vom 30. April 1870 brachte wesentliche Änderungen. Vieh- und Fleischbeschau wurden dem selbständigen Wirkungskreis der Gemeinden übertragen und bei den politischen Behörden die landesfürstlichen Tierärzte (Amtstierärzte) installiert.

Verheerende Seuchen, als Folge des durch die Eisenbahn ermöglichten Menschen- und Tierverkehrs und der Ballung großer Bevölkerungsmassen und Tieren zu ihrer Versorgung in den Städten, führten zur Erlassung des Rinderpestgesetzes und des Lungenseuchengesetzes und 1880 des überaus strengen ersten Tierseuchengesetzes. Tierärzte waren dadurch mit der Tierseuchenbekämpfung, dem Viehmarkt- und Schlachthofwesen, der Vieh- und Fleischbeschau, der Trichinenuntersuchung, der Kontrolle von Lebensmitteln tierischer Herkunft, dem Tierschutz und der Tierzucht befaßt. Mit Josef Zecha, wurde auch ein Tierarzt Marktamtsdirektor von Wien (1871 bis 1893). Damals war die Beschau der Schweine noch nicht obligat. Eine Vermehrung der Tierärzte war unter Zecha nicht erreichbar. Um der dauernden Seuchen Herr zu werden, übernahmen die Wiener Amtstierärzte in ihrer Freizeit und ohne Bezahlung die Beschau der Schweine in den zahlreichen Privatschlachtstätten in Wien.

1892 wurden schließlich die Tierärzte in Wien zu einer eigenen „Veterinärabteilung" innerhalb des Marktamtes zusammengefaßt, 1898 als sogenanntes Fachamt vom Marktamt getrennt und ab 1919 als selbständige Magistratsabteilung geführt.

Lebensmittelkontrolle und Fleischbeschau in Wien seit 1839

Lebensmittelkontrolle

Das Bedürfnis nach staatlicher Regelung des Verbraucherschutzes und der Lebensmittelkontrolle ist in der österreich-ungarischen Monarchie verhältnismäßig spät aufgetreten; Österreich war bei der Erlassung des Lebensmittelgesetzes das Schlußlicht unter den größeren europäischen Staaten.

Frankreich hatte 1885, Italien 1860 ein staatliches Lebensmittelgesetz erlassen, Großbritannien besaß bereits seit dem 13. Jahrhundert ein Lebensmittelgesetz, Deutschland erließ 1879 ein Nahrungsmittelgesetz, das schließlich für den österreichischen Regierungsentwurf eines Lebensmittelgesetzes Vorbild war. In Österreich war das Lebensmittelgesetz von 1880 bis 1896 mit Unterbrechungen Gegenstand parlamentarischer Beratungen. Große Verdienste erwarben sich die Reichsratsabgeordneten Dr. Roser, ein in Johannesbad in Böhmen geborener Arzt, und der Landwirt Anton Tausche aus Teplitz, der auch Landwirtschaft studiert hatte. Sie brachten 1880 einen Antrag ein, daß ein Gesetz wie in anderen europäischen Staaten von der Regierung vorgelegt werden solle, um die berechtigten Klagen der Bevölkerung über die Verunreinigungen und Fälschungen der Lebensmittel abzustellen, da die gesetzlichen Bestimmungen zu ihrem Schutz unzulänglich seien. Als Motor erwies sich schließlich der Abgeordnete Hofrat Georg Lienbacher aus Kuchel bei Salzburg, ein Beamter des Obersten Gerichtshofes. Da seitens der Regierung offenbar keine Absicht zur Vorlage eines Gesetzesentwurfes bestand, arbeitete er selbst einen Entwurf aus und leitete ihn dem Strafgesetzausschuß zu. Der Entwurf wurde von der Regierung zur Kenntnis genommen, jedoch nicht weiterbearbeitet. Die Begründung dafür lautete, daß die Regierung und insbesondere das Handelsministerium nicht in Beratungen eingehen könne, solange keine Gutachten der Handelskammer vorlägen. Lienbacher gebührt also das Verdienst, den Urahn des heutigen Lebensmittelgesetzes und des staatlichen Verbraucherschutzes geschaffen zu haben, wenngleich seinem Entwurf von der Regierung eine „schöne Leich" bereitet worden ist.

Im wesentlichen kam es bei dem Lebensmittelgesetz, wie Innenminister Marquis Bacquehem im Herrenhaus 1894 sagte, auf drei Dinge an: erstens Strafbestimmungen, zweitens Aufsicht und Kontrolle und drittens Untersuchungsanstalten.

Bis zuletzt waren es weniger die Strafbestimmungen als die Aufsicht und Kontrolle, die zu total verhärteten Standpunkten führten. Die Zentralisten wünschten staatliche Organe und Anstalten, die Autonomisten hingegen wollten die Kontrolle länderweise organisiert haben. 1893 geißelte Georg Lienbacher die autonomistischen Vorstellungen, indem er darauf hinwies, daß die Einführung eines Lebensmittelgesetzes dann nicht in allen Ländern gewährleistet sei, so wie die 17 Landtage verschiedene Bestimmungen über die fachliche Qualifikation der Organe treffen würden. Er zeigte auch die Tatsache auf, daß vor 23 Jahren ein Reichssanitätsgesetz erlassen worden sei, Salzburg seither aber keineswegs ein Landessanitätsgesetz zur

Durchführung dieses Gesetzes geschaffen habe. Es gab aber genügend Stimmen, die das Gesetz aus den verschiedensten Gründen nicht wollten, wie der Abgeordnete Johann Plass, Bauer und Bürgermeister von Ansfelden, der befürchtete, daß das neue Lebensmittelgesetz manche „Sekkaturen" zeitigen werde. Es könne auch vorkommen, daß Leute unschuldig gestraft werden, und es müsse daher in einer Durchführungsverordnung berücksichtigt werden, daß übereifrige Marktkommissäre nicht gleich amtshandeln können.

Während der ganzen Debatten um die Entstehung des Lebensmittelgesetzes war auch immer wieder darüber diskutiert worden, wer die Untersuchungen durchführen sollte. Anfangs war man sich offenbar noch gar nicht im klaren darüber, daß solche Untersuchungen große Fachkenntnisse der Chemie, Bakteriologie, Mikroskopie und Lebensmitteltechnologie bedürfen; man wollte sie schlicht den Bezirksärzten und Apothekern aufbürden. Dies wurde schließlich mit folgender Begründung abgelehnt: „Ob man denn glaube, daß ein Gemeindearzt für 400 Gulden im Jahr fortgesetzt Untersuchungen machen und sich mit den Bauern und Kaufleuten, mit den Tanten und Basen der Gewerbebetreibenden verfeinden werde, sodaß er schließlich zum Wanderstab greifen müsse." Die skurrilsten Ideen tauchten auf, so wurde angeregt, zu Untersuchungen die Inspektoren der Zucker- und Branntweinsteuer heranzuziehen, denn der Apotheker sei Geschäftsmann, dem man im eigenen Interesse nicht Arbeiten aufbürden solle, die ihm nur Feinde schaffen (Zitat stenographischer Parlamentsbericht).

Noch kurz vor der Verlautbarung des Gesetzes gab es kritische Töne bei der Budgetdebatte am 14. Dezember 1896. Dr. Habermann polemisierte gegen den Anschluß der Untersuchungsanstalten an die hygienischen Institute, indem er meinte, es handle sich nicht um eine hygienische Angelegenheit, sondern um eine gewerbe- und handelspolizeiliche. Bei einseitig hygienischer Beurteilung der Lebensmittel würden Industrie, Gewerbe und Landwirtschaft leiden. Er zitierte einige interessante Zahlen über ausländische Untersuchungsanstalten, schon lange bevor es in Österreich überhaupt solche Anstalten gab.

So soll Argentinien schon 1883 staatliche Lebensmitteluntersuchungsanstalten besessen haben, und 1888 sollen in den vier schwedischen Untersuchungsanstalten 19 471 Proben untersucht worden sein, wovon 16 064 allerdings Milchprodukte waren, ähnlich in der Züricher Untersuchungsanstalt, die 1895 7 876 Proben untersucht hat, von denen 3 031 Milchproben waren.

Am 13. April 1897 wurde das neue Lebensmittelgesetz schließlich verlautbart und 1898 die Veterinärabteilung unter Tierarzt Anton Toscano-Canella vom Marktamt getrennt.

Mit der Teilung der Marktaufsicht in einen veterinären Zweig einerseits und die Lebensmittelkontrolle andererseits, mit der Schaffung moderner, medizinisch begründeter Kontroll-, Untersuchungs-, Beurteilungs- und Hygienerichtlinien unter Zuhilfenahme von bakteriologischen Laboratorien für die Fleischuntersuchung, mit der Gründung eines Lebensmittelaufsichtsdienstes, der sich allerdings vorläufig auf die größeren Städte beschränkte, der Verlautbarung des österreichischen Lebensmittelbuches und den staatlichen Untersuchungsanstalten brach die Neuzeit der Lebensmittelkontrolle in Österreich an.

1908 begannen Tierärzte des Veterinäramtes unter Toscano-Canellas Leitung, die neuen Erkenntnisse der Bakteriologie bei der Diagnose der Tierseuchen und in der Fleischbeschau anzuwenden. Im Rinderschlachthof und der Großmarkthalle, die bis 1972 bestand, waren bakteriologische Labors in Verwendung.

Mit Stolz können die Wiener sagen, daß sie schon zwei Jahre vor der Gründung der ersten staatlichen Tierseuchenbekämpfungsanstalt in Mödling, die auch für die bakteriologische Fleischuntersuchung zuständig war, ein bakteriologisches Untersuchungslaboratorium in St. Marx, dem Zentralschlachthof der Monarchie, besessen haben. 1912 wurde das Labor staatlich anerkannt und kurz darauf von Bürgermeister Dr. Richard Weiskirchner die Errichtung einer selbständigen Untersuchungseinrichtung des Veterinäramtes offiziell verfügt.

In den Jahren von 1920 bis 1930 war diese Untersuchungsanstalt vom späteren Vorstand der Lehrkanzel für Fleischhygiene an der Tierärztlichen Hochschule, Dr. Ottokar Henneberg, so vorbildlich aufgebaut worden, daß sie als Ausbildungsstätte für Tierärzte, die eine Labortätigkeit anstrebten, diente. Das Ausbildungs- und Prüfungsrecht hat Henneberg in die Tierärztliche Hochschule einge-

36

bracht. Ottokar Henneberg hat auch an der Erstellung der Vieh-
und Fleischbeschauverordnung 1924, die, abgesehen von der kriegs-
bedingten Unterbrechung, bis 1982 die Fleischbeschau regelte, maßgeblich mitgewirkt.

Stöbert man in alten Akten, wird ersichtlich, was damals tatsächlich
in diesem kleinen bakteriologischen Labor geleistet worden ist. In
den ersten zehn Jahren des Bestandes wurde im Zusammenhang mit
der Beschau von 15 273 Tieren Fleisch bakteriologisch untersucht
und dabei unter anderem 375 Fälle von Fleischvergiftungserregern,
1 034 Fälle hochgradiger bakterieller Durchsetzung und 19 Fälle
von Milzbrand festgestellt. Bei den sonstigen 2 246 Seuchenunter-
chungen wurden 101 Fälle von Milzbrand und 25 Rotzfälle diagno-
stiziert, Seuchen, die heute in Mitteleuropa praktisch nicht mehr
vorkommen. 1918 waren in Wien noch vier Menschen an der Pferdeseuche Rotz (Malleus) gestorben.

Im Zeitalter der Tuberkulose war die Milchuntersuchung besonders
wichtig. Damals gab es noch große Milchviehbestände bei den sogenannten Milchmaiern in Wien, die monatlich von den Amtstierärzten und den Untersuchungsstellen auf Eutererkrankungen, Tuberkulose und Abortus Bang untersucht worden sind.

Nicht nur Tierseuchen wie Schweinepest, Schweinerotlauf, Räude
der Pferde, Geflügelcholera grassierten noch im 20. Jahrhundert in
Wien, sondern auch Maul- und Klauenseuchenzüge, die Tausende
Tiere betrafen, waren alle fünf bis sieben Jahre zu verzeichnen.
Viele Jahre lang war auch die für Menschen so gefährliche Wut-
krankheit in der Stadt weit verbreitet, ihren Höchststand erlangte
sie in Wien mit 268 Fällen im Jahr 1918. Wenn man bedenkt, daß
die Fleischbeschau aus einer Untersuchung jedes einzelnen Tieres
besteht, so illustrieren die folgenden Zahlen den Umfang der Tätigkeit: Die Höchstzahl je in Wien geschlachteter Schweine belief sich
auf 867 509 Stück im Jahr 1912, und die meisten Rinderschlachtun-
gen erfolgten mit 300 112 Stück im Jahr 1917.

Fleischbeschau

Zu Beginn des vorigen Jahrhunderts bestand die Fleischuntersuchung noch fast ausschließlich aus einer äußeren Beschau der Tiere. Die Untersuchung des Fleisches nach der Schlachtung verursachte die größten Schwierigkeiten, deswegen war noch 1817 die Einbringung geschlachteten Viehs nach Wien verboten. Die Kontrolle des Vieh- und Fleischverkehrs erfaßte vor allem das lebende Vieh. Jedes auf den Markt oder in die Stadt gebrachte, für gewerbliche Schlachtungen bestimmte Schlachttier mußte beschaut werden, und Verkäufe außerhalb der Märkte waren verboten. Dieses System der Kontrolle wurde durch öffentliche Schlachthäuser erleichtert, zu deren Errichtung die Gemeinden 1850 aufgefordert, nicht aber verpflichtet wurden, wie es in Frankreich unter Napoleon oder in Preußen nach einem Gesetz von 1868 der Fall war. In Österreich wurden Schlachthäuser meist aus wirtschaftlichen Erwägungen gebaut, ein Schlachthauszwang aus sanitären Gründen wurde nur in Wien verfügt.

Da aber die Versorgung der Städte ohne Zufuhr von Fleisch nicht möglich war, wurden die bis dahin geltenden Fleischverkaufsverbote aufgehoben und verfügt, daß nur Fleisch von im Herkunftsort beschauten Tieren auf den Markt und in die Stadt gebracht werden durfte. Die Untersuchung der Tiere war durch einen Beschauzettel nachzuweisen.

Mitte des vorigen Jahrhunderts zeigte Österreich noch ein sehr uneinheitliches Bild der Fleischuntersuchung. Nicht überall wurde die Beschau durchgeführt, und in den einzelnen Ländern galten unterschiedliche Beschauordnungen. Vor allem gab es ein Gefälle zwischen Stadt und Land, zwischen den Ländern in der Mitte des Reiches und Grenzländern wie Galizien, Bukowina oder Istrien. Im Strafgesetz war eine für das Beschauwesen wesentliche Bestimmung enthalten, die bis 1982 galt; sie verbot, daß „bei einem Gewerbe, welches zum Verkauf von rohem oder auf irgendeine Art zubereitetem oder verkochtem Fleisch berechtigt ist, etwas von einem nicht nach Vorschrift beschauten Vieh verkauft wird".

Diese allgemein gültige Vorschrift war richtungsgebend. Sie wandte sich an das Gewerbe und teilte die Schlachtung in beschaupflichtige gewerbliche und nicht beschaupflichtige Privat- oder Hausschlachtungen – eine bis heute wirksame Einteilung. Sie machte praktisch überall die Beschau notwendig, denn überall wurde verkauft, verlangte aber genaugenommen nur die Viehbeschau, nicht die Fleischbeschau. Die Strafbarkeit wurde vom erfolgten Verkauf abhängig. Auch die Vieh- und Fleischbeschauordnung von Oberösterreich bestimmte noch im Jahre 1856, „daß in jenen Fällen, wo das Vieh nach allen äußeren Merkmalen und Kennzeichen ganz zweifellos als vollkommen gesund angesehen werden kann, die äußere Beschau (Lebenduntersuchung) genügt". Gerade diese Ansicht hat sich im Laufe der nächsten hundert Jahre total gewandelt.

Die Vieh- und Fleischordnung im Erzherzogtum Österreich unter der Enns vom 1. Juni 1838, die auch in Wien galt, war bestimmend für die weitere Entwicklung der Fleischbeschau. Sie schrieb erstmals die Kopplung der Lebenduntersuchung längstens 24 Stunden vor der Schlachtung mit der Untersuchung des Fleisches nach der Schlachtung vor und verlangte vom Beschauer, daß er bei der Schlachtung anwesend sei. Das erste Tierseuchengesetz verfügte 1880, daß die Vieh- und Fleischbeschau beim Schlacht- und die von Stechvieh in gewerblichen Schlachtlokalitäten allgemein durchzuführen sei.

In Gemeindeschlachthäusern und größeren Schlachthäusern überhaupt war die Vieh- und Fleischbeschau von approbierten Tierärzten vorzunehmen, auch bei Vorliegen bestimmter Erkrankungen und Notschlachtungen war die Beschau – wie heute – Tierärzten vorbehalten. Bis dahin war der „Beschau Act" im Erzherzogtum unter der Enns von „zwey Individuen" vorzunehmen, und zwar von einem Mitglied des Bürgerausschusses, Geschworenen oder Richter und dem im Ort befindlichen Tierarzt, geprüften „Curschmied", Wundarzt oder praktischen Arzt. Die Ungleichheit der Beschauqualität zwischen den Städten und dem Land machte seit jeher eine Kontrolle des eingeführten Viehs und Fleisches bei der Einbringung in die Verbrauchsorte erforderlich, auch als man schon die Beschau auf dem Land und den Beschauzettel eingeführt hatte. Mit dieser Überbeschau wollte man das Zufluten nicht oder nicht nach strengem Maßstab beschauten Fleisches in die Städte verhindern – ein Grundsatz, der auch heute noch seine Gültigkeit hat.

Das Lebensmittelgesetz aus dem Jahr 1896 ließ die Fleischbeschau ausdrücklich unberührt, es brachte aber mit dem Grundsatz, daß eine Lebensmittelüberwachung ohne Mitwirkung wissenschaftlicher Untersuchungsanstalten undenkbar sei, diesen Gedanken auch in der Fleischbeschau zum Durchbruch. 1908 wurde das erste Schlachthoflaboratorium in Wien gegründet, ihm folgten alsbald andere, so in Wiener Neustadt und St. Pölten. 1924 wurde die Vieh- und Fleischbeschauverordnung erlassen. Von 1938 bis 1945 galt in Österreich das reichsdeutsche Beschaugesetz, danach wurde wieder die alte Vieh- und Fleischbeschauverordnung eingeführt. Doch nun begann sich zunehmend ein Großteil der Schlachtungen und damit der Beschau aus den öffentlichen, städtischen Schlachthöfen in kleine Privatschlachtstätten in den Produktionsgebieten, die mit ERP-Mitteln aus dem Marschall-Plan unterstützt wurden, zu verlagern.

Das Fehlen aller Untersuchungseinrichtungen, der Mangel an Hygieneverständnis bei den Schlächtern, die Beschäftigung von größtenteils ungelernten Hilfskräften führten zu einer erheblichen Verschlechterung der Beschaubedingungen und einem Anstieg der Verantwortung und Belastung der Tierärzte. Auch in anderen Staaten ist es zur Dezentralisierung der Schlachtungen gekommen, aber nirgends sind sie so wie in Österreich in Klein- und Kleinstbetriebe der Fleischer, des Gastgewerbes und Viehhandels aufgesplittert worden, während anderswo Genossenschaften oder im Produktionsgebiet liegende öffentliche Schlachthöfe die Funktion der großstädtischen Schlachtanlagen übernommen haben. Immerhin sind in Östereich jährlich rund eine halbe Million Rinder, fünf Millionen Schweine und zahlreiche Kälber zu beschauen. Schon bald war klar, daß die Fleischbeschauverordnung von 1924 dieser Situation nicht mehr gerecht wurde. In mehreren Fällen war bei Notschlachtungen die Beschaupflicht in Zweifel gezogen worden, ja in der Steiermark hatte man eine verendete Kuh wieder ausgegraben und in Verkehr zu setzen versucht. In Linz wollten Fleischer die Überbeschau abgeschafft haben. Deutsche Urlauber gründeten nach einer Trichinenerkrankung einen Verein der Trichinengeschädigten und klagten die Republik Österreich auf Schadenersatz, weil sie keine allgemeine Trichinenuntersuchung aller Schweine vorgeschrieben hatte. Und schließlich wollte Italien den Österreichern kein Rindfleisch mehr abkaufen, wenn nicht sofort die allgemeine Trichinenuntersuchung der Schweine eingeführt würde. Doch so schnell ließen sich natürlich nicht alle Wünsche befriedigen; 1971 verlautbarte man die alte Vieh- und Fleischbeschauverordnung von 1924 unter Einbeziehung der obligatorischen Trichinenuntersuchung und der Überbeschau als Fleischbeschauübergangsgesetz.

Im übrigen arbeitete man seit 1977 an einem neuen Gesetz, das als Vorlage 1979 fertiggestellt war und von den Interessenvertretungen als Tierärztebeschäftigungsgesetz und Fleischsteuer heftig kritisiert wurde. Jahrelange Gespräche der Interessenvertreter mit Experten waren erforderlich, um Punkt für Punkt Vorurteile und Mißverständnisse zu beseitigen und tragbare Kompromisse zu schaffen. Zum Schluß glaubte kaum noch jemand daran, daß ein einstimmiges Gesetz zustande kommen könnte.

Interessanterweise war von den Wirtschaftsvertretern die gleichzeitige Ausarbeitung einer Fleischhygieneverordnung als Voraussetzung für eine Zustimmung verlangt worden. Diese wurde vom selben Gremium, das sich mit dem Fleischuntersuchungsgesetz befaßte, ausgearbeitet, und siehe, es gelang, ein sehr fortschrittliches Gesetz und eine vorbildliche Fleischhygieneverordnung zu schaffen, und dies sogar einstimmig.

Nicht alle Vorstellungen konnten jedoch realisiert werden. So konnte durch den massiven Widerstand der Landwirtschaft die Beschau aller Hausschlachtungen nicht durchgesetzt werden. Der bäuerliche Eigenbedarf war nicht erfaßbar, aber jedwedes abgegebenes Fleisch, und sei es bloß an Verwandte in die Stadt, ist untersuchungspflichtig, wie es jetzt heißt, denn der alte Begriff „Beschau" wurde in „Untersuchung" umgewandelt. Nicht erreicht wurde die allgemeine Wilduntersuchung in Wildsammelstellen und im Wildbretgroßhandel, dafür aber die Untersuchung des in Fleischproduktionsgattern gewonnenen Wildes sowie die Einbeziehung der für Trichinen empfänglichen Wildtiere in die Trichinenuntersuchung. Eine allgemeine Geflügeluntersuchung, wie sie in vielen Staaten gesetzlich vorgeschrieben ist, blieb aus. Die freiwillige Kontrolle unter der Bezeichnung „staatlich kontrolliert" steht zwar im Gesetz, doch will sich bis heute niemand freiwillig kontrollieren lassen.

Die Organisation des Untersuchungswesens wurde analog dem neuen Lebensmittelgesetz dem Landeshauptmann übertragen. Die Untersuchungstierärzte sind jetzt zu halbjährlichen Hygienekontrollen verpflichtet. Ganz neu und wichtig ist die Untersuchung auf Rückstände von Arzneimitteln, Antibiotika, Hormonen, Schädlingsbekämpfungsmitteln und Schwermetallen, die der Tierarzt im Verdachtsfall einzuleiten hat. Es kommt manchmal vor, daß Antibiotika oder Hormone verbotenerweise Schlachttieren verabreicht werden. Mit dem Instrumentarium des Lebensmittelgesetzes 1975, das mehr auf Strafe nach einem Gerichtsverfahren ausgerichtet ist als auf eine sofortige Außerverkehrsetzung des Fleisches, lassen sich aber praktische Fälle schwer lösen, daher wurden diese neuen Untersuchungsmöglichkeiten ins Fleischuntersuchungsgesetz aufgenommen. Da nun das Vorhandensein von Rückständen und die Verwendung unerlaubter Stoffe ohne Untersuchung nicht erkennbar ist, wurde die bisher in der Fleischbeschau fremde Stichprobe in die Untersuchung aufgenommen, und es werden seither auch ohne Verdacht stichprobenweise Rückstandsuntersuchungen von den Bundesanstalten für Tierseuchenbekämpfung in Mödling und Innsbruck und der Lebensmitteluntersuchungsanstalt der Stadt Wien durchgeführt.

Von allen beteiligten Kreisen wurden die Hygienerichtlinien als besonders wichtig erachtet. Manche sahen allerdings darin eine Doppelgleisigkeit, ein Einbrechen des „Beschau"-Wesens in das „Lebensmittel"-Wesen, doch das trifft nicht zu. Hygienerichtlinien sind im Fleischbeschauwesen absolut nichts Neues, Hygiene ist eine Voraussetzung zur Erzielung einwandfreien Fleisches bzw. einwandfreier Fleischwaren. Das Fehlen von entsprechenden Richtlinien ist im Schlacht- und Fleischbetrieb als besonders drückender Mangel empfunden worden, weil Österreich deswegen von seinen Nachbarn als zweitklassig betrachtet wurde. Hygienerichtlinien von internationalem Format sind auch für den Export notwendig, und das Bedürfnis nach eigenen Richtlinien wuchs um so mehr, als in österreichischen Exportbetrieben ausländische Kommissionen, die sich jährlich etwas Neues einfallen ließen, die Hygiene kontrollierten und die Veterinärverwaltungen zu bloßen Handlangern für die Interessen anderer Staaten machten.

Bei der Überbeschau, die nunmehr Kontrolluntersuchung heißt, wollte der Städtebund die Ausdehnung auf alle Gemeinden, die Wirtschaft jedoch ihre gänzliche Abschaffung. Man einigte sich schließlich auf den status quo.

Neu war die Schaffung der Importkontrolle, die eine Gleichsetzung in- und ausländischer Betriebe unter den Voraussetzungen der Einhaltung unserer Untersuchungs- und Hygienevorschriften bringt. Ein wesentlicher Punkt ist die Vorschrift, daß das Spülwasser in Geflügelschlächtereien gechlort werden muß, weil damit die Salmonellengefährdung durch Geflügel wesentlich verringert wird. Die gleiche Zielsetzung hat die Geflügelhygieneverordnung, die Hygienerichtlinien für die Küken- und Schlachtgeflügelproduktion vorschreibt.

Unmittelbar nach dem Beschluß dieses Jahrhundertgesetzes, wie man es nannte, wurde die Durchführungsverordnung, in der die Untersuchungsvorschriften bis ins kleinste Detail geregelt sind, fertiggestellt.

Grundsätzlich ist auf dem Fleisch- und Geflügelsektor vorerst gesetzlich vorgesorgt. Drei Details sind jedoch unberührt und nicht gelöst: erstens die züchterische Fleischqualität, zweitens die Tierhaltung und drittens die auch durch Stichprobenuntersuchungen nicht erfaßbare, teils unerlaubte, teils auch erlaubte, aber vielfach unerwünschte Anwendung von rückstandbildenden Stoffen in der Fleischproduktion der Landwirtschaft.

Verbraucherschutz

Nach sechzehn Jahren parlamentarischen Hick-hacks hatte man 1896 nach deutschem Vorbild aus dem Strafrecht und verschiedenen, teils lokalen Marktrechten ein einheitliches Lebensmittelgesetz zum Schutze der Verbraucher vor gesundheitlicher Gefährdung und vor wirtschaftlicher Benachteiligung im Lebensmittelverkehr geschaffen. Es blieb im wesentlichen ein Strafgesetz. Die Not des Proletariats in den Großstädten und die Skrupellosigkeit, mit der in der sogenannten Gründerzeit von Handels-, Industrie- und Gewerbekreisen dessen Rechtlosigkeit ausgenutzt wurde, haben damals in allen europäischen Industriestaaten zu gleichartigen Verbraucherschutzgesetzen geführt. In allen diesen Gesetzen ist auch von der gesundheitlichen Gefährdung und der wirtschaftlichen Benachteiligung die Rede; wer von wem abgeschrieben hat, ist unbekannt. Diese Situation hat übrigens auch zum Zusammenschluß der arbeitenden Menschen zu Interessengemeinschaften, Gewerkschaften, Parteien und vor allem zur Gründung von Vereinen geführt, die die Hebung des Bildungsniveaus anstrebten oder die Versorgung ihrer Mitglieder mit billigen und einwandfreien Lebensmitteln zum Ziel hatten – die verschiedenen Konsumvereine entstanden.

Für die Bekämpfung der damals noch primitiven Verfälschung von Lebensmitteln genügte das Lebensmittelgesetz von 1896 offenbar und war im Vergleich zu früher sicher ein enormer Fortschritt. Es wurde von der Justiz, die zahlreiche richtungsweisende Urteile fällte, rechtlich ausgebaut. Dazu kommt noch, daß seit dem Jahre 1911 auch vom Codex Alimentarius Austriacus, dem österreichischen Lebensmittelbuch, das anfangs vom Innenministerium, heute vom Bundeskanzleramt herausgegeben wird, Richtlinien veröffentlicht wurden, die als objektiviertes Sachverständigengutachten über die Beschaffenheit der Lebensmittel im redlichen Herstellungsbrauch galten und die dem Hersteller ebenso wie dem Begutachter als Richtschnur dienten.

Aber schon 1901, also kaum daß das Lebensmittelgesetz zaghaft angewendet wurde, klagten Abgeordnete über Beschwerden des ehrlichen Handels- und Gewerbestandes, der doch durch das Gesetz geschützt werden sollte (!), über die zu strenge Handhabung des Gesetzes und über die zu große Strenge der Judikatur, ohne daß dadurch der Schutz der Konsumenten vor schlechten Lebensmitteln, wie gewünscht, erreicht worden wäre. Interessant ist, daß diese Argumentation den Schutz des Lebensmittelgesetzes für die ehrlichen Handels- und Gewerbeleute reklamierten, also zweifellos nur die Wettbewerbsinteressen der Konkurrenten, nicht aber die Interessen der Verbraucher im Auge hatte. Gefordert wurde ein behutsames Vorgehen der Staatsanwaltschaften, die Abschaffung des staatlichen Gutachters und die Begutachtung durch die Handels- und Gewerbekammer, die ausschließliche Verantwortlichkeit des Herstellers bei verpackten Waren, die Abschaffung der Veröffentlichung von Gerichtsverfahren durch die Presse und nicht zuletzt die ausschließliche Erhebung der Anklage aufgrund amtlicher Proben, also keine Verfahren bei Verbraucherbeschwerden. Angesichts ähnlicher Klagen der Unternehmer in den achtziger Jahren kann man daher sagen, daß alles schon da gewesen ist.

Hersteller und Verkäufer finden die Kontrolle immer unangenehm und übertrieben, dem betroffenen Verbraucher sind Kontrolle und Sorgfalt des Herstellers immer zu gering.

Das Lebensmittelgesetz setzte sich nur langsam durch; einige Städte errichteten Marktämter, einige Länder erließen Landesgesetze, in anderen wurde überhaupt keine Lebensmittelkontrolle durchgeführt. Die Intensität der Kontrolle war sehr unterschiedlich. Die Stadt Wien besaß mit den Marktkommissären einen eingespielten Apparat.

Nach dem Ersten Weltkrieg waren die Marktämter die Stützen der Kontrolle neben den wenigen Revisoren der drei in Österreich verbliebenen Untersuchungsanstalten in Wien, Graz und Innsbruck. Die Marktamtsorgane trachteten schließlich in Eigeninitiative, die Lebensmittelpolizei auf einen Nenner zu bringen. Sie versuchten, untereinander in Kontakt zu kommen und Erfahrungen und Kenntnisse auszutauschen. Im Jahr 1924 wurden in Linz die marktamtlichen Rundschreiben ins Leben gerufen, die über Beanstandungen berichteten und es so ermöglichten, Lebensmittel, die Grund zur Beanstandung gaben, auch anderswo rasch aus dem Verkehr ziehen zu können.

Ansonsten trat durch die wirtschaftliche Not und die politische Entwicklung, dann durch die deutsche Besetzung eine Stagnation ein. Erst nach der Wiedereinführung des österreichischen Lebensmittelrechtes gab es Novellierungsbestrebungen, die schließlich 1950 zum Tragen kamen. Sie betrafen primär den Aufsichtsdienst, der nunmehr verfassungsgemäß der mittelbaren Bundesverwaltung zugewiesen wurde, was aber kaum praktische Folgen hatte.

Eine wesentliche Veränderung sollte eine ausgedehnte Verordnungsermächtigung bewirken, mit der positive Anordnungen möglich waren – bis dahin waren nur Verbote vorgesehen. Gleichzeitig plante man, eine Hygieneverordnung, Deklarationsvorschriften für Zusatzstoffe und eine Pökelsalzverordnung herauszubringen. Das alles kam aber in den nächsten fünfzehn Jahren nicht zustande, keines dieser Probleme konnte gelöst werden.

Der Hygieneverordnungsentwurf scheiterte an der darin enthaltenen Vorschrift, daß Toiletten nicht direkt (ohne Vorraum) von Betriebsräumen aus zugänglich sein dürfen. Angeblich gibt es bei einigen Landgasthöfen heute noch Schwierigkeiten mit dem Zugang zu Toiletten von Küchen- und Gasträumen aus. Aus diesem lächerlichen Grund war es aber über ein Jahrzehnt unmöglich, überhaupt Hygienegrundsätze gesetzlich zu verankern, und man bekräftigte auf diese Weise die internationale Meinung, daß man in Österreich – milde ausgedrückt – nicht allzuviel an Hygiene zu erwarten hätte. Das ist sogar in die jeweilige Gesetzgebung eingeflossen; so müssen sich schwedische Lebensmittelarbeiter nach einem Auslandsaufenthalt in Österreich vor Arbeitsantritt untersuchen lassen, nicht aber bei einem Urlaub in der Schweiz, der Bundesrepublik Deutschland oder einem skandinavischen Staat.

Die anderen Vorhaben der Gesetzesnovelle wurden dann gar nicht erst aufgegriffen. Im Jahr 1973 allerdings wurde, in Analogie zur Gesetzgebung vieler anderer Staaten, die Lebensmittelkennzeichnungsverordnung geschaffen. Grundlage dafür war das Gesetz gegen den unlauteren Wettbewerb (!).

In den neunzig Jahren, seit es ein Lebensmittelgesetz in Österreich gibt, haben sich die landwirtschaftlichen, industriellen und gewerblichen Produkte und die Technologie zu ihrer Herstellung vielfach geändert, und die Produktpalette ist gewaltig angewachsen. Auch die Wünsche der Verbraucher haben sich gewandelt, was einmal begehrt war, will heute niemand mehr. Dachte man früher in erster Linie an einen gefüllten Magen, ist dies heute eher sekundär. Neues Gesundheitsdenken und Luxusbedürfnis haben altgewohnte Verbraucherwünsche über den Haufen geworfen. Eines aber blieb trotz aller Änderungen gleich: der Verbraucher mag weder mit gesundheitsschädlichen noch verdorbenen Lebensmitteln bedient werden, er will nicht über Qualität, Menge, Gewicht, Zahl, Beschaffenheit, Herkunft, Alter, Haltbarkeit oder über den Preis getäuscht werden. Der Konsument beansprucht heute das Recht auf Information viel mehr als früher, und zwar nicht nur in Form der Lebensmittelkennzeichnung bei verpackt feilgehaltenen Lebensmitteln. Die Ware soll auch bei Verpackung überprüfbar sein, darüber hinaus aber wünscht man eine Deklaration der Kalorien, des Fettgehalts und anderer ernährungsmäßig wesentlicher Daten.

Schon 1901, als noch kaum Lebensmitteluntersuchungen vorgenommen worden sind, forderte man, daß anstelle staatlicher Gutachter die Handels- und Gewerbekammer als Gutachter herangezogen werden sollten, auch wollte man den Verbrauchern das Beschwerderecht nehmen – sicher nicht, um ein unvoreingenommenes Urteil zu bekommen. Es gab also schon damals eine starke Lobby von Handel und Gewerbe, und daran hat sich bis heute grundsätzlich nicht viel geändert. Der Verbraucher wird aber ausschließlich durch die vom Lebensmittelgesetz berufenen Behörden und Gerichte geschützt. In den verschiedenen Körperschaften, in denen Lebensmittelrecht (Verordnungen, Codex usw.) geschaffen wird, hat die Arbeiterkammer eindeutig die Interessenvertretung der Verbraucher übernommen, ebenso wie die Präsidentenkonferenz die Vertretung der landwirtschaftlichen Produzenten und die Bundeswirtschaftskammer die Vertretung des Handels, des Gewerbes und der Industrie als ihre Domäne betrachten.

Die sogenannten Berufsverbrauchervertreter sind daher in der Arbeiterkammer, dem Österreichischen Gewerkschaftsbund und dem Verein für Konsumenteninformation zu finden; ein wahrlich kleines Häufchen Personen, dem auf der anderen Seite unzählige, oft militante Vertreter der Wirtschaft gegenüberstehen, die sich ein Heer von Verbandssekretären, Sachverständigen, Rechtsanwälten, ja sogar bestens ausgerüsteter Untersuchungsanstalten leisten.

Ende der sechziger Jahre ist die Situation des Lebensmittelrechts schließlich durch die modernen Produktionsmethoden, die Verwendung zahlreicher chemischer Stoffe (Zusatzstoffe) in der Produktion und rückstandsbildender Stoffe in der landwirtschaftlichen Urproduktion unhaltbar geworden.

Es war die Bundesrepublik Deutschland, die ein neues, diesen Erfordernissen Rechnung tragendes Lebensmittelgesetz herausbrachte, das mehr oder weniger als Vorbild diente. Die Frauen unter den Abgeordneten aller Fraktionen waren schließlich die Pressuregroup im Parlament, und so konnte in mehr als fünfjährigen Beratungen unter Beiziehung vieler Fachleute das jetzt gültige neue Lebensmittelgesetz 1975 geschaffen werden. Bei den Verhandlungen prallten oft unrealistische, starre Meinungen aufeinander. Die einen sahen das Heil bloß in Strafen oder wollten etwa, um Rückstände bei Schlachttieren zu vermeiden, gleich überhaupt die tierärztliche Behandlung solcher Tiere verbieten, andere allzu liberale Formulierungen hingegen wären bloß geduldiges Papier geworden. Es war außerordentlich schwierig, in diesem Wust von gegensätzlichen Vorstellungen und Interessen das Bestmögliche und Notwendige zum Schutz der Verbraucher zu erreichen.

Die Neuerungen dieses Gesetzes brachten eine wesentliche Verbesserung im Sinne des Konsumentenschutzes – vor allem, wenn die als Verordnungsermächtigungen vorgesehenen Verbesserungen auch wirklich durch Erlassen dieser Verordnungen voll ausgenützt worden wären.
Diese Neuerungen waren:
1. Beschränkung der Verwendung von Zusatzstoffen in Lebensmitteln durch das Verbotsprinzip mit Erlaubnisvorbehalt nach bundesdeutschem Muster.
2. Beschränkung der in der Tier- und Pflanzenproduktion verwendeten Stoffe auf ein unschädliches Rückstandsminimum im Lebensmittel, teilweises Verwendungsverbot.
3. Verbesserung der Lebensmittelkennzeichnung.
4. Verbot der Werbung mit der Gesundheit im Lebensmittelverkehr, Zulassung gesundheitsbezogener Angaben mit Bescheid, wenn keine Täuschung gegeben ist.
5. Regelung der diätetischen Lebensmittel durch ministerielle Untersagungsmöglichkeit binnen drei Monaten nach Anmeldung.
6. Einbeziehung der Kosmetika, Wasch- und Desinfektionsmittel in den Verbraucherschutz.
7. Verbesserung der Hygiene im Lebensmittelverkehr durch Verordnungen.
Verminderung des Verbraucherrisikos im Lebensmittelverkehr durch verschiedene Möglichkeiten der Rechtsgestaltung, wie
- Beschlagnahme nicht verkehrsfähiger Lebensmittel;
- Importkontrolle;
- Stärkung der Codexkommission;

- Einsetzung einer Hygienekommission;
- Schaffung der Möglichkeit, Codexteile als Verordnung zu erlassen;
- erhebliche Strafverschärfung vor allem im Bereich der schweren Delikte.
8. Verbesserung der Organisation und Durchführung der Kontrolle auch im Bereich der Untersuchungsanstalten.

Was wurde von diesen gesetzlich vorgeschriebenen und von der Verbraucherseite – auch vom Autor dieses Buches – gepriesenen Bestimmungen wirklich erreicht? Wie viele Abstriche brachte die Durchführung während der vierzehn Jahre bis heute?

Das Hauptanliegen der Berufsverbrauchervertreter an das Lebensmittelgesetz 1975 war, die Zusatzstoffe im Lebensmittel so weit wie möglich zu beschränken; von den Rückstandsproblemen, die heute im Verbraucherinteresse voranliegen, hatte man vor zwanzig Jahren noch zu wenig gewußt.

Zusatzstoffe sind Stoffe, die Lebensmitteln zugesetzt werden, ohne selbst Lebensmittel zu sein, also chemische Substanzen wie Farben, Konservierungsmittel, Verdickungsmittel, Emulgatoren usw. Das Gesetz brachte eine Rechtsumkehr, denn nach dem früheren Mißbrauchsprinzip galt praktisch alles als erlaubt, was nicht durch Verordnung oder im Codex Alimentarius Austriacus ausdrücklich verboten war. Nunmehr ist alles verboten, was nicht in Verordnungen erlaubt wird. Die Verantwortung für die Verwendung von Zusatzstoffen ist vom Lebensmittelhersteller auf den Staat übergegangen. Die Einschränkung auf das gesundheitlich unbedenkliche Maß, die Verhinderung der Täuschungsmöglichkeit und die Begrenzung auf die technologische Notwendigkeit war bei der Schaffung der Zusatzstoffverordnungen noch möglich, bei der nachfolgenden bescheidmäßigen Zulassung für Einzelantragsteller fiel aber *die technologische Notwendigkeit* bereits wegen unklarer Gesetzesformulierung durch Gerichtshofentscheidung weg. Es besteht nun ein Rechtsanspruch auf Zulassung, wenn nicht Gesundheitsbedenklichkeit oder Täuschung ministeriell nachgewiesen werden kann. Man glaubt gar nicht, wie dehnbar die Begriffe Gesundheit und Täuschung bei Gericht auslegbar sind und wie oft das Ministerium bei Nichterfüllung von Bescheidanträgen vor Gericht Verfahren verloren hat. Zusatzstoffzulassungen sind also durchaus, wenn man die Anwaltskosten nicht scheut, erzwingbar. Seit Jahren ist die Verbraucherseite gegen die bescheidmäßige Zulassung von Zusatzstoffen aufgetreten, eine diesbezügliche Gesetzesänderung stößt aber auf den erbitterten Widerstand der Wirtschaft und hätte auch kurzfristigere Verordnungsänderungen zur Voraussetzung. Die Zusatzstoffverwendung würde aber dadurch sicher nicht beschränkt werden, denn ändern heißt hier bloß zulassen weiterer oder bisheriger Stoffe für weitere Lebensmittel. Neuerdings hat die gesetzliche Möglichkeit, Zusatzstoffe mit Bescheid zuzulassen, sogar unter früheren Gegnern dieser Zulassungsmöglichkeit Freunde gefunden. In der Europäischen Gemeinschaft sind nämlich weit mehr Zusatzstoffe zulässig als in Österreich, und bei einer EG-Angleichung würden wir, weil die bescheidmäßige Zulassung von Zusatzstoffen auf Antrag gesetzlich möglich ist, auf eine generelle Übernahme der EG-Zusatzstoffrichtlinien verzichten können.

Bekanntlich wurden nicht alle Zusatzstoffe durch Verordnung geregelt, z. B. sind Aromen und die Fülle der sogenannten sonstigen Zusatzstoffe nicht geregelt worden. Auf diesem Gebiet gelten daher noch das sogenannte Mißbrauchsprinzip und die Codex-Regelungen.

Die immer wieder gegen das Ministerium gerichteten Vorwürfe, daß diese Zusatzstoffverordnungen nicht erschienen sind, sind vollkommen unberechtigt. Man scheut sich, diese doch sehr umfangreiche Gruppe restlicher Stoffe zu regeln, weil dadurch zahlreiche Zulassungen im Bescheidweg über den Verwaltungsgerichtshof erzwungen werden können, was bei Anzeigen nach dem Mißbrauchsprinzip durch Freisprüche bei den Strafgerichten nicht so leicht möglich ist.

Bereits seit den fünfziger Jahren ist einerseits bei den Verbrauchern eine starke Abneigung gegen Zusatzstoffe, vor allem Farben und Konservierungsmittel, andererseits ein geradezu explosionsartiges Ansteigen der Verwendung von Zusatzstoffen, besonders von Verdickungsmitteln, in der Lebensmittelherstellung zu vermerken.

Der tatsächliche Umfang der Zusatzstoffverwendung hat sich erst durch die Lebensmittelkennzeichnungsverordnung von 1973 und im Laufe der Verhandlungen über die Zusatzstoffverordnungen herausgestellt. Es werden um ein Vielfaches mehr Zusatzstoffe verwendet, als man je gedacht hat. Heute gibt es kaum noch zusammengesetzte Lebensmittel, die nicht verdickt, emulgiert, stabilisiert oder aromatisiert sind; wobei man beim Aroma noch diskutieren kann, ob es natürlich, künstlich oder gar naturident ist. Viel geringer ist der Anstieg bei der Verwendung von Farben und Konservierungsmitteln.

Der vermehrte Einsatz von Zusatzstoffen geht einher mit der steigenden Anzahl zusammengesetzter Fertigprodukte und Surrogate, die ohne Zusätze gar nicht hergestellt werden könnten.

Margarine (im Prinzip eine erlaubterweise nachgemachte Butter) beispielsweise enthält Farbe und Aroma, Vitamin A und D, *Streichfett mit verringertem Fettgehalt* enthält Farbe, Aroma, als Emulgator Mono- und Diglizeride der Speisefettsäuren und Lecithin, als Konservierungsmittel Caliumsorbat, als Verdickungsmittel modifizierte Stärke oder Gelatine und die Vitamine A und D.

Der Verbraucher wird heute bei einem Großteil der Lebensmittel durch die Deklaration über die darin enthaltenen Zusatzstoffe informiert. Diese Deklaration der Inhalts- und Zusatzstoffe erfolgt jedoch unsystematisch, Zusatzstoffe werden oft nicht als solche erkennbar ausgewiesen, aus der Deklaration können keine Schlüsse über die Beschaffenheit des Lebensmittels gezogen werden. Auf Lebensmittel, die frei von Zusätzen sind, kann der Verbraucher aber nicht ausweichen, weil sie kaum angeboten werden – nicht einmal im Reformladen. Der Konsument konzentriert sein Interesse heute vor allem auf die Haltbarkeitsfrist. Allenfalls kauft er Produkte, von denen er annimmt, daß sie seinem Bedürfnis nach Schlankheit entgegenkommen, und die sind meistens sehr zusatzstoffreich.

Auch zukünftig werden die Verbrauchervertreter eine Verringerung der zugesetzten Substanzen verfolgen müssen, nicht um alternativen Kreisen entgegenzukommen, sondern um dem Trend nach sonst kaum beschränkter Zusatzstoffverwendung entgegenzuwirken.

Für viele Verbraucher sind heute die Rückstände von Pflanzenschutz- und Schädlingsbekämpfungsmitteln, von Schwermetallen und anderen Giften bei pflanzlichen Lebensmitteln sowie Antibiotika, Hormone und Chemotherapeutika (Arzneimittel) in der Tier-produktion bedrohlicher als die Zusatzstoffe. Dieses Problem ist sehr komplex, denn es betrifft nicht nur die Lebensmittel, sondern auch die Umwelt. Nicht die Lebensmittelindustrie ist für das Vorhandensein der sogenannten Rückstände verantwortlich, im Gegenteil – sie wäre froh, wenn es diese in ihren Ausgangsmaterialien nicht gäbe.

Die möglicherweise schädlichen Einflüsse der Rückstände sind im Moment noch weit weniger abzuschätzen als jene der Zusatzstoffe. Auch bestehen größere Einsatzmöglichkeiten solcher Stoffe, vor allem bei ausländischen bzw. überseeischen Produkten, und eine viel geringere Kontrollchance. Die Zulassung von Pflanzenschutz- und Schädlingsbekämpfungsmitteln, Futtermitteln und Fütterungsarzneimitteln entspricht in Österreich etwa jener in der Bundesrepublik Deutschland. In Österreich versucht man allerdings immer, etwas strenger zu sein. Die Grenzwerte oder Richtwerte orientieren sich an der Welternährungsorganisation (FAO) und Weltgesundheitsorganisation (WHO) der Vereinten Nationen. Dazu ist grundsätzlich festzustellen, daß die Anzahl der erlaubten Stoffe für unsere klimatischen Verhältnisse zu groß ist, sie richtet sich nach tropischen Verhältnissen und der international großen Zahl an Chemieproduzenten. Auch die zugelassenen Rückstandsmengen werden immer wieder kritisiert, die bei zweckdienlicher Verwendung der Zusatzstoffe gar nicht notwendig wären. Dazu kommt, daß einmal zugelassene Stoffe, selbst wenn sie längst überholt und durch bessere ersetzt sind, nicht ihre Zulässigkeit verlieren. Dem Problem wäre international nur durch umfassende Beschränkung, nämlich der Stoffe, der Präparate und der Verwendung, beizukommen. Der Trend geht aber hier ebenfalls in die umgekehrte Richtung, und er wird mit einer Angleichung an die Europäische Gemeinschaft auch im Inland verstärkt. Bei intensivem Handelsverkehr kommen selbst Stichproben-Kontrollen zu spät; der importierte Salat ist schon längst gegessen, ehe das Untersuchungsergebnis vorliegt.

Pressekampagnen richten sich leider nur selten gegen den Verursacher, sondern treffen meist eine Lebensmittelgruppe oder Branche, ja selbst die Kontrolle. Am besten scheinen präventive Kontrollen und Beeinflussungen von Genossenschaften, Produzentenverbänden und dergleichen zu wirken, sofern bei den Produzenten und der Kontrolle noch das gemeinsame Ziel nach möglichst unbelasteten Lebensmitteln besteht. Übrigens hat noch kein Land der Erde eine Lösung für dieses Problem, dem wir in diesem Buch noch breiten Raum geben wollen, gefunden.

Die Kennzeichnung verpackter Lebensmittel ist eine der deutlich sichtbaren Auswirkungen des modernen Lebensmittelrechtes. Die verpackten Lebensmittel und der Selbstbedienungsverkehr haben nämlich neue Fragen der Qualität, Haltbarkeit und Sorgfalt aufgeworfen, die bisher leider zum Schaden der Verbraucher noch keine Antworten gefunden haben.

Die Haltbarkeitsdeklaration ist für den Verbraucher zweifellos am wichtigsten. Häufig werden vor allem bei kurzfristig haltbaren Lebensmitteln überlange Haltbarkeitsfristen angegeben, bei deren Ausschöpfung die Ware bereits verdorben und ungenießbar ist. Der Verderb ist meist erst nach dem Öffnen der Packung zu erkennen. Da aber dann Reklamationen nicht mehr möglich sind, wird das Risiko erheblich zum Nachteil des Käufers verschoben. Der gegenwärtige Zustand ist, da verdorbene verpackte Lebensmittel in einigen Sparten, vor allem bei Fleisch- und Wurstwaren, in letzter Zeit erheblich im Ansteigen begriffen sind, für den Verbraucher unzumutbar.

Ursache der unerfreulichen Verhältnisse sind Sorgfaltsmängel beim Lagern und die Deklaration überlanger Haltbarkeitsfristen, wobei die Hersteller und Verpacker primär keine Schuld trifft; die Selbstbedienungshändler sind es, die eine große Produktvielfalt, stets volle Regale und wenig Betreuungsaufwand wünschen – in die Sprache des Wettbewerbs übersetzt heißt das, wer ein Produkt mit möglichst einfachen Lagerungsbedingungen und langen Haltbarkeiten preisgünstig liefert, erhält den Lieferauftrag.

Dazu kommt noch, daß die rechtliche Verantwortung zwischen dem Verkäufer und Hersteller hin- und hergeschoben wird. Bisher war es in keinem einzigen Verfahren möglich, derartige wissentliche Falschbezeichnungen, etwa von verpackten Wurstwaren, bei Gericht zu ahnden. Nach dem Paragraphen 63 Absatz 2 des Lebensmittelgesetzes 1975 ist eine gerichtliche Strafkompetenz von Falschbezeichnungen nur dann gegeben, wenn hierüber im österreichischen Lebensmittelbuch Bestimmungen bestehen.

Die Haltbarkeit, die ein verpacktes Lebensmittel vom Zeitpunkt der Verpackung an besitzt, ist von den Untersuchungsanstalten ganz leicht festzustellen, indem mehrere Packungen des Lebensmittels zu den angegebenen Lagerungsbedingungen aufbewahrt und am Ende der deklarierten Haltbarkeit untersucht werden. Auch die Wissentlichkeit ist nachweisbar, es bestehen allgemein zugängliche Veröffentlichungen, und zumindest nach jeder eingestellten Gerichtsverhandlung weiß der Beschuldigte, was er machen hätte sollen. Codexrichtlinien über die Haltbarkeit verpackter Fleischwaren bestehen jedoch nicht und sind auch bei den Mehrheitsverhältnissen in der zuständigen Codexkommission nicht erreichbar. Somit wird der Fall trotz Wissentlichkeit, aber ohne beweisbaren Vorsatz (Schädigungsabsicht) zu einer Verwaltungssache.

Bei der Verwaltung sind jedoch merkwürdige Ungleichheiten zu beobachten. Während Geschwindigkeitsüberschreitungen und Parksünden in der Regel mit bemerkenswerter Konsequenz geahndet werden, ist das bei Lebensmittelvergehen keineswegs der Fall. In Ostösterreich dominieren Verfahrenseinstellungen und Ermahnungen durch die Strafbehörden. Diese Vorgangsweise ergibt keinerlei Sinn; ermahnt wurde der Verkäufer schon durch den Marktamtsbeamten. Die Strafbehörde, die nach Einholung mindestens eines schriftlichen Sachverständigengutachtens und dreimaliger Behördenbefassung nichts anderes zu tun weiß, als ebenfalls zu ermahnen, obwohl der Gesetzgeber Geldstrafen bis zu 50 000 Schilling hiefür vorgesehen hat, versagt so dem Marktamtsbeamten die Rükkendeckung und zeigt, wie wenig Bedeutung sie dem Verbraucherschutz beimißt. Das beste Gesetz ist eben nur so viel wert, wie es gehandhabt und eingehalten wird.

Über die Deklaration der Bestandteile und Zusatzstoffe bestehen viele Unklarheiten, Hersteller und Verwaltungsbehörden sind verunsichert. Ursprünglich war die Lebensmittelkennzeichnungsverordnung klar, die Zusatzstoffe sollten nach der technologischen Wirkung deklariert werden. Wenn der Name des Zusatzstoffes aber werbewirksamer ist, wird nicht „Emulgator" oder „emulgiert" deklariert, sondern „Lecithin". Durch Unkenntnis und Gewöhnung aber hat der Wert der Deklaration, abgesehen von den Lagerungsbedingungen und der Haltbarkeitsfrist, schon stark abgenommen.

Verbrauchertips zur Deklaration:
Kaufen Sie Fleischwaren, Milchprodukte und andere rasch verderbliche, verpackte Lebensmittel möglichst bald, nachdem sie verpackt wurden. Vertrauen Sie nicht darauf, daß das Lebensmittel wirklich so lange hält, wie es deklariert ist. Nutzen Sie, soweit möglich, auch das Angebot unverpackter Frischwaren. Übriggebliebene ablaufende Produkte werden häufig zu verbilligtem Preis unter dem Hinweis, daß ihre Haltbarkeitsfrist abgelaufen ist, oder ausgepackt als „Aktion" abverkauft. Nehmen Sie solche Angebote nicht wahr, da diese verbilligt angebotenen Lebensmittel häufig verdorben sind. Bei Fleischwaren sind diese nicht rechtzeitig verkauften und an den Herstellungsbetrieb zurückgesendeten „Retouren" ein großes Problem. Die Hersteller sind oft vertraglich dazu verpflichtet, vom Selbstbedienungshandel die Packungen nach Ablauf der ohnedies schon zu lang deklarierten Haltbarkeitsfrist zurückzunehmen. Sie werden, wenn sie nicht erkennbar grob verdorben sind, umgepackt oder wieder verarbeitet. Die während der Lagerung gewachsenen Verderbniserreger werden so auf die neuen Produkte übertragen und deren Haltbarkeit erneut vermindert.

Es ist bekannt, daß weltweit die gleichen Probleme mit verpackten Lebensmitteln bestehen, und es drängt sich die Erkenntnis auf, wie relativ der Verbraucherschutz ist – eine Tatsache, die mit Fortschreiten der Angleichungsbestrebungen an die Europäische Gemeinschaft noch verschärft wird.
Um einen gemeinsamen Binnenmarkt zu schaffen, will man im zwischenstaatlichen Handelsverkehr der Europäischen Gemeinschaft alle innerstaatlichen Vorschriften über Lebensmittelzusammensetzungen abschaffen. Ein Präzedenzfall ist das sogenannte Cassis-de-Dijou-Verfahren. Dieser schwarze Ribisellikör wird in Frankreich mit geringerem Alkoholgehalt als in der Bundesrepublik Deutschland hergestellt; die Bundesrepublik Deutschland bekämpfte den Import und verlor den Prozeß.
Der strenge Codex in Österreich wäre dann nur für österreichische

Produkte verbindlich, hingegen die Würstel aus einem EG-Land, in dem andere Bestimmungen gelten, könnten zwar nicht gerade mit Sägespänen gefüllt, jedoch, wenn es in diesem Land nicht verboten ist, mit Separatorenmaterial, Schweins- und Hühnermägen, Sojamehl, mit jedem beliebigen Wasser-, Fett- und Stärkemehlgehalt und aus der geringsten Fleischqualität hergestellt sein und müßten dennoch in Österreich verkauft werden dürfen. Nachdem es EG-Länder ohne Vorschriften über Lebensmittelzusammensetzungen oder mit überaus liberalen Ansichten gibt, wird diese Entwicklung von Ländern mit anspruchsvollen Gesetzen und fortgeschrittener Produktion von Fertiglebensmitteln wie die Bundesrepublik Deutschland und Österreich gefürchtet.

Als Ersatz für die bisherigen, in verschiedenen Ländern üblichen Zusammensetzungsnormen – Österreich ist mit der Philosophie des Codex Alimentarium, als Erfinder dieser ausgetüftelten Beschaffenheitsrichtlinien, führend – bieten die EG-Strategen in Brüssel bei den nichtgesundheitsschädlichen Lebensmitteln – gesundheitsschädlich dürfen sie nämlich auch im EG-Binnenhandel nicht sein – die Zusammensetzungsdeklaration an. Daraus können die Verbraucher aber gar nichts entnehmen. Die Deklaration ist wahrlich kein Ersatz für die heimischen Codexrichtlinien und die ständigen Produktkontrollen durch Marktamt und Untersuchungsanstalten, die heute etwa die Beschaffenheit von Würsten, durch die Kennzahlen für Wasser, Fett, Eiweiß, Bindegewebe, Nitrat und Nitrit, histologisch oder serologisch nachweisbare minderwertige Zusätze und durch bakteriologische Untersuchungen kontrollieren. Innerhalb der Europäischen Gemeinschaft dürfen solche Untersuchungen ausländischer Produkte nicht einmal durchgeführt werden.

Unter den harten und einseitigen Wettbewerbsbedingungen auf dem Europäischen Markt werden sich die detaillierten österreichischen Codexrichtlinien über Zusammensetzung, Zusatzstoffe und Technologien auch im Inland nicht halten lassen. Der staatliche Verbraucherschutz wird sich auf Rückstandsanalysen und vereinzelte sommerliche Sauregurken-Skandale über Hormone aus Holland, Perchloräthylen aus Italien und Fischnematoden aus der Bundesrepublik Deutschland beschränken müssen. Der österreichische Verbraucher wird ein gelindes Gruseln verspüren, wie bei Berichten über Naturkatastrophen in fernen Ländern. Weil ihm die Deklarationen nichts sagen und Aromen und Verdickungsmitteln ein Gaumenerlebnis verschaffen, wird er mit seinen calabresischen Würsteln trotz mangelhafter Zusammensetzung zufrieden sein. Schöne Aussichten – in Brüssel wird man aber nicht viel ändern wollen.

Von Verbraucherseite wird neuerdings immer mehr die Deklaration des Energiegehaltes, der Joule bzw. Kalorien, gefordert, was bei verschiedenen Produkten wie etwa Fertigmenüs sicher sehr zweckmäßig ist. Auch bei Fleisch denken Verkaufsstrategen bereits in diese Richtung. Hier gibt es aber Schwierigkeiten, weil dann die Produkte sehr genau normiert sein müßten, soll diese Deklaration nicht im Wettbewerb bloß zu einem unredlichen Verkaufshit werden.

Wichtig ist ferner nicht nur die Herstellung fettarmer Produkte, sondern auch eine Fettgehaltsdeklaration, sind doch über den Fettgehalt heutiger Lebensmittel selbst unter Ärzten und Diätassistentinnen oft vollkommen falsche Ansichten verbreitet. Solche Deklarationen werden daher dem interessierten Verbraucher bei der Zusammenstellung seiner Kost sicherlich sehr nützlich sein.

Fleischuntersuchung und Lebensmittelkontrolle heute

Heute befinden sich Schlachthöfe in Wien-St. Marx, Graz, Linz, Innsbruck, Klagenfurt, Salzburg, St. Pölten, Wiener Neustadt, Hollabrunn, Mistelbach, Amstetten, Ried im Innkreis, Villach, Bregenz und Gmunden.

Veterinärmedizinische Laboratorien zur Durchführung bakteriologischer Fleischuntersuchungen sind die Bundesanstalt für Tierseuchenbekämpfung in Mödling, die Bundesanstalten für veterinärmedizinische Untersuchungen in Graz, Innsbruck und Linz, die Landesanstalten in Klagenfurt und die Lebensmitteluntersuchungsanstalt der Stadt Wien, die zugleich eine veterinärmedizinische Untersuchungsanstalt ist, sowie die Schlachthoflaboratorien in Salzburg und St. Pölten.

Die Fleischuntersuchung und Trichinenuntersuchung ist in allen Gemeinden Österreichs obligat und wird von teils hauptberuflich,

Fleischuntersuchung in Österreich 1987:

Tiergattung	Der Schlachttier- und Fleischuntersuchung wurden unterzogen Gesamtzahl	Hievon durch Tierärzte	Hievon durch Fleischuntersucher	Ergebnis der amtlichen Untersuchung und Begutachtung tauglich	minderwertig	taugl./minderw. n. Brauchbarmachung	untauglich	Bakteriologisch wurden untersucht
Pferde und andere Einhufer	2 068	2 068	–	2 017	23	–	28	69
Rinder	673 933	666 881	7 052	669 149	1 821	839	2 124	5 731
Kälber	188 876	184 277	4 599	187 327	505	37	1 007	1 000
Schweine	4 571 392	4 531 495	39 897	4 559 627	4 667	55	7 043	3 827
Schafe	39 367	37 759	1 608	39 199	53	–	115	53
Ziegen	1 043	1 022	12	1 040	1	–	2	–

teils nebenberuflich tätigen Fleischuntersuchungstierärzten durchgeführt. Die Kontrolle der Fleisch-, Fleischwaren-, Geflügel- und Wildbretimporte ist ausschließlich Sache von Amtstierärzten.

In zahlreichen Gemeinden Österreichs, in denen sich ein Fleischwarenindustriebetrieb befindet, oder mit bedeutendem Fremdenverkehr, wird eine sogenannte *Kontrolluntersuchung* des in die Gemeinde eingebrachten Fleisches bzw. von Fleischwaren durch Tierärzte durchgeführt.

Sie wird vom Fleischhandel als Fleischsteuer und „Tierärztebeschäftigungsgesetz" heftig angegriffen. Die Kontrolluntersuchung gleicht das Gefälle zwischen städtischer und ländlicher Untersuchung, das trotz einheitlicher Gesetzgebung noch immer besteht, aus.

Da gesamtösterreichische Zahlen nicht zugänglich waren, werden die Wiener Zahlen des Jahres 1987 genannt, die die Wichtigkeit der Angelegenheit für die Verbraucher beleuchten:

Fleischuntersuchung und Kontrolluntersuchung in Wien 1987

Wiener Schlachtungen untersucht:

Einhufer	Rinder	Kälber	Schweine	Schafe	Ziegen
1 038	34 419	1 911	86 396	1 877	4

Kontrolluntersuchung (Untersuchung inländischen Fleisches, das nach Wien gebracht wird):
121,363 031 kg Fleisch

Beanstandungen aus beiden:
188 Tierkörper mit 25 117 kg
Tierkörperteile 120 336 kg

Auslandsfleischuntersuchung (Untersuchungen aller Importe):
18,808 699 kg Fleisch

Konfiskationen:	Fleisch	915 kg
Retoursendungen:	Rindfleisch	18 000 kg
	Geflügel	16 000 kg

Demgegenüber vermögen die bakteriologischen Untersuchungen und Hemmstoffuntersuchungen von Schlachttieren, die vornehmlich zum Nachweis von Salmonellen und Rückständen von Antibiotika und Sulfonamiden anläßlich der Fleischuntersuchung unternommen werden, kaum mit solchen eindrucksvollen Zahlen aufzuwarten.

Außer den bakteriologischen Analysen anläßlich der Fleischuntersuchung werden aber noch zahlreiche Untersuchungen von Importen durchgeführt, deren Ergebnisse – darunter auch zahlreiche positive Salmonellafälle vor allem bei Geflügel – in diesen Zahlen nicht enthalten sind, ebenso die Nachweise von Tierseuchenerregern oder bakteriellen Kontaminationen im Zusammenhang mit Erkrankungen der untersuchten Tiere, die zu deren Untauglichkeitserklärung führen. Von der Bundesanstalt für Tierseuchenbekämpfung in Mödling und der Lebensmitteluntersuchungsanstalt der Stadt Wien werden darüberhinaus auch regelmäßig chemische Untersuchungen auf Schwermetalle, Pestizid- und Arzneimittelrückstände und Hormone im Fleisch durchgeführt.

Aus den Unterlagen ist ersichtlich, daß trotz der Bemühungen des Gesetzgebers und des zuständigen Ministers die Lebensmittelkontrolle in Österreich nicht gleichmäßig erfolgt.

Selbst wenn man die 20 217 Proben in Wien um die 5 764 Proben auf Veranlassung der Partei reduziert, verbleiben noch immer 9,7 Proben für 1 000 Einwohner in Wien im Jahr 1987, eine Zahl, die von keinem anderen Bundesland nur halbwegs erreicht wird. Auf die Einwohnerzahl bezogen, ist die Kontrolle in Wien und Tirol am stärksten und in Niederösterreich und der Steiermark am schwächsten.

Das äußert sich nicht nur darin, daß mehr oder weniger Geld für mehr oder weniger Aufsichtsorgane in den jeweiligen Bundesländern ausgegeben wird, sondern auch darin, daß die heute zweitgrößte staatliche Lebensmitteluntersuchungsanstalt Österreichs, mit 48 Mitarbeitern, darunter zwölf Tierärzte und Chemiker, von der Stadt Wien betrieben wird. Der Bund trägt nur 26 Prozent der Kosten, obwohl die Leistung eine reine Bundessache ist und alle anderen Bundesländer für die Lebensmitteluntersuchung keinen Groschen aufwenden.

Bakteriologische Untersuchungen und Hemmstoffuntersuchungen von Schlachttieren:

1987	Bundesanstalt für Tierseuchenbekämpfung Mödling	Bundesanstalten für vet.-med. Untersuchungen			Landesanstalt für vet.-med. Untersuchung in Klagenfurt	Lebensmitteluntersuchungsanstalt d. Stadt Wien	Städt. Schlachthauslaboratorien		Summe
		Graz	Innsbruck	Linz			Salzburg	St. Pölten	
Anzahl der bakteriell untersuchten Schlachttiere	319	4 761	865	1 978	820	597	1 153	485	10 978
Salmonellennachweise bei diesen Tieren	2	1	4	8	–	–	–	–	15
Hemmstoffnachweise (antibiotika, Sulfonamide) anläßlich der Fleischuntersuchung im Fleisch und in Organen	6	95	18	20	1	2	6	13	161
nur in Organen	22	98	88	64	43	23	66	29	433

61

Lebensmittelkontrolle 1987:

	Einwohner	Betriebe	Aufsichtsorgane gem. § 35 Abs. 2, lit. b LMG	Proben*)	% Beanstandungen	Revisionen je Aufsichtsorgan	Proben je Aufsichtsorgan	Betriebe je Aufsichtsorgan	Proben je Betrieb	Proben je 1 000 Einwohner
Burgenland	268 000	4 598	5	1 212	17,90	1 329	242,4	919,6	0,26	4,5
Kärnten	540 000	13 441	18	3 214	16,12	791,78	178,56	746,72	0,24	5,95
Niederösterreich	1 424 000	20 978	27	4 033	32,51	709,96	149,37	776,96	0,19	2,8
Oberösterreich	1 286 000	17 391	45	4 370	23,91	886,48	97,11	386,46	0,25	3,39
Salzburg	457 000	7 883	14	2 114	52,65	1 109,07	151	563,07	0,27	4,63
Steiermark	1 183 000	14 140	18	3 508	13,14	687,5	194,88	785,55	0,25	2,97
Tirol	602 000	15 124	15	4 176	19,78	757,13	278,4	1 008,26	0,28	6,94
Vorarlberg Daten 1986	309 000	5 323	6	1 466	6,8	616	244	872	0,28	4,8
Wien	1 489 000	18 968	95	20 217	20,90	407,33	212,81	199,66	1,07	13,58
Österreich	7 558 000	105 025	243	44 310	22,15	665,06	182,35	432,20	0,42	5,86

*) ohne Radiologie einschließlich Proben auf Veranlassung der Partei

Lebensmittelkontrolle Stand 1988 – Revisions- und Probenplan:

	Revisionen 1988	1989	Proben 1988	1989	Trinkwasserproben
Burgenland	4 500	5 000	1 000	1 100	250
Kärnten	10 000	13 000	2 800	3 000	350
Niederösterreich	20 000	20 000	4 500	5 000	950
Oberösterreich	36 000	36 000	6 000	6 000	700
Salzburg	14 000	14 000	2 500	2 500	300
Steiermark	13 000	13 000	4 500	4 500	800
Tirol	7 500	7 500	3 100	3 500	450
Vorarlberg	4 500	4 500	1 600	1 600	150
Wien	47 000	40 000	16 000	16 000	800
Österreich	156 500	153 000	42 000	43 200	4 750

(ohne Proben auf Veranlassung der Partei und ohne Radioaktivitätsproben)

Lebensmittelkontrollen 1987:

1987	Revisionen je Organ je Arbeitstag (230 Tage)	Proben je Organ je Arbeitstag	Einwohner je Organ
Burgenland	5,7	1,05	53 600
Kärnten	3,4	0,77	30 000
Niederösterreich	3,0	0,64	61 913
Oberösterreich	3,8	0,42	27 957
Salzburg	4,8	0,65	32 643
Steiermark	2,9	0,84	65 722
Tirol	3,2	1,20	40 133
Vorarlberg	2,6	1,06	51 500
Wien	1,7	0,92	15 840
Österreich	2,8	0,79	31 623

Untersuchungstätigkeit der Lebensmitteluntersuchungsanstalten des Bundes, der Länder und Gemeinden im Jahr 1987:

	Bundesanstalt f. Lebensmitteluntersuchung und -forschung	Bundesanstalt für Lebensmitteluntersuchung in				Landwirtschaftl. chem. Versuchs- und Lebensmitteluntersuchungsanstalt für Kärnten in Klagenfurt	Vorarlberger Umweltschutzanstalt in Bregenz	Lebensmitteluntersuchungsanstalt der Stadt Wien
		Linz	Salzburg	Graz	Innsbruck			
amtliche Proben[1]	11 336	4 238	2 067	6 004	5 270	3 126	1 221	9 712
private Proben[1] einschließlich Studienproben	9 256	3 521	750	1 519	4 065	1 167	868	4 679
Summe	20 592	7 759	2 817	7 523	9 335	4 293	2 089	14 391
beanstandete amtliche Proben[2]	2 821	1 041	975	520	1 461	518	132	2 377
beanstandete amtliche Proben in Prozent	24,9	24,6	47,2	8,6	27,7	26,6	10,8	24,5

[1] Proben nach dem Strahlenschutzgesetz sind nicht enthalten
[2] noch nicht erledigte amtliche Proben sind nicht enthalten

Untersuchungen von Lebensmitteln auf radioaktive Kontamination:

1986 wurden 85 192 Proben untersucht.
Die Minderung der Strahlenbelastung auf die in der Strahlenschutz-Verordnung für Einzelpersonen vorgesehenen Grenzwerte der Jahresdosis konnte im wesentlichen durch die Festlegung strenger Grenzwerte und die umfassende Überwachung der Lebensmittel sowie der landwirtschaftlichen Umwelt erreicht werden.
Grenzwerte wurden für die Leitnuklide J-131 und Cs-137 (Jod und Cäsium) sowie Cs-134 unter Berücksichtigung der jährlichen Verzehrsmengen, insbesondere durch Risikogruppen, festgesetzt. Aufgrund der besonderen Belastung, die Österreich stärker als andere Länder betroffen hatte, wurden einige Grenzwerte strenger angesetzt als im benachbarten Ausland. Besonders strenge Grenzwerte wurden für Kinder- und Säuglingsnahrungsmittel verfügt. Um die rasche Übermittlung der Proben an die Untersuchungsanstalten sicherzustellen, wurde ein Transportsystem unter Beteiligung des Bundesheeres aufgebaut. Zu den Messungen wurden auch andere Institute und Anstalten beigezogen, schließlich wurden auch die Schlachttiere vor der Schlachtung durch Tierärzte einem Screeningtest mittels transportabler Meßgeräte unterzogen. Außer den Lebensmittelproben wurden auch Futtermittel wie Molke, Gras, Heu, Silage und Bodenproben untersucht.
Diese umfangreichen Untersuchungen haben es ermöglicht, während der ersten Monate nach dem Reaktorunfall in Tschernobyl niedrig belastete Rohmilch für Trinkzwecke auszuwählen und Fleisch, das über den Grenzwerten lag, auszusondern. Diese Untersuchungen wurden auch während der darauffolgenden Periode, in der das Futter weniger bis schwach belastet war, fortgesetzt. Mit dem Ende der Grünfütterungsperiode war es erwartungsgemäß durch Verfütterung von Heu und Silage aus der Zeit der stärksten Belastung zu einem Anstieg gekommen, der aber durch geeignete Maßnahmen, die auf den Untersuchungsdaten beruhten, gering geblieben ist. Die Öffentlichkeit wurde durch wöchentliche Presseaussendungen informiert, dabei wurden die Lebensmittel – nach Warengruppen geordnet – mit den jeweiligen Grenzwerten und die mittleren Meßwerte genannt.

Die Maßnahmen waren zielführend und die offene Information sicherlich zweckmäßig und vorbildlich, vor allem auch im Vergleich zum Verhalten in anderen betroffenen Ländern.

Radioaktivität in Lebensmitteln:

Untersuchungen der Bundesanstalt für Lebensmitteluntersuchung und -forschung Wien in der Zeit vom 5. September bis 4. Dezember 1988:

Trinkmilch und ähnliche Erzeugnisse, Grenzwert 5 nCi Cs-137/Liter

Bundesland	Probenzahl	Durchschnittswert
Burgenland	6	<0,1
Wien	44	0,1
Niederösterreich	37	0,1
Steiermark	38	0,2
Kärnten	13	0,2
Salzburg	15	0,2
Oberösterreich	33	0,2
Tirol	21	<0,1
Vorarlberg	3	<0,1
Österreich	210	0,13

Gemüse, Grenzwert 3 nCi Cs-137/kg

unter 0,1 lagen: Karotten, Karfiol, Kartoffeln, Chinakohl, Rotkraut, Lagerkraut, Tomaten

Obst, Grenzwert 3 nCi Cs-137/kg

Brombeeren	0,7	Birnen	0,2
Heidelbeeren	5,6	Äpfel	0,1
Preiselbeeren	2,2	Zwetschken	<0,1
Holunder	<0,1	Pfirsiche	<0,1
Weintrauben	<0,1		

Schalenobst, Grenzwert 16 nCi Cs-134 und -137/kg

Haselnüsse	0,5	Walnüsse	0,4

Die fortgesetzten Untersuchungen von Roh- und Trinkmilch haben sehr niedrige Durchschnittswerte ergeben. Die mit dem Schuljahr wieder aufgenommene besondere Kontrolle der Schulmilch hat gezeigt, daß diese Milch noch etwas geringer belastet ist als die durchschnittliche Trinkmilch.

Die Proben aller Gemüsearten aus den wichtigsten inländischen Anbaugebieten lagen unter 0,1 Nanocurie (nCi) Caesium-137 pro Kilogramm. Ähnlich ist die Situation bei den heimischen Obstarten, die auch im Produktionsgebiet beprobt wurden; eine Ausnahme stellten lediglich Preiselbeeren und Heidelbeeren dar, bei denen auch mäßige Überschreitungen vorkommen.

Die Belastung bei Rind-, Kalb- und Schweinefleisch ist durchschnittlich weiterhin sehr gering. Es werden aber die umfangreichen Kontrollen fortgesetzt, um eine allfällige Verwendung ungeeigneten Futters feststellen zu können.

Bei Wild, ausgenommen Niederwild wie Hasen und Fasane, sind weiterhin teilweise auch hohe Belastungen, jedoch nur vereinzelt und regional begrenzt, feststellbar. Es sollten daher vorläufig weiterhin, auch im Hinblick auf die geringe Bedeutung für die Ernährung, im allgemeinen Gerichte aus solchem Wild nicht öfter als einmal im Monat gegessen werden.

Bei den für die Vorweihnachtszeit typischen Waren wurden nur geringe Belastungen festgestellt. Milchschokoladen lagen zwischen 0,1 und 0,7, Trockenobst unter 0,1 Nanocurie Caesium-137 pro Kilogramm. Fische wie Karpfen, Schleie sind ähnlich niedrig im Bereich von 0,1 bis 0,2 Nanocurie belastet. Bei Erzeugnissen aus Getreide ist nur mit äußerst geringer Kontamination zu rechnen, Getreide aus den wichtigsten österreichischen Anbaugebieten lag weit unter 0,1 Nanocurie Caesium-137 pro Kilogramm.

Fleisch:

Schweinefleisch	Grenzwert	5 nCi Cs-134 und 137/kg
Probezahl 74		Mittelwert 0,3
Rindfleisch	Grenzwert	16 nCi Cs-134 und 137/kg
Probenzahl 296		Mittelwert 0,6
Kalbfleisch	Grenzwert	16 nCi Cs-134 und 137/kg
Probenzahl 27		Mittelwert 1,5
Pferdefleisch	Grenzwert	16 nCi Cs-134 und 137/kg
Probenzahl 7		Mittelwert 0,2
Geflügel	Grenzwert	5 nCi Cs-134 und 137/kg
Huhn 0,2	Ente 0,2	
Truthahn 0,1	Gans 0,2	
Honig	Grenzwert	16 nCi Cs-134 und 137/kg
		Mittelwert 1,1

3. Lebensmittelhygiene – Mikrobielle Gefährdung

Geschichte der Hygiene und Bakteriologie

Die Hygiene oder Gesundheitslehre leitet ihren Namen von der griechischen Göttin der Gesundheit, Hygieia, ab.

Sie beschäftigt sich einerseits mit der Erhaltung und Festigung der Gesundheit, andererseits mit der Verhütung von Krankheiten. Lebensmittelhygiene geht daher praktisch angewendet weit über die Bestrebungen, Infektionen und Vergiftungen durch Lebensmittel von den Menschen fernzuhalten, hinaus. Sie umfaßt auch alle jene vorbeugenden und indirekt wirkenden Maßnahmen, die im Zusammenhang mit Lebensmitteln (Nahrungs- und Genußmittel) und Wasser der Erhaltung der Gesundheit bzw. der Krankheitsverhütung dienen.

Hygienische Bestrebungen finden sich zu allen Zeiten und bei allen Völkern. Im Altertum waren es meist Priester, deren religiöse Vorschriften auch solche über Reinlichkeit, Ernährung und Sexualität umfaßten. Die alten Speisegesetze hatten oft eindeutig die Funktion sanitätspolizeilicher Maßnahmen.

Die Griechen sahen in der Körperpflege die beste Waffe gegen Krankheiten. Schon die Kinder wurden durch häufiges Baden und den Aufenthalt im Freien besonders abgehärtet. Die körperliche Ertüchtigung war für die Griechen der Inbegriff des Lebens, den Höhepunkt erreichte sie bei den Olympischen Spielen.

Die Gesundheitspflege erreichte bei den Römern eine besonders hohe Stufe.

Schon 614 v. Chr. erbauten sie unter König Ancus Marcius eine zehn Kilometer lange Wasserleitung und später die Cloaca maxima, welche die Abwässer Roms in den Tiber leitete. Im gesamten Römischen Reich wurde der Wasserversorgung und den öffentlichen Bädern größte Aufmerksamkeit geschenkt. In den Thermen des Kaisers Caracalla konnten 5 000 Badegäste gleichzeitig baden. Durch diese Maßnahme gelang es tatsächlich, eine weitgehende Reinlichkeit und einen relativ niederen Stand an Infektionskrankheiten zu erreichen. Mit der Zerstörung des Weströmischen Reiches gingen diese hygienischen Errungenschaften verloren, und im frühen Mittelalter waren die Städte und Siedlungen in ganz Europa von Morast, Schmutz und Ungeziefer beherrscht.

Mit der Ausbreitung des Christentums entstanden auch in den germanischen Gebieten vereinzelte Speisevorschriften. Bemerkenswerterweise ging es dabei immer wieder um den Genuß von Pferdefleisch. Die Päpste Gregor III. und Zacharias verboten den Pferdefleischkonsum, Zacharias auch den des Hasen, Bibers, Storchs und der Krähe. In Deutschland war mit dem Durchsetzen dieser Verbote vor allem der Apostel Bonifacius befaßt. Bonifacius verbot aber auch den Konsum des Fleisches verendeter, von wilden Tieren gerissener Tiere und erlaubte Speck und Schweinefleisch nur in gekochtem oder geräuchertem Zustand zu essen. Soweit es sich um Verbote hinsichtlich des Pferdes handelte, waren es Maßnahmen, die vorwiegend religiösen Charakter hatten, war doch das Pferd Wotan dem germanischen Schlachtengott geheiligt. Das Verbot des rohen Genusses von Schweinefleisch und Speck geht aber sicherlich in Richtung Hygiene und Krankheitsverhütung, denke man doch an die Finnen und Trichinen, wenn man nicht an das biblische Verbot, das ja auch hygienische Wurzeln hat, denken mag.

Zur Zeit der Kreuzzüge breiteten sich die Infektionskrankheiten Lepra und Pest in Europa aus. Die Lepra war aus dem Orient gekommen und bald so verbreitet, daß sie als „Krankheit" schlechthin bezeichnet wurde.

Zur Isolierung der Leprösen wurden Aussatzhäuser gebaut, um 1400 waren es in Frankreich rund 1 500, sie waren Vorläufer der Krankenhäuser, meist vom Lazarusorden geführt, woraus sich die heutige Bezeichnung „Lazarett" ableitet. Schon im Altertum hatte man die Leprakranken wegen ihres ekelerregenden Aussehens aus den Städten gewiesen, und sie mußten durch Handheben, Hornsignale oder Klappern auf sich aufmerksam machen. Die Isolierung der Kranken und eine Verbesserung der Reinlichkeit drängten schließlich die Lepra zurück. Weit gefährlicher war die Pest, die schon im

6. Jahrhundert unter Kaiser Justinian aus Ägypten in das Oströmische Reich eingeschleppt worden war. Der Schwarze Tod raffte allein zwischen 1347 und 1450 etwa 25 Millionen Menschen in Europa hin, ein Viertel der damaligen Bevölkerung. Europa ist erst seit 1841 von der Pest verschont. Absperrmaßnahmen, vor allem die Quarantäne der Schiffe, die in Venedig schon seit 1422 geübt wurde, und die Abfallbeseitigung in den Städten, die mit verbesserten Wohnbedingungen die Rattenplage zurückdrängte, hatten die Pestverbreitung gehemmt. Heute weiß man, daß die Ausbreitung der Pest durch Ratten und andere Nager und die Übertragung hauptsächlich durch Rattenflöhe erfolgt. Die Pestärzte glaubten, die Pest käme von üblen Gerüchen und verwendeten Gesichtsmasken mit langen Nasen, wie sie noch heute beim Karneval in Venedig gebräuchlich sind, in die Watte und wohlriechende Puder gestopft waren. Unbewußt war dies ein wirksames Schutzmittel gegen die Tröpfcheninfektion der Lungenpest.

Der Augsburger Arzt Raimund Minderer fand zur Zeit des Dreißigjährigen Krieges, daß Seuchen und Krankheiten mehr Menschen hinrafften als der Kriegsfeind.

Im Jahr 1683 konstruierte Antonius von Leeuwenhoeck aus selbstgeschliffenen Linsen das erste Mikroskop und wurde damit zum Vater der Bakteriologie.

Louis Pasteur (1822-1895), dem großen französischen Forscher, gelang der Nachweis, daß eine ausgekochte Lösung keimfrei bleibt, wenn kein Staub aus der Luft dazukommt. Er widerlegte damit die Urzeugungslehre, die annahm, Keime würden in organischen Substanzen und Wasser von selbst entstehen. Robert Koch (1834-1910), in Berlin als Arzt und Forscher tätig, erfand schließlich die festen Nährböden für die Bakteriologie, die heute prinzipiell noch in Verwendung sind. Er konnte auch erstmals Milzbrandbazillen gewinnen, übertragen und nachweisen. In der Zeit von 1880 bis 1914 schritten die Entdeckungen im Bereich der Infektionskrankheiten rasch fort. 1882 entdeckte Robert Koch den Tuberkelbazillus, 1883 den Choleraerreger und sein Schüler Friedrich Loeffler 1884 den Diphterieerreger.

Max von Pettenkofer (1818-1901), in München wirksam und heute als Altmeister der Hygiene bezeichnet, war, selbst nachdem man schon die meisten Infektionserreger isoliert und erkannt hatte, noch immer der Meinung, daß die Krankheitserreger, bevor sie eine Erkrankung bewirken können, im Boden einen Reifungsprozeß durchmachen müssen. Erst die große Choleraepidemie des Jahres 1892 in Hamburg, eine reine Trinkwasserepidemie, widerlegte seine Ansichten. Trotzdem Pettenkofers Lehre falsch war, war sie von größter Bedeutung für die Hygiene, denn er hatte die Assanierung der Städte, die Kanalisation, Wasserspülung und Bereitstellung reinen Trinkwassers und damit die Voraussetzungen für die Gesunderhaltung von Menschen, die auf engstem Raum in Städten zusammenleben, bewirkt.

Eine wesentliche Aufklärung über den Infektionsweg hat Ignaz Semmelweis (1818-1865) in der Bekämpfung des Kindbettfiebers schon in der vorbakteriologischen Zeit erbracht. Er beobachtete, daß Kindbettfieber in der Studentenabteilung des Allgemeinen Krankenhauses in Wien viel häufiger vorkam als in der Hebammenabteilung: Die Studenten hatten zum Unterschied von den Hebammen Leichenöffnungen zu machen.

Als sein Freund Koletschka nach einer Verletzung am Finger, die er sich beim Sezieren zugezogen hatte, unter den gleichen Symptomen der Pyämie (Blutvergiftung durch Eitererreger) wie die Wöchnerinnen starb, erkannte Semmelweis den Zusammenhang zwischen den Sektionen und dem Kindbettfieber und empfahl gegen das „Leichengift" schon 1847 die Hände mit Chlorwasser zu desinfizieren, was zu einem starken Rückgang der Erkrankungen an Kindbettfieber führte. So wurde Semmelweis zum Retter der Mütter.

Lord Lister führte die Desinfektion der Hände und Geräte mit verdünnter Karbolsäure in die Chirurgie ein und wurde damit zum Begründer der Sterilisation und Desinfektion in der Chirurgie und Krankenbehandlung. Bis dahin wurden Operationen unter septischen Bedingungen durchgeführt, die es an ein Wunder grenzen lassen, wie Menschen in der Steinzeit Schädeltrepanationen und später Arm- und Beinamputationen überstehen konnten. Die Erfindung der Sterilisation und Desinfektion führte zu weiteren Maßnahmen der Krankheitsverhütung. So war im Ersten Weltkrieg erkannt worden, daß das Fleckfieber durch Kleiderläuse übertragen wird. Mit Hilfe der Kleiderdesinfektion war diese fürchterliche Krankheit be-

72

kämpft worden. Im Ersten Weltkrieg war die einwandfreie Wasserversorgung der Truppen wegen der Typhusgefahr sehr bedeutsam. Zuerst wurde durch Abkochen des Wassers ein Weg gegen den Typhus gefunden. Später ging man dazu über, für Leitungswasser die Chlorung, als technisch einfache und sichere Methode, anzuwenden. Ähnlich ist es mit dem Pasteurisieren der Milch, mit dem neben einer Reihe anderer Krankheitserreger vor allem der Tuberkelbazillus abgetötet werden konnte. Die gefürchtete Gehirnhauttuberkulose der Kinder, die vom Rinder-Tuberkuloseerreger verursacht wurde, konnte damit beseitigt werden.

Wer denkt heute schon daran, daß erst vor hundert Jahren die Zusammenhänge von Mikroorganismen und Krankheiten überhaupt entdeckt worden sind, daß man in Europa noch um die Jahrhundertwende glaubte, Myasmen aus dem Boden würden die Krankheiten verursachen, und wie lange es gedauert hat, bis man den von den Griechen und Römern bereits vor 2000 Jahren als selbstverständlich erkannten hygienischen Voraussetzungen zur Gesunderhaltung der Menschen nun wieder den gebührenden Platz zuweist.

Trotz allem Fortschritt müssen auch heute noch immer wieder hygienische Belange hinter wirtschaftlichen zurückstehen. Geringschätzung, Unwissenheit und Desinteresse sind heute die ärgsten Feinde der Hygiene, selbst die Nostalgie wird gegen hygienische Grundvoraussetzungen ins Treffen geführt.

Welch grauenvoller Umweg über Schmutz, Finsternis, Schmerz und Tod mußte gemacht werden bis zur modernen Kenntnis oft einfacher empirischer Zusammenhänge. Und noch lange nicht ist der Weg zu Ende gegangen.

Lebensmittelhygiene heute

Während um die Jahrhundertwende mit dem Aufstieg der Bakteriologie die Erreger der Typhus-Paratyphus-Gruppe im Vordergrund standen, hat sich das epidemiologische Bild in den letzten Jahrzehnten gewandelt. Zahlreiche Arten von Salmonellen, Staphylokokkus aureus und andere Bakterien, Viren und Pilze sind in den Vordergrund getreten.

Die Verursacher von Lebensmittelvergiftungen und -infektionen sind neben gesunden Trägern – und Ausscheidern von Typhus-Paratyphuskeimen – Personen mit akuten Darminfektionen, mit durch Staphylokokkus aureus verursachten Eiterungen, oder die Keime stammen von Tieren, hier besonders vom Geflügel, heute der wesentlichsten Quelle für Salmonellen. Andere Keime gelangen aus der Umwelt in Lebensmittel, wie giftbildende Erdsporenbildner und mykotoxinbildende Schimmelpilze.

Die Wege der Erreger in die Lebensmittel sind vielfältig. Sie hängen vielfach mit ständig geänderten Lebensmitteltechnologien zusammen (z. B. wird heute weniger erhitzt) oder kommen durch ungewaschene Hände nach Abortbenützung, durch Abszesse und eiternde Wunden an den Händen, eitrige Rhinitis (Schnupfen), Wischtücher, Schmutzwasser, Küchengeräte und Maschinen, Staub und andere Faktoren in die Lebensmittel. Vielfach ist für das Auftreten von Lebensmittelvergiftungen erst eine Vermehrung der Keime im Lebensmittel erforderlich. Solche Vermehrungen von Keimen werden durch Fehler in der Lebensmittelzubereitung begünstigt.

Diese Gefahr ist besonders groß, wenn Lebensmittel nicht sofort nach der Zubereitung genossen werden, wie dies in der Gemeinschaftsversorgung oft der Fall ist, und wenn die Speisen längere Zeit in Temperaturbereichen verbleiben, die eine Keimvermehrung fördern.

In Österreich traten Lebensmittelvergiftungen großen Stils früher nur selten auf – eine Tatsache, die durch einige unser Land begünstigende Faktoren bewirkt wurde. Österreich hat meist rasch fließende Gewässer, selbst die Donau gilt in Wien noch als Gebirgsfluß. Es gibt selten seichte Grundwasserspiegel. Gegenüber anderen Ländern haben wir genügend reines Trinkwasser. Die typisch österreichische Küche, die auf süddeutscher Basis zahlreiche Gerichte aus allen Kronländern der ehemaligen Monarchie enthält, hat eine Tradition des Durchkochens und Durchbratens entwickelt, die, vereint mit der Gewohnheit der Hausfrauen, die Speisen jeweils frisch zuzubereiten, einen weitgehenden Schutz vor Lebensmittelvergiftungen geboten hat.

Erst seit der Zeit nach dem Zweiten Weltkrieg werden auch in Österreich die Speisen weniger erhitzt und neuartige, bislang ungewohnte Gerichte angeboten. Tourismus, Medien und neue Moden lancieren Eß- und Kochgewohnheiten, die oft nur wenig mit der traditionellen Küche verbunden sind.

Die Massentierhaltung – die wichtigste Salmonellaquelle – ist in Österreich auch heute noch wesentlich seltener als in anderen Ländern.

Erst im letzten Jahrzehnt ist es zum Auftreten von Salmonellamassenerkrankungen in der Gemeinschaftsversorgung, in Spitälern, Pflegeheimen, der Schulverpflegung, bei Betriebsausflügen, Hochzeiten und dergleichen Anlässen, bei denen die Küche überstrapaziert wird, gekommen. Ursachen waren Salmonellakranke und Geflügel bzw. krasse Fehlleistungen in den Küchen, verursacht teilweise durch ungelernte Hilfskräfte. Richtlinien und intensive Aufklärung haben aber rasch zur Abnahme solcher große Personenkreise betreffenden Erkrankungsfälle geführt. Trotzdem steigen die gemeldeten Fälle von Salmonellaerkrankungen weiter an.

Damit trat die Lebensmittelhygiene ins Blickfeld des Konsumenteninteresses.

Schon im Jahre 1892, zur Zeit der Entstehung des ersten Lebensmittelgesetzes in Österreich, vertrat der oberste Sanitätsrat nicht nur die Auffassung, daß Lebensmittelhygieneverordnungen nötig seien, sondern auch, daß es zu wenig sei, der Regierung lediglich das Recht auf Verbote zu geben. Vielmehr sollten gerade bei der Hygiene positive Anordnungen getroffen werden.

Die Gesetzgebung folgte dieser Ansicht damals nicht, sodaß es bis zur Novelle des Lebensmittelgesetzes im Jahre 1950 gar nicht möglich war, aufgrund des Lebensmittelgesetzes für ganz Österreich gültige Hygieneverordnungen zu erlassen.

1950 wurde zwar dieser Mangel mit dem Paragraphen 7a des Lebensmittelgesetzes behoben und eine Hygieneverordnungsermächtigung für positive Regelung aufgenommen, die Interessengegensätze ließen es jedoch zu keiner Verordnung kommen, offenbar fehlte es auch am Anlaßfall und dem öffentlichen Druck.

Jedenfalls war man wieder wie bisher auf lokalpolizeiliche Vorschriften angewiesen, und sie befaßten sich hauptsächlich mit der Reinlichkeit in Lebensmittelherstellungsbetriebsräumen, vor allem im Fleischerei-, Bäckerei- und Gastgewerbebereich, und auf Märkten. Ein Beispiel dafür ist die Kundmachung des Magistrates der k. u. k. Reichshaupt- und Residenzstadt Wien vom 19. Oktober 1907 zur Reinlichkeit in den Bäckereien und Zuckerbäckereien. Diese Kundmachung ist auch heute noch sachlich vertretbar, und sie gilt noch immer, obwohl Wien weder eine Reichshaupt- noch eine Residenzstadt mehr ist. Solche Regelungen waren natürlich nur in jenen Städten, die auch entsprechend ausgebildete Lebensmittelpolizeiorgane zur Überwachung hatten, wirksam.

Kundmachung

betreffend die
Reinlichkeit in den Bäckereien und Zuckerbäckereien

Auf Grund des § 46 Ziffer 4 und 5, und des § 100 des Gesetzes vom 24. März 1900, L. G. und V. Bl. Nr. 17, wird in Handhabung der Lebensmittel- und Gesundheitspolizei angeordnet:

1) Die der Erzeugung, Lagerung oder dem Verkaufe dienenden Räume der Weiß- und Schwarzbäckereien sowie der Zuckerbäckereien müssen rein und von Insekten, Ratten und Mäusen frei gehalten werden. Jede Verunreinigung ist sofort zu beseitigen. Vor Beginn des Betriebes ist jedesmal eine sorgfältige Reinigung vorzunehmen.

2) Der Fußboden muß fest, wasserundurchlässig und eben sein und gleich den Wänden, Decken, Fenstern und Türen stets in gutem Einwendfreiem Zustande erhalten werden.

3) Mit dem Betriebe in Verbindung stehende Räume dürfen nur dann als Wohnung verwendet werden, wenn sie auch ohne Betreten des Betriebes zugänglich sind.

4) Aborte dürfen nur in Räumen aufgestellt sein, die von den eigentlichen Betriebsräumen abgesondert liegen, müssen stets rein gehalten und mit reinem Papier versehen sein.

5) Es ist verboten, in den Betriebsräumen zu schlafen, Kleider zu reinigen, sich zu waschen, zu rasieren u. dgl. und Kleidungsstücke, Reinigungsmittel, wie Seife, Schalen, Messer, Bürsten, Schuhwichs oder zum Essen und Trinken benutzte und noch nicht gesäuberte Gefäße und Geräte zu verwahren.

6) Zündhölzchen, Zahnstocher, Nadeln, Nägel und andere kleine Gebrauchsgegenstände dürfen nicht frei umherliegen. Nadeln dürfen auch an der Kleidung der im Betriebe tätigen Personen nicht angebracht sein.

7) Tiere, insbesonders Hunde und Katzen, dürfen in den Betriebsräumen nicht gehalten werden.

8) In allen Räumen müssen frei zugängliche, teilweise mit Wasser gefüllte Spucknäpfe in genügender Zahl aufgestellt sein, die täglich mindestens einmal zu reinigen sind.

9) Im Betriebe ist das Rauchen, Kauen oder Schnupfen von Tabak und die Aufbewahrung von Rauchrequisiten verboten.

10) Die Arme und Hände der im Betriebe tätigen Personen müssen bei den Erzeugungsarbeiten stets rein gehalten und jedenfalls vor deren Beginn, dann nach jeder Verunreinigung, sowie nach Benützung der Aborte mit reinem Wasser, Seife und reinen Handtüchern gesäubert werden.

11) Bei der Arbeit darf keine unreine Kleidung getragen werden.

12) Es ist verboten, Arbeiter zu verwenden, die mit einem Hautausschlag oder einer ansteckenden oder ekelerregenden Krankheit behaftet sind oder Wunden an den Händen oder Armen haben, auch wenn die Wunden verbunden sind.

13) Alle Gefäße und Geräte sind vor dem Gebrauche unter genügender Verwendung von Wasser zu reinigen. Zum Säubern der mit Blech belegten Gefäße dürfen Metallwerkzeuge nicht verwendet werden.

14) Die Gärbretter (Garbläden) sind vor der Verwendung mit reinen Tüchern zu belegen. Sie müssen mindestens 60 cm über dem Boden und an einem vor Verunreinigung geschützen Orte aufgestellt, sowie, wenn sie im Freien stehen, mit Schutzdächern oder Plachen u. dgl. überdeckt sein.

15) Die zur Verwendung gelangenden Tücher und Wäschestücke müssen sich stets in reinem Zustande befinden.

16) Im Betriebe darf nur reines Hochquellenwasser oder, falls dieses in das Betriebsgbäude nicht eingeleitet ist, anderes reines und gesundes Trinkwasser verwendet werden.

17) Auch als Löschwasser darf nur solches reines Wasser verwendet werden.

Die Wasserbehälter müssen täglich und vor jeder Füllung gründlich gereinigt werden.

18) Die zur Verwendung gelangenden Stoffe und Waren dürfen nicht in offenen Behältern aufbewahrt werden und sind vor der Verarbeitung von Staub, Sand, Erde, Steinchen, Stengeln u. dgl. zu reinigen. – Mehl und Staubzucker sind zur Entfernung von Unreinigkeiten vor der Verarbeitung sorgfältig zu sieben.

19) Verdorbene oder wegen Verunreinigung unbrauchbare Stoffe und Waren müssen sobald wie möglich weggeschafft, bis dahin aber unter Verschluß gesondert verwahrt werden.

20) Diese Kundmachung ist an einer für jedermann leicht sichtbaren Stelle des Betriebes anzuschlagen.

Diese Kundmachung tritt sofort in Kraft; gleichzeitig verliert die Kundmachung des Wr. Magistrates vom 10. Juni 1896, Z. 10.090 ihre Wirksamkeit.

Übertretungen dieser Bestimmungen werden, sofern sie nicht Übertretungen des Gewerbegesetzes oder des Straf- bzw. Lebensmittelgesetzes darstellen, gemäß § 100 und § 101 des Gesetzes vom 24. März 1900, L. G. und V. Bl. Nr. 17, mit Geldstrafen bis zu 400 Kronen oder mit Haft bis zu 14 Tagen geahndet.

Vom Magistrate der k. k. Reichshaupt- und Residenzstadt Wien, Abt. IX im selbständigen Wirkungskreise am 19. Oktober 1907.

Verbesserungen auf dem Hygienesektor sind nur sehr mühsam und langsam zu erreichen.

1987 haben die zuständige Konsumentenstadträtin, die Lebensmitteluntersuchungsanstalt der Stadt Wien und die Magistratsabteilung 59, 60 und 63 nach der Erkenntnis, daß die Backstuben hinsichtlich Hygiene zu wünschen übrig lassen, eine Informationskampagne und eine große Tagung im Rathaus abgehalten. Doch die Resultate waren betrüblich. Nach einem halben Jahr mußte festgestellt werden, daß bei den Bäckern kein Umdenkprozeß eingesetzt hatte; sie hielten weiterhin Schmutz und Schädlinge für normal und die Hygieneforderungen für übertrieben. Ähnliche Zustände herrschen auch in der Gastronomie.

Zur Vermeidung von Lebensmittelvergiftungen und -erkrankungen sind vorbeugende Maßnahmen notwendig, um die Verbreitung unerwünschter Darmkeime über Lebensmittel zu bekämpfen.

Solche Maßnahmen liegen in folgenden Bereichen:

1. Verminderung tierischer Ausgangsprodukte, die Salmonellen enthalten. Dies geschieht vor allem durch die Fleischuntersuchung einschließlich der bakteriologischen Fleischuntersuchung, die Auslandsfleischuntersuchung, die Fleischhygieneverordnung und Geflügelhygieneverordnung.

2. Vom Bazillenausscheidergesetz erwartete man die Ausschaltung menschlicher Typhus/Paratyphus/Salmonellaausscheider und an offener Tuberkulose Erkrankter aus dem Lebensmittelbereich. Infolge der Veränderungen der Epidemiologie und Lebensmitteltechnologie sind aber die Erwartungen an dieses Gesetz nicht zu hoch anzusetzen. Es ist aber eine der wenigen Möglichkeiten des medizinischen Eingreifens im Lebensmittelbetrieb.

3. Die eigentliche Lebensmittelhygiene soll sich darauf konzentrieren, daß Erreger von Lebensmittelvergiftungen und -infektionen nicht in Lebensmittel gelangen und sich dort vermehren können. Hiezu sind nicht nur Regelungen für Lebensmittelbetriebe, sondern vor allem auch für das Personal und Aufklärungsmaßnahmen für alle Betroffenen, also auch für Konsumenten erforderlich.

4. Diese vorbeugenden Maßnahmen leiten über zu Reinlichkeits- und Verhaltensregeln, die unserem europäischen Kulturniveau entsprechend erwartet werden.

Als 1975 das neue Lebensmittelgesetz nach fünf Jahren parlamentarischer Besprechungen beschlossen worden ist, war einer der wichtigsten Punkte die endliche Erlassung einer bundeseinheitlichen Hygieneverordnung. Im Gesetz hatte man ein eigenes Kapitel, die Paragraphen 20 bis 25, der Hygiene gewidmet.

Man war sich dessen bewußt, daß lebensmittelgesetzliche Bestimmungen nur im Konsens der Wirtschaftspartner erlassen werden können. Und da man die Interessengegensätze kannte, wurde vorsichtshalber mit dem Paragraphen 20 eine allgemein verbindliche Regel geschaffen, wonach jeder, der Lebensmittel in Verkehr bringt, vorzusorgen habe, daß sie nicht durch äußere Einwirkungen hygienisch nachteilig beeinflußt werden, soweit es nach dem Stande der Wissenschaft möglich und der Verkehrsauffassung nicht unzumutbar sei.

Nach diesem Paragraphen 20 des Lebensmittelgesetzes kann von den Lebensmittelpolizeiorganen aufgrund von Sachverständigengutachten vorgegangen werden, und der Landeshauptmann ist auch nach Paragraph 22 in der Lage, Bescheide zu erlassen. Für den allgemeinen Lebensmittelverkehr haben die Landeshauptmänner aller Bundesländer auf diese Weise die notwendigsten Richtlinien erlassen. Sie enthalten ebenso wie die bereits seit 1983 bestehende Fleischhygieneverordnung Vorschriften gegen Staub, Schmutz, Geruchsstoffe, Abgase, Witterungseinflüsse, Licht, Pflanzen und Früchte, Krankheits- und Verderbniserreger, Schimmelpilze, menschliche oder tierische Ausscheidungen, Tiere, tierische Schädlinge, Schädlingsbekämpfungsmittel und andere Gifte, Reinigungs-, Desinfektions- und Anstrichmittel.

Der Begriff „Hygiene" ist also im Lebensmittelrecht wesentlich weiter gefaßt als ursprünglich in der Medizin. So ist die Ekelerregung eine nachteilige Beeinflussung, krasse Ekelerregung wird als gesundheitsschädlich aufgefaßt. Auch ein steriler Schmutz bleibt lebensmittelrechtlich daher Schmutz und hygienischer Mißstand.

Diese Hygienerichtlinien der Länder haben alle typischen Mängel des Lokalrechts: sie sind uneinheitlich, kaum durchsetzbar und in ihrer Wirksamkeit nicht mit gesetzlichen Vorschriften vergleichbar.

Das Ziel des Hygieneausschusses ist es, eine allgemeine Hygieneverordnung, einschließlich einer Milchhygieneverordnung, zu schaffen. Mit der Fleischhygieneverordnung und der Geflügelhygieneverordnung wäre dann ein einheitliches Ganzes moderner Hygienevorschriften geschaffen.

Betrachten wir kurz die Lage in Europa. Auch hier sind die Hygienevorschriften sehr uneinheitlich. Bei einer Hygienetagung in Bozen 1977, an der Österreich als einziger Nicht-EG-Staat teilnahm, zeigte sich: Kaum ein Land der Europäischen Gemeinschaft besitzt wirksame staatliche Hygienerichtlinien, und es ist kein Geheimnis, daß unter den einzelnen EG-Ländern erhebliche Unterschiede im Hygienestandard bestehen.

80

Im Kommissionsvorschlag über ein gemeinschaftliches Lebensmittelrecht war kein Hinweis auf gemeinsame Hygienevorstellungen im EG-internen Lebensmittelverkehr zu finden; Hygiene gilt innerhalb der EG offenbar als Handelshemmnis. Wie verhalten sich aber die geringen innerstaatlichen Hygieneanforderungen zu den anspruchsvollen Hygieneforderungen der Europäischen Gemeinschaft an Drittländer, wie Österreich eines ist? Hier scheint es offiziell keine Handelshemmnisse zu geben. Unbestreitbar zieht Österreich daraus auch Nutzen, denn als Drittland wird es so zu vorbildlichem Hygieneverhalten gezwungen. Da die Einstellung zur Hygiene und Sauberkeit in den Ländern unterschiedlich ist, besteht auch ein sehr unterschiedliches Bedürfnis nach Hygienevorschriften, denn im Prinzip braucht man, um gesund und sauber zu bleiben, nur ein bißchen Vernunft, Wasser und Seife und gar keine Gesetze.

Hygiene hängt nicht von der Art der Wasserhähne und der Höhe der Verkachelung ab, sie wird ausschließlich von Menschen durch ihr Verhalten bewirkt, und eine Hebung des Hygienestandards ist nur durch sachgerechte Beeinflussung der Menschen möglich.

Mikrobielle Gefährdung

Schätzungsweise verderben weltweit 25 bis 50 Prozent, in Mitteleuropa 20 Prozent der erzeugten Lebensmittel durch unsachgemäßes Verhalten.

Erstes Anliegen aller Hygienemaßnahmen ist es sicherzustellen, daß Lebensmittel kein allzuhohes Gesundheitsrisiko beinhalten. Der wesentlichste Teil der Gesundheitsrisiken beim Lebensmittelgenuß ist auf Mikroorganismen zurückzuführen, die als *sekundäre Risikofaktoren* bezeichnet werden. Aufgrund der Mechanismen der Krankheitsentstehung werden diese Mikroorganismen in Gruppen eingeteilt:

Organismen	Vergiftung	Habitat
I. Lebensmitteltoxigen		
1. Clostridium botulinum	Botulismus	Erde, Küstenschlick
2. Staphylokoccus aureus	Staphylokokken-Enterotoxikose	Haut und Schleimhäute
3. Bacillus cereus	B. cereus-Enterotoxikose	Erde
4. Schimmelpilze	Mykotoxikosen	Erde
II. Lebensmitteltoxiinfektiös		
1. Salmonella enteritidis und andere Serotypen	Salmonellose	Darm
2. Clostridium perfringens	Cl. perfringens-Enteritis	Erde und Darm
3. Enteropathogene Escherichia coli	E. coli-Diarrhoe	Darm
4. Vibrio parahaemolyticus	V. parahaemolyticus-Diarrhoe	See- und Brackwasser
III. Opportunisitsche Lebensmittelvergifter		
1. Enteropathogene Enterobakterien		Darm
2. Bacillus subtilus B. mesentericus u. a.		Boden
3. Enterokokken (Faekalstreptokokken des Serotyps D)	Gastroenteritiden	Darm, Boden, Tier, Pflanzen
4. Pseudomonas aeruginosa		Erde, Wasser
5. Aeromonas hydrophila		Wasser, Boden, Darm
6. Plesiomonas shigelloides		Wasser, Darm
7. Yersinia enterocolitica	Yersiniosis	Tier

Die *lebensmitteltoxigenen Organismen* bilden im Lebensmittel Toxine, die letztlich die Schadwirkung verursachen. Hierzu ist es nicht notwendig, lebende Mikroorganismen mitzuverzehren, z. B. Staphylococcus aureus oder Schimmelpilze, die durch Erhitzung abgetötet, aber im vollen Erhalt der toxischen Wirkung bleiben. Andererseits müssen *lebensmittseltoxiinfektiöse Bakterien* zur Krankheitsauslösung lebend mitverzehrt werden. Schließlich werden eine Vielzahl von Bakterienarten zu der Gruppe der *opportunistischen Lebensmittelvergifter* zusammengefaßt. Es handelt sich um Bakterienstämme, die zu Lebensmittelinfektionen befähigt sind, jedoch werden allgemein nur enger begrenzte Ausbrüche verursacht.

Die Bewertung der Häufigkeit der Beteiligung einzelner Mikroorganismen an der Gesamtzahl der Lebensmittelvergiftungen ist für Mitteleuropa nur schätzungsweise möglich, da exakte Daten fehlen. In der Regel wird daher auf Angaben aus den USA zurückgegriffen. So wurden vom Center for Disease Control 1983 statistische Daten über 250 Ausbrüche mit 8 794 Einzelerkrankungen und 32 Todesfälle angeführt.

Prozentuale Verteilung der Ursachen von 8 794 bestätigten Einzelerkrankungen im Jahr 1981 in den USA (CDC, 1983):

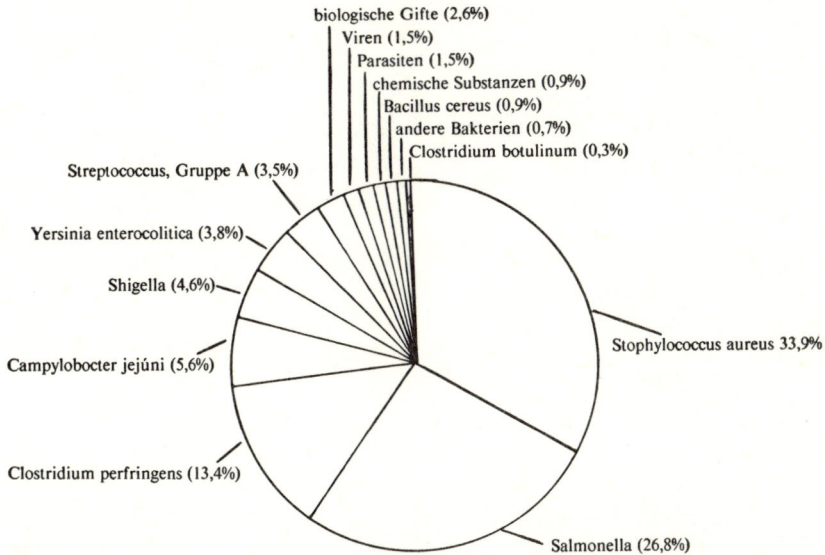

Lebensmittelvergiftungen durch *Staphylococcus aureus* und *Salmonellen* waren dabei über Jahre hinweg mit rund einem Drittel der Fälle zu beobachten. Erkrankungen durch Rückstände, Mykotoxine oder Schwermetalle waren wegen ihrer geringen Zahl (unter 0,1 Prozent) unbedeutend. Andererseits ist es jedoch offensichtlich, daß die Mikroorganismen für den hygienischen Zustand von Lebensmitteln von überragender Bedeutung sind. Es darf angenommen wer-

83

Charakterisierung der wichtigsten bakteriellen Lebensmittel-Intoxikationen sowie der technologisch bedeutsamen Eigenschaften der Erreger (modifiziert nach SCHMIDT-LORENZ, 1980)

	Lebensmittel-Intoxikationen					Lebensmittel-Toxiinfektionen		
	Botulismus Typ A u.a.	Botulismus Typ B u.a.	Staphylokokken-Enterotoxikose	Bacillus cereus Enterotoxikose Typ I	Bacillus cereus Enterotoxikose Typ II	Salmonellose	Clostridium perfringens-Enteritis	Vibrio parahaemolyticus Diarrhoe
Intoxikations- bzw. Infektions-Dosis / Toxin-Menge bzw. zur Auslösung der Erkrankung notwendige Zellzahl	minimale tödliche Dosis 0,03–1 µg/Mensch		0,5–1 µg/Mensch = 10^5–10^6 Bakt./g	10^5–10^7 Zellen/g		10^5 Zellen (Kleinkinder weit weniger)	10^6 Zellen/g	10^7 Zellen
Inkubationszeit/Durchschnitt	24–72 h		2–4 h	10 h	2–4 h	12–24 h	12 h	12 h
von – bis	2 h–6 d		1–6 h	8–16 h	1–5 h	6–72 h	8–24 h	2–48 h
Dauer der Erkrankung	bis 6–8 Monate		1–2 d	12–24 h	6–24 h	1–7 d	1–2 d	2–5 d
Letalität	10–70%			–	–	1–2%	–	(–)
Typische Symptome: Übelkeit, Erbrechen	+ +		+ + + +	+	+ + + +	+ +	sehr selten	+ +
Durchfall	+ +		+ +	+ + + +	+	+ + +	+ + + +	+ + +
Abdominale Krämpfe	–		+ +	+ + + +	+ +	+ + +	+ + +	+ + +
Fieber	–		–	–	–	+ +	–	+ +
Starke Beeinträchtigung des Allgemeinbefindens	+ + +		(+) (Kollaps)	–	–	+ +	–	+ +
Spezifische Therapie	Botulinus-Antitoxin, so rasch wie möglich		keine	keine		Diät/Antibiotika	keine	keine
Stabilität bei 100°C = vegetative Zellen / Endsporen bzw. Toxine	+ + +	(+)	–	+	+ + +!	–	+ +	–
Hitze-Resistenz: Toxine			+ + +!!					
Hitze-Resistenz: Endsporen	*D 121° C = 0,1–2 min	D 80° C = 1,6— 4,3 min		D 100° C = 5 min	D 95° C = 1,5— 36,2 min		D 100° C = 1–3 min	
vegetative Zellen		D	60° C = 0,4– 2,5 min	D		57,5° C = 0,8– 2,5 min	D	53° C = 0,3 min
Vermehrungsbedingungen: Temperatur Minimum	10—12,5° C	3,3° C	7—10° C	10—15° C		6—10° C	15° C	5—10° C
Optimum	37° C	30° C	37° C	28—35° C		37° C	45° C	37° C
Maximum	50° C	45° C	48° C	48° C		45° C	52° C	44° C
Grenz-pH-Wert	4,0—6,0	5,0—6,0	4,4–4,8	5,0		3,5–5,0	5,0	4,8
Grenz-aw-Wert	0,94	0,97	0,86!!!	0,96		0,94	0,95	0,94
Grenz-NaCl-								

*D-Wert = dezimaler Reduktionswert = Zeit, in der die Zahl der vermehrungsfähigen Zellen um eine Zehnerpotenz vermindert wird.

den, daß die Verhältnisse der USA mit Mitteleuropa verglichen werden können, wenngleich aufgrund unterschiedlicher Eßgewohnheiten in den einzelnen Ländern Unterschiede auftreten. So können etwa als Ganzes gebratene Truthühner oder meat pies als ein Grund dafür angesehen werden, daß die Zahl der durch *Clostridium perfringens* bewirkten Ausbrüche in den angelsächsischen Ländern höher als in Mitteleuropa ist. Ein besonders bedeutender Einfluß der Verzehrgewohnheit ist bei *Vibrio parahaemolyticus* zu erkennen, das aufgrund des Genusses von rohen Fischen in Japan für 60 Prozent der Lebensmittelvergiftungsunfälle verantwortlich ist, in Mitteleuropa jedoch praktisch bedeutungslos ist.

Zu berücksichtigen ist die Tatsache, daß in Ländern mit Meldepflicht nur ein Zehntel aller Lebensmittelvergiftungen angezeigt wird. Da in der Mehrzahl der Länder jedoch keine Meldepflicht besteht, weisen Schätzungen äußerst große Ungenauigkeiten auf. So räumen tschechische und dänische Autoren der *Yersinia enterocolitica* die gleiche Bedeutung ein wie der *Salmonella*. Ungarische Untersucher wieder nehmen an, daß *Bacillus cereus* zu 14,8 Prozent der Lebensmittelvergiftungen in Ungarn führt. Auch virusbedingte Enteritiden sind zu berücksichtigen. 40 bis 60 Prozent der Enteritiden von Kindern unter sechs Jahren sollen durch *Rotaviren* bzw. *Echo-* und *Adenoviren* im wesentlichen über das Trinkwasser als Vehikel verbreitet werden.

Man darf annehmen, daß die in den USA ermittelte überragende Bedeutung von *Staphylococcus aureus* und ganz besonders von *Salmonellen* auch in Mitteleuropa gegeben ist. Anlaß zu dieser Besorgnis ist, daß in der Bundesrepublik Deutschland nach 1962 beim Menschen ein steiles Ansteigen der Salmonellenbefunde festzustellen ist.

Der Spitzenwert dürfte 1980 mit 50 000 Erkrankungsfällen erreicht worden sein. Da die Krankheit vor allem bei Kindern und älteren oder geschwächten Personen einen dramatischen Verlauf nehmen kann und bis zu 5 Prozent der Genesenen Dauerausscheider werden, kommt der Reduzierung des Salmonellaproblems noch immer eine Schlüsselstellung in der Lebensmittelhygiene zu. Zu erwähnen ist, daß in den Jahren 1978 bis 1982 in der Bundesrepublik Deutschland 337 Personen an Salmonellose gestorben sind, eine Zahl, die bei weitem die Opfer des Botulismus mit fünfzehn Toten im selben Zeitraum übersteigt.

Die Analyse der Ursachen von Lebensmittelvergiftungen in den USA hat ergeben, daß Großküchen, Versorgungsbetriebe und Restaurants die größte Quelle darstellen. Bei Fleisch und Geflügelprodukten beträgt ihr Anteil 65 Prozent; weitere 31 Prozent der Erkrankungen werden im Haushalt verursacht, während industriell erzeugte Lebensmittel mit einem Anteil von nur 4 Prozent als verhältnismäßig sicher einzustufen sind.

Da in den beiden risikoreicheren Gruppen Lebensmittel aus möglichst frischen oder nur kurzfristig aufbewahrten Bestandteilen hergestellt werden, ergibt sich, daß diese häufig fehlerhaft sind. Als immer wiederkehrende Quelle erwiesen sich folgende Falschhandlungen, wobei die Häufigkeit die Reihenfolge bestimmt:

1. ungenügende Kühlung,
2. Herstellung ein Tag oder länger vor dem Verzehr,
3. Kontamination durch infizierte Personen,
4. ungenügendes Erhitzen,
5. Warmhalten über längere Zeit,
6. ungenügendes Wiedererhitzen von gekühlten oder zuvor gekochten Produkten,
7. Verzehr von kontaminierten rohen Lebensmitteln,
8. Kreuzkontamination,
9. ungenügende Reinigung von Küchengeräten,
10. Erwerb von Lebensmitteln aus fragwürdigen Quellen,
11. Verwendung von Speiseresten.

Die mikrobiologisch anfälligsten Lebensmittel sind:

Backwaren mit nicht durchgebackener Füllung oder Auflage; Eiprodukte; Feinkostsalate, Kartoffelsalat, Marinaden, Mayonnaise, andere emulgierte Saucen, Nahrungshefe; Erzeugnisse aus Fischen, Krusten-, Schalen- und Weichtieren; Fleisch und Erzeugnisse aus Fleisch; Milch und Erzeugnisse aus Milch; Säuglings- und Kleinkindernahrung; Speiseeis und Speiseeis-Halberzeugnisse.

Die Berücksichtigung besonderer hygienischer Vorschriften bei der Herstellung dieser Produkte ist jedoch dann nutzlos, wenn die aus mikrobiologischer Sicht notwendigen Forderungen bei der Weiterverarbeitung der Produkte zu Speisen nicht beachtet werden.

Die Lebensmittelvergiftungen verursachenden Mikroorganismen können sehr verschieden sein:

Vorkommen	Mikroorganismus
Fleisch, Fleischerzeugnisse, Eierprodukte, Gemüse, Salate, Speiseeis	Salmonellen
Fleisch-, Fisch- und Gemüseerzeugnisse	Clostriden
Fleischerzeugnisse, Milchspeisen	Bazillen
Mayonnaisehaltige Salate, Milcherzeugnisse, Eiprodukte (Speiseeis)	Staphylokokken
Erdnüsse	Aflatoxin Schimmelpilze

Für das Wachstum der Mikroorganismen wesentliche Faktoren sind:
Gegenwart von organischem Material (Lebensmittel); Temperatur; pH-Wert (Säurewert); Vorhandensein von Wasser.
Der wichtigste Einflußfaktor ist die Temperatur. Die Überprüfung der Kühlschranktemperaturen und die Einhaltung der notwendigen Gefrierschranktemperatur ist von großer Bedeutung.
Mikroorganismen können nur in bestimmten pH-Bereichen existieren. Es ist von großer Wichtigkeit zu wissen, daß lebensmittelvergiftende Bakterien unter pH 4,2 nicht mehr leben können, während das Wachstum von Hefen und Schimmelpilzen in diesem pH-Bereich noch nicht eingeschränkt ist.
Der für Mikroorganismen verfügbare Wassergehalt von Lebensmitteln wird durch die Wasseraktivität bzw. den aw-Wert gekennzeichnet; für die Haltbarkeit von Lebensmitteln ist nur das frei verfügbare Wasser – also nicht das durch Salze, Zucker usw. gebundene – von Bedeutung. Der aw-Wert wird auf einer Skala von 0 (- kein Wasser verfügbar) bis 1 (- 100 % freies Wasser) gemessen. In der folgenden Abbildung sind einige Lebensmittel nach ihrem aw-Wert eingruppiert. Man kann der Abbildung außerdem entnehmen, daß die meisten Bakterien, insbesondere lebensmittelvergiftende Bakterien, in einem Bereich unter 0,9 ihr Wachstum einstellen. Auch hier sind es wieder die Hefen und Schimmelpilze, die einen wesentlich größeren Wachstumsbereich haben und erst bei aw-Werten unter 0,63 keine Vermehrungsmöglichkeit mehr finden.

Temperaturbereiche, in denen die verschiedenen Mikroorganismen wachsen:

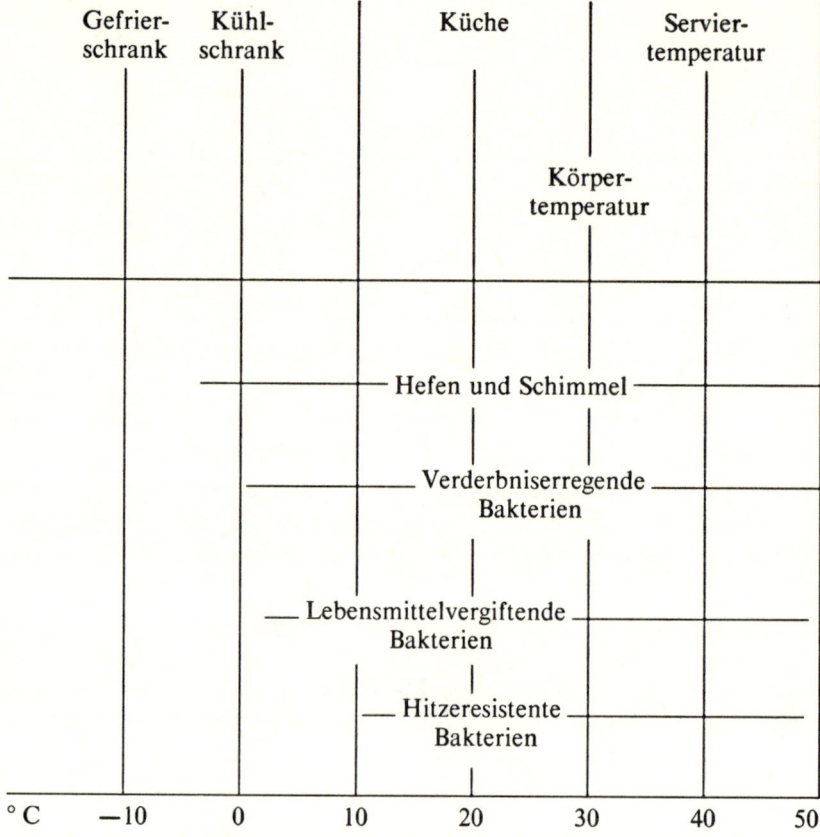

pH-Werte, bei denen die verschiedenen Mikroorganismen existieren können:

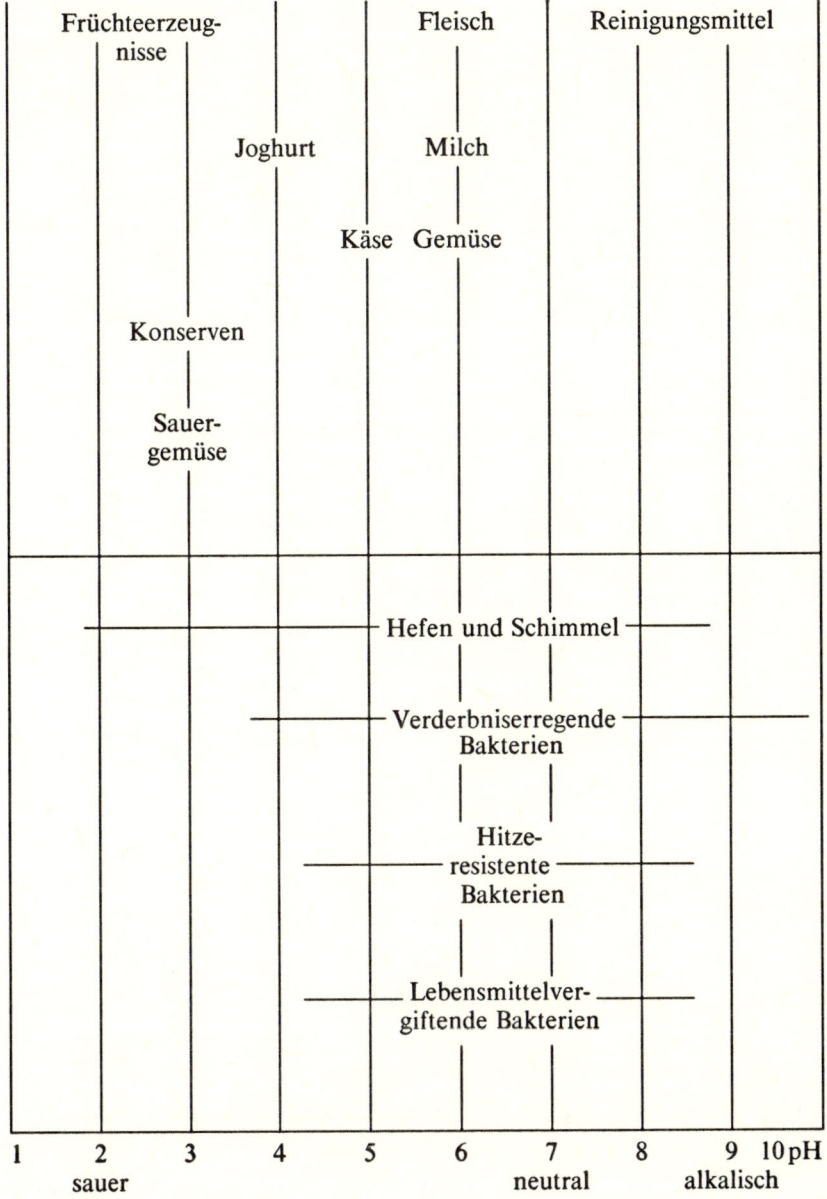

aw-Werte, bei denen Mikroorganismen wachsen:

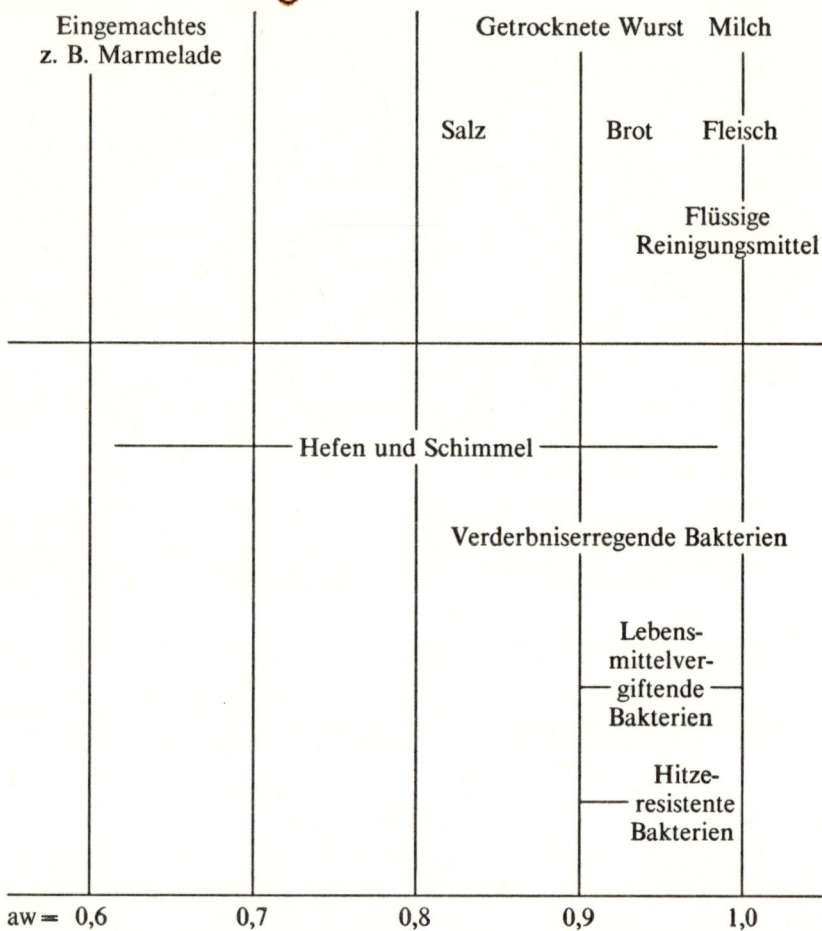

| Eingemachtes z. B. Marmelade | | Getrocknete Wurst | Milch |

Salz   Brot   Fleisch

Flüssige Reinigungsmittel

Hefen und Schimmel

Verderbniserregende Bakterien

Lebens-mittelver-giftende Bakterien

Hitze-resistente Bakterien

aw = 0,6   0,7   0,8   0,9   1,0

Eine Übersicht über die Keimzahlen, die bei verschiedenen Lebensmitteln zu erwarten sind, geben die folgenden beiden Tabellen. Insbesondere Fleisch und Fleischprodukte stellen ein großes Keimreservoir dar. Außer dem Gehalt an Keimen von Lebensmittelvergiftern werden üblicherweise auch Gesamtkeimzahlen ermittelt, deren Werte bei einwandfrei erhitzten Fleischprodukten in der Regel nicht über 300 000 pro Gramm, bei Rohprodukten aber auch weit über 1 Million pro Gramm liegen können. Gesetzlich vorgeschriebene Keimzahlgrenzen für verschiedene Fertiggerichte gibt es nicht. Zur Beurteilung eines Lebensmittels hinsichtlich seiner Genußtauglichkeit und hygienischen Beschaffenheit ist nebst dem bakteriologischen Befund jedenfalls der organoleptische Befund (Beschreibung der Beschaffenheit), die Fäulnisproben, allenfalls Ranzigkeitsuntersuchung und der flüchtige basische Stickstoff bei Fischen heranzuziehen. Die Beurteilung ist eine Sache der Schlußfolgerung und des Sachverständigen.

Richtwerte für bakteriologische Beschaffenheit:

Produkt (Rohwaren)	Gesamt-keimzahl pro kg	Coli-forme pro g	Entero-kokken pro g	Staphylo-kokken pro g	Schim-mel pro g	Hefen pro g
Instant-Pudding-Pulver (Chocolat + Vanille)	10^4	10	—	10	10^2	10
Eiweißpulver	10^5	10	—	10	10^2	10
Emmentaler	10^4	1	—	10^2	10^3	10^4
Kartoffelstärke	10^4	1	—	10^3	10^2	10^3
Magermilchpulver	10^4	10	10^2	10	10	10
Pfeffer weiß, gem.	10^7	10^3	—	10	10^5	10
Schokoladenpulv.	10^4	10	—	10	10^2	10
Schokoladenstreusel	10^5	10	—	10^2	10^2	10
Teigwaren	10^5	10	—	10^3	10^2	10^2

Quelle: Alimenta, Sonderausgabe (1977)

Keimgehalte in Fleisch und Fleischerzeugnissen:

Bezeichnung	Gesamtkeimzahlen (meist Laktobazillen oder Psychophile)	Enterobacteriaceae	Staphylococcus aureus (Mikrokokken)	Enterokokken (Streptokokken)	Clostridien	Bazillen	Hefen
Tierkörperoberflächen gekühlt (pro cm²) gefroren (pro cm²) aufgetaut (pro cm²)	10^7 10^5 10^7	10^4 10^3 10^5	10^2 10^2 10^2				
Hackfleisch (pro g)	10^7	10^5	$10^{3(45)}$	10^4	X	X	
Rohwurst (pro g)	10^5	10^3	$10^{2(4)}$	$10^{3(4)}$		10^3	10^3
Pökelwaren (pro g)	10^4	10^4	(10^5)	10^4		10^3	X
Brühwurst (pro g)	10^4	10^1	10^2	10^1	10^1		
Vorverp. aufgeschn. Fleischwaren (pro g)	10^2–10^5	10^4	$10^{1(4)}$	$10^{4(5)}$	10^2–10^3	10^3	
Fertiggerichte, tiefgefroren (pro g)	5–10^5	10^2	10^2	10^3			
Gemeinschaftsverpflegung (pro g)						10^5	

Quelle: G. Reuter (1972); Vortragsveranstaltung Lebensmittelmikrobiologie in Berlin 28. 2 bis 3. 3. 1972, Handzettel für Teilnehmer.

Orientierungswerte für die Beurteilung der Hygiene der Gemeinschaftsverpflegung:

Bezeichung	Keimgehalt/g			Staphylokokken/g			Coliforme Keime/g			Escherichia coli/g			Schimmelpilze/g		
	a	b	c	a	b	c	a	b	c	a	b	c	a	b	c
Salate*)	10^5	10^4	10^7	10	10^2	10^3	10^2	10^3	10^4	10	50	$5{-}10^3$	10^2	10^3	10^3
Kaltgerichte*)	10^5	10^4	10^6	10	10^2	10^3	10	10^2	10^3	0	10	10	10	10^2	10^2
Zubereitete Lebensmittel*)	10^4	10^5	10^6	10	10^2	10^3	10	10^2	10^3	0	10	10	10	10^2	10^2
Kuchen, Getränke*)	10^4	10^5	10^6	10	10^3	10^3	10	10^2	10^3	0	10	10	10	10^2	10^3

*) Bei gereiften und natürlich gesäuerten Erzeugnissen sind die wesenseigenen Organismen zu berücksichtigen.
a = gut, b = noch brauchbar, c = bedenklich
Quelle: H. Maier, Swiss Food (1979).

Präventivmaßnahmen

Die folgenden Auszüge aus den Küchenhygienerichtlinien des Gesundheitsministeriums sind ein Beispiel für Präventivmaßnahmen zur Verhütung von Lebensmittelvergiftungen:

1. Vermeidung von Schmierkontaminationen:
   Es ist sorgfältig darauf zu achten, daß keine Mikroorganismen von Rohware auf fertig zubereitete Speisen übertragen werden. Nach Möglichkeit sollen für die Arbeit an der Rohware und für die Arbeit an fertig zubereiteten Speisen nicht dieselben Personen herangezogen werden.
   Werden mit diesen Tätigkeiten dieselben Personen betraut, haben sich diese nach der Arbeit an der Rohware die Hände einschließlich der Unterarme gründlich zu waschen und die Arbeitskleidung, soweit sie mit Lebensmitteln in Berührung kommt, zu wechseln.

2. Fleisch und Gemüse sind möglichst an räumlich getrennten Plätzen zu verarbeiten. Ist dies nicht möglich, so ist eine zeitliche Trennung der Verarbeitung mit zwischengeschalteter Reinigung und allenfalls Desinfektion des Arbeitsplatzes notwendig.

3. Bei der Verarbeitung von Gemüsen, z. B. von Kartoffeln, muß jede Staubentwicklung vermieden werden. Kartoffelschälmaschinen dürfen nicht in der Küche aufgestellt werden.

4. Rohes Faschiertes ist möglichst unmittelbar nach der Anlieferung oder Herstellung, jedenfalls aber am gleichen Tag, zu verarbeiten. Faschiertes darf nur aus frischen, durchgekühlten, großen Fleischstücken hergestellt werden. Das Faschieren von Kleinfleisch, Fleischabschnitten, Zuputz und dergleichen ist nicht zulässig. (Fleischhygieneverordnung)

5. Im Küchenbetrieb hergestellte Zubereitung aus Faschiertem (z. B. Fleischlaibchen, Cevapcici, Hamburger) sind unmittelbar nach der Herstellung durchzuerhitzen. Aufbewahrung in tiefgekühltem Zustand ist nur dann zulässig, wenn das Einfrieren unmittelbar nach der Herstellung durch Schockgefrieren (-25° C) erfolgt ist. Durcherhitzte Zubereitungen aus Faschiertem können tiefgefroren werden. Das Tieffrieren hat möglichst rasch bei Temperaturen von -25° C und darunter zu erfolgen. Die an-

schließende Lagerung hat bei -18° C oder darunter zu erfolgen. (Fleischhygieneverordnung)

6. Innereien sind entweder im Küchenbetrieb selbst zu faschieren, oder es sind tiefgefrorene, faschierte Innereien zu beziehen. Zubereitungen aus faschierten Innereien sind in gleicher Weise zu behandeln wie Zubereitung aus Faschiertem (Codex).

7. Ein sogenanntes „Vorbraten" von Fleisch, d. h. ein Anbraten von Fleisch, ohne es völlig durchzuerhitzen, ist nicht zulässig.

8. Auftauen von tiefgefrorenen Lebensmitteln:
Auftauen unter Hitzeeinwirkung mit unmittelbar anschließendem Durchgaren. Diese Vorgangsweise ist vor allem bei portionierten Lebensmitteln oder kleineren Fleischstücken anwendbar. Die Lebensmittel werden in tiefgefrorenem Zustand in heißem Fett oder kochendem Wasser oder mit Heißdampf in einem Zuge aufgetaut und durcherhitzt. Das Auftauen und Durcherhitzen kann auch in Druckkochgeräten, sogenannten Konvektomaten oder Mikrowellenherden erfolgen.
Werden Lebensmittel nicht in einem Zuge aufgetaut und durcherhitzt, sind sie im Kühlraum oder Kühlschrank aufzutauen. Allenfalls können sie in dicht schließenden Folien auch in fließendem, kaltem Wasser aufgetaut werden.
Ein Auftauen bei Zimmertemperatur oder in heißem Wasser ist unstatthaft.
Aufgetaute oder angetaute Tiefkühlwaren dürfen nicht neuerlich eingefroren werden.

9. Beim Aufschlagen von Eiern soll der Eiinhalt mit der Außenseite der Schale möglichst nicht in Berührung kommen. Die Eimasse ist innerhalb von längstens zwei Stunden zu verwenden. Die Verwendung von Knick- oder Brucheiern im Küchenbetrieb ist unzulässig.

10. Speisen dürfen während der Zubereitung nicht im lauwarmen Zustand stehen gelassen werden. Sie sind heiß zu halten – über 75° C – oder allenfalls einer Zwischenkühlung zu unterziehen.

11. Aufgeschnittene Fleischwaren sowie aufgeschnittenes, fertig zubereitetes Fleisch sollen möglichst nicht mit bloßen Händen berührt werden. Es sind geeignete Geräte oder einmal zu verwendende Kunststoffhandschuhe zu benützen. Auch beim Auf-

schneiden von fertig zubereitetem Fleisch sollen Einmalhandschuhe oder geeignete Geräte verwendet werden.

Verkostungen sind nur mit jeweils frisch gereinigten Geräten vorzunehmen.

12. Aufgeschnittene Fleischwaren sowie aufgeschnittenes, fertig zubereitetes Fleisch sind am gleichen Tag zu verbrauchen. Ein Aufbewahren über Nacht, auch bei Kühlung, ist unzulässig.

13. Mayonnaisen, Fleischsalate, Gemüsesalate und dergleichen sind ausreichend zu säuern (pH unter 4,5).

14. Hartgekochte Eier sind in der Schale aufzubewahren. Sie dürfen geschält nicht in Wasser oder Salzwasser, sondern allenfalls nur in verdünntem Essig aufbewahrt werden (pH unter 4,5).

15. Es ist unter allen Umständen zu vermeiden, daß geschälte, gekochte Kartoffeln ohne weitere Behandlung in lauwarmem Zustand aufbewahrt werden.

Bei der Herstellung von Kartoffelsalat sind die Kartoffeln unmittelbar nach dem Schälen und Zerteilen mit Essig ausreichend zu säuern (pH unter 4,5).

Werden gekochte Kartoffeln nicht unmittelbar weiterverarbeitet oder dem Verzehr zugeführt, sind sie in ungeschältem Zustand gekühlt aufzubewahren.

16. Vorportionierte Butter soll nicht in Wasser aufbewahrt werden.

17. Bei der Herstellung von Speisen von Instantprodukten (z. B. Kartoffelpürree, Suppen) ist die fertige Speise auf eine Temperatur von mehr als 75° C zu bringen.

Behandlung fertig zubereiteter Speisen, Speisenausgabe:

1. Speisen, die zum Verzehr in heißem (warmem) Zustand bestimmt sind:

Heißhalten von Speisen

Nach dem Erhitzen oder Kochen sind die Speisen so heiß wie möglich, jedenfalls aber bei Temperaturen über 75° C zu halten. Die Heißhaltezeit soll möglichst drei Stunden nicht überschreiten. Die Temperatur der Speisen bei der Abgabe von der Küche hat mindestens 75° C zu betragen.

Kühlung der Speisen

Speisen, die nicht unmittelbar verzehrt werden, müssen rasch abgekühlt werden. Der Temperaturbereich zwischen 75° C und 10° C soll möglichst innerhalb einer Stunde durchlaufen werden. Die Größe und die Füllmenge der Behältnisse ist so zu wählen, daß diese Zeit unter den gegebenen Kühlbedingungen mit Sicherheit eingehalten werden kann. Fertige Speisen sind bei Temperaturen unter 4° C zu lagern.

Gekühlte Speisen, die zum Verzehr in warmem Zustand bestimmt sind, sind vor der Abgabe nochmals durchzuerhitzen, wobei eine Kerntemperatur von mindestens 75° C erreicht werden soll.

Fleisch, das nicht unmittelbar nach der Zubereitung gegessen wird, hat nochmals erhitzt zu werden. Ein bloßes Erwärmen durch Übergießen mit heißem Saft, Sauce oder heißer Suppe ist nicht zulässig.

2. Speisen, die zum Verzehr in kaltem Zustand bestimmt sind:
Auf heißem Wege hergestellte derartige Speisen (z. B. Pudding, Cremen) sind möglichst innerhalb einer Stunde abzukühlen, wobei Speisen, die unmittelbar zum Verzehr gelangen, auf eine Temperatur von höchstens 15° C abzukühlen sind.

Speisen, die nicht unmittelbar zum Verzehr gelangen, sind auf unter 8° C zu kühlen.

Auf kaltem Wege hergestellte derartige Speisen sind innerhalb von sechs Stunden dem Verzehr zuzuführen.

Pudding, Creme und ähnliche Speisen, bei denen Eier Verwendung finden, sind auf heißem Wege herzustellen.

Beim Transport außer Haus von gekühlten, fertig zubereiteten Speisen darf eine Temperatur von +8° C nicht überschritten werden.

Bei in Behältern oder Portionseinheiten abgefüllten Speisen, die nicht am Tage der Herstellung verwendet werden, ist der Herstellungstag gut sichtbar und lesbar am Behälter anzugeben.

Die vorgeschriebenen Temperaturen sind laufend zu kontrollieren.

3. Aufbewahrung:
Die Aufbewahrung fertig zubereiteter Speisen einschließlich genußfertiger Fleischwaren hat gesondert und abgedeckt, möglichst in einem eigenen Kühlraum oder Kühlschrank zu erfolgen. Sie

dürfen nicht mit Obst oder Gemüse und rohen Eiern sowie Getränken zusammen gelagert werden.

Leicht verderbliche Lebensmittel, wie fertig zubereitete Speisen, Salate, Cremen oder creme- sowie obershaltige Mehlspeisen, Suppen und Saucen müssen gekühlt aufbewahrt werden. Die Lagerdauer soll 24 Stunden nicht überschreiten.

Diese Lebensmittel sind täglich bei Betriebsbeginn und unmittelbar vor der Verwendung einer Sinnenprüfung zu unterziehen.

Verpackte Lebensmittel sind bei der Entnahme aus der Verpackung einer Sinnenprüfung zu unterziehen.

Öle, Fette und fette Lebensmittel sind unter Lichtabschluß zu lagern, andere fettreiche Lebensmittel wie Kartoffelchips, Nüsse, Mohn und diverse Mehlspeisen sind bei längerer Lagerung vor Licht geschützt aufzubewahren.

Diese Behandlungshinweise für Lebensmittel in Küchen lassen erkennen, worauf es bei der Vermeidung von Erkrankungen ankommt. Optimale Vorstellungen der Hygiene sind allerdings oft nicht erreichbar oder nur schwer durchsetzbar.

Trotzdem hat sich im Bereich der Großgastronomie und den Gemeinschaftsversorgungseinrichtungen von Banken, Versicherungen und anderen Großbetrieben, Pensionistenheimen und der Fernverpflegung im letzten Jahrzehnt auf dem Hygienesektor viel getan, und viele Betriebe sind nicht nur küchentechnisch, sondern auch hinsichtlich der Hygiene modern und gut eingerichtet. Betriebsleitung und Personal bemühen sich nicht nur um den hygienisch besten Standard, sondern auch bezüglich Speiseplan, Zusammensetzung, Kalorien und Diätetik wird Hervorragendes geleistet, sodaß man heute sagen kann, die Werksküche unseligen Angedenkens hat sich im Bemühen um Hygiene und Dienstleistung in die Spitzengastronomie hochgearbeitet. Zu wünschen wäre, daß auch in anderen Bereichen der Gastronomie und der Lebensmittelwirtschaft dieses Niveau erreicht werden könnte.

4. Gefährdung durch chemische Stoffe

Im Gegensatz zu Arzneien werden Lebensmittel weitgehend unabhängig von Alter oder Gesundheitszustand ganz allgemein und ohne gezielte ärztliche Einwirkung konsumiert.
Chemische Stoffe kommen als natürliche Lebensmittelinhaltsstoffe, Zusatzstoffe, Rückstände und Verunreinigungen in die Nahrung.
Das rege Interesse der Bevölkerung an unschädlichen Lebensmitteln ist legitim. Aus ernährungsphysiologischer Sicht kommt außerdem einer vollwertigen und ausreichenden Ernährung große gesundheitliche Bedeutung zu.
Lebensmittel (Nahrungs- und Genußmittel) sind Stoffe, die dazu bestimmt sind, von Menschen in unverändertem, zubereitetem oder verarbeitetem Zustand überwiegend zu Ernährungs- oder Genußzwecken gegessen, gekaut oder getrunken zu werden, so definiert es das Lebensmittelgesetz 1975. Der Nahrungsmittelverbrauch der Österreicher betrug 1984/85 jährlich 558 Kilogramm, das sind täglich 1,53 Kilogramm (Boineburg, Förderungsdienst, 34. Jg., Heft 9). In 70 Lebensjahren verbraucht demnach ein Österreicher rund 40 Tonnen Lebensmittel. Die tägliche Trinkwasseraufnahme beträgt 2,5 Liter, an Luft werden 7 bis 14 Kubikmeter täglich eingeatmet.

An der Gewinnung und Herstellung von Lebensmitteln sind sowohl die Landwirtschaft wie auch die Nahrungs- und Genußmittelindustrie und das Gewerbe beteiligt:

	Beschäftigte	Erlös
Landwirtschaft	ca. 275 000	ca. 60 Milliarden öS
Nahrungsmittelindustrie und Gewerbe	ca. 45 000	ca. 70 Milliarden öS

In den USA finden über 3 000 Chemikalien als Zusatzstoffe Verwendung, für 1980 wurde der jährliche Pro-Kopf-Verbrauch auf über ein Kilogramm und der Umsatz auf über eine Milliarde Dollar geschätzt. *Zusatzstoffe* werden Lebensmitteln zur Erzielung eines Effektes absichtlich zugesetzt.

Unter *Rückständen* versteht man Reste von Pflanzenschutz- und Schädlingsbekämpfungsmitteln sowie von Arzneimitteln in Lebensmitteln. Der Gesamtverbrauch an Pflanzenschutz- und Schädlingsbekämpfungsmitteln betrug weltweit im Jahr 1980 4,57 Millionen Tonnen (nach dem amerikanischen GIFAB Bulletin 9. 8. 1983).

Die jährliche Belastung des Menschen durch Gifte beträgt über Lebensmittel 30 Milligramm und über Trinkwasser 0,01 Milligramm bei einer Gesamtbelastung von 35 Milligramm pro Jahr. Diese Rückstände sind zwar unerwünscht, man nimmt sie jedoch in Kauf und versucht sie durch gesetzlich festgelegte Höchstwerte in Grenzen zu halten.

Verunreinigungen sind Substanzen, die nicht absichtlich Lebensmitteln zugesetzt werden und über Boden, Wasser und Luft in die Lebensmittel gelangen, wie etwa Schwermetalle.

Giftigkeit – Toxizität

Für die Zulassung von Zusatzstoffen, die Festlegung von Richt- und Grenzwerten für Rückstände von Pflanzenschutz- und Schädlingsbekämpfungsmitteln, Arzneimitteln, Anabolika usw. ist die Feststellung der Giftigkeit dieser Stoffe bei der Aufnahme durch den Menschen mit Lebensmitteln maßgeblich.

Die Überprüfung eines Stoffes auf seine gesundheitlichen Auswirkungen beim Menschen ist also die erste Voraussetzung für seine Zulassung als Zusatzstoff oder als Pflanzenschutz- und Schädlingsbekämpfungsmittel und ist maßgeblich für den Einsatz in der Tierproduktion.

Die Überprüfungen werden nach Richtlinien der Weltgesundheitsorganisation vorgenommen. Die Forschungsergebnisse beruhen hauptsächlich auf Fütterungsversuchen mit Ratten, bei Langzeittests auch mit anderen Tieren von längerer Lebensdauer. Bestimmte

Kurzzeittests werden auch mit Bakterienkulturen durchgeführt. Festzustellen ist jedenfalls die Wirkung eines Stoffes bei akuter, subchronischer Langzeitapplikation.

Die sogenannte *LD 50 – Bestimmung* gibt einen Hinweis auf das akute Vergiftungsbild und ist das Maß für die *akute Toxizität* (Gesundheitsschädlichkeit) eines Stoffes, die kurz nach seiner Aufnahme eintritt. Es ist jene Dosis des Stoffes, an der die Hälfte der Versuchstiere stirbt (letale Dosis für 50 Prozent der Versuchstiere – LD 50). Man kann Stoffe nach ihrer *akuten Giftigkeit* einteilen, wie dies nach den EG-Richtlinien vom 18. September 1979 geschehen ist.

Einteilung von Stoffen nach der akuten Giftigkeit:

	Kategorie	Ratte, LD 50-Wert, oral, in mg/kg Körpergewicht
I	akut sehr giftig	unter 25
II	akut giftig	25–200
III	gesundheitsschädlich (akut wenig giftig)	200–2 000
IV	akut ungiftig	über 2 000

Akute orale Toxizität einiger natürlicher Gifte und Pestizide bei Ratte und Mensch:

Substanz	Ratte orale LD 50 in mg/kg Körpergew. sofern nicht anders angegeben	Mensch geschätzte tödliche Dosis	Kategorie akute Toxizität
Natürliche Giftstoffe			
Botulinus-Toxin (A, E)	0,00001 mg (LD 100)	0,001 mg	akut sehr giftig
Aflatoxin	7,2	unbekannt	akut sehr giftig
Knollenblätterpilz		50 g Pilz	akut sehr giftig

101

Substanz	Ratte orale LD 50	Mensch geschätzte tödliche Dosis	Kategorie akute Toxizität
α, β, ψ Amanitin	0,1–0,8 (Maus)		
Phalloin	1 (Maus)		
Phalloidin	2 (Maus)		
Colchicin		20 mg = 5 g Samenkapseln der Herbstzeitlosen	akut sehr giftig
Arsenik (AS$_2$, O$_3$)	11,2	0,3 g	akut sehr giftig
Nikotin	60–80 (als Sulfat)	40–60 mg verzehrt in 2 Zigaretten enthalten	akut giftig
Natriumnitrit (NaNO$_2$)	185	4 g	akut giftig

Pestizide

Substanz	Ratte orale LD 50 in mg/kg Körpergew. sofern nicht anders angegeben	Mensch geschätzte tödliche Dosis	Kategorie akute Toxizität
Phenosicarbonsäuren			
2, 3, 7, 8-Tetrachloridbenzo-p-dioxin (TCDD Dioxin)	0,01	unbekannt	akut sehr giftig
2,4 Dichlorphenoxiessigsäure (2,4 D) (Herbizid)	375–1 200	6,5 g	gesundheitsschädlich
Organische Phosphorverbindungen			
Parathion-ethyl (E 605 forte) Insektizid	6–15	100–200 mg	akut sehr giftig
Chlorierte Kohlenwasserstoffe			
Aldrin (Insektizid)	40–60	0,025 mg bei Kindern	akut giftig
Dieldrin (Insektizid)	40–90	25 mg/kg	akut giftig

Heptachlor (Insektizid)	90–130	unbekannt	akut giftig
Lindan (Insektizid)	90–250	16–150 mg/kg	akut giftig
Dichlor-diphe-nyltrichloräthan (DDT) (Insektizid)	250	20–30 g ungelöst 3–6 g in öliger Lösung	gesundheits-schädlich
Hexachlorcyclo-hexan (HCH) (Insektizid)	600	14 g ungelöst in öliger Lösung geringere Mengen	gesundheits-schädlich
Hexachlor-benzol (HCB) (Fungizid)	9 500	»Kara Yara« bzw. »Perube Yara« Krank-heit	akut ungiftig
Polychlorierte Biphenyle (PCB)	4 000		akut ungiftig

(Dithio) carbamate

Carboryl (Insektizid)	510–850	unbekannt	gesundheits-schädlich
Thiramus (TMTD) (Fungizid)	500–1 000	Alkohol-Intole-ranz	gesundheits-schädlich

Quelle: Classen, Elias, Hammers, Toxikologisch-hygienische Beurteilung von Lebensmittelinhalts- und Zusatzstoffen sowie bedenkliche Verunreini-gungen. Berlin-Hamburg 1987.

Um keinen Irrtum aufkommen zu lassen: Stoffe, die akut ungiftig sind, können sehr wohl bei Langzeitapplikation toxisch wirken. Ge-prüft wird die Aufnahme und Verteilung des Stoffes im Organis-mus, die Umwandlung – *Metabolismus* – der Ausgangssubstanz, das Verbleiben der Umwandlungsprodukte – *Metaboliten* – und die Ausscheidung.

Weitere Prüfungen finden auf die *Gentoxizität* statt. Veränderungen der menschlichen Erbinformation *(Mutagenität)* und Mißbildungen *(Teratogenität)* sind eine Gefährdung der nachfolgenden Generatio-nen.

Mutationen entstehen langfristig auf natürliche Weise; sie können zwar auch ohne Auswirkungen bleiben oder auch unter dem Selektionsdruck sogar für die Evolution notwendig sein, die negativen Auswirkungen überwiegen jedoch bei weitem. Schließlich wird auch die Krebsentstehung mit einer Veränderung der Erbinformation von Körperzellen als erstem Schritt in Verbindung gebracht.

Bei der subakuten Toxizitätsprüfung werden die Untersuchungen während eines Zeitraumes von zwei bis vier Wochen, bei der subchronischen Toxizitätsprüfung während 90 Tagen durchgeführt.

Diese Toxizitätsprüfungen sind bei Arzneimitteln wichtig, für die gesundheitliche Beurteilung von Zusatzstoffen, Rückständen und Stoffen, die mit Lebensmitteln während des gesamten Lebens aufgenommen werden, reichen sie nicht aus.

Hiefür sind Prüfungen der *chronischen Toxizität* erforderlich, wobei häufig auch, wegen der Kurzlebigkeit der Ratte, Kaninchen und Hunde eingesetzt werden. Aus technischen Gründen werden die Versuche selten über mehr als fünf Jahre ausgedehnt. Zweijährige Toxizitätsprüfungen sind wohl als chronische Toxizitätsprüfungen anzusehen, nicht aber als Cancerogenitätsversuche (Krebs).

Da man aus Untersuchungen mit chemischen Krebserregern weiß, daß zwischen Dosis und Tumorhäufigkeit ein Zusammenhang besteht, erhöht man die Dosierung von Stoffen auf unrealistisch hohe Konzentrationen. Wenn auch unter solchen extremen Bedingungen bei zwei Versuchstierarten kein cancerogener Effekt erzielbar ist, wird der Stoff bezüglich der Cancerogenität als „sicher" beurteilt.

Ausgehend vom „no-effect-level" (NEL) wird, auf solche Untersuchungen gestützt, von der Weltgesundheitsorganisation der ADI-Wert von Stoffen festgelegt.

Der *„no-effect-level"* wird im Tierversuch ermittelt. Es ist die Menge eines Stoffes, die bei täglicher Aufnahme beim Versuchstier keine wie immer gearteten gesundheitlichen Beeinträchtigungen hervorruft. Der Versuch ist mit mindestens zwei Tierarten durchzuführen. Die bei den Versuchstieren unwirksame Konzentration in Milligramm Substanz je Kilogramm Futter wird auf die unwirksame Dosis in Milligramm Substanz je Kilogramm Körpergewicht und Tag umgerechnet, das ergibt die höchste toxisch noch unwirksame Dosis (no-effect-level).

Unter *ADI-Wert* (acceptable daily intake) versteht man die durchschnittliche Menge eines Stoffes in Milligramm pro Kilogramm Körpergewicht, die ein Mensch täglich sein ganzes Leben lang zu sich nehmen kann, ohne damit ein Gesundheitsrisiko einzugehen.

Festlegung des ADI-Wertes

Der ADI-Wert wird vom Joint Expert Comittee der WHO/FAO festgelegt aufgrund toxikologischer Prüfungen der WHO (Weltgesundheitsorganisation) und technologischer Prüfungen der FAO (Welternährungsorganisation) der UNO.

No-effect-level	Festlegung der höchsten, toxikologisch noch unwirksamen Dosis
Verminderung 1 : 10	Zum Ausgleich der Unterschiede im Grundumsatz Ratte/Mensch
Verminderung 1 : 10	Sicherheitsspanne
ADI-Wert in mg/kg Körpergewicht	ADI: acceptable daily intake – duldbare tägliche Aufnahmemenge

Der Sicherheitsfaktor soll die im Vergleich zum Versuchstier größere Vielfalt der menschlichen Population ausgleichen. Die Widerstandsfähigkeit kann bei verschiedenen Bedingungen wie Alter, Krankheit, Schwangerschaft, Ernährungszustand, Streß, Klima verschieden sein.

Aus dem ADI-Wert wird die zulässige Konzentration des Stoffes im Lebensmittel nach folgender Formel berechnet:

$$\frac{ADI\text{-}Wert \times K\ddot{o}rpergewicht}{\text{mittlere tägliche Verzehrsmenge des Lebensmittels}}$$

Bei der Festlegung von ADI-Werten und Toleranzgrenzen von Stoffen wirkt sich außer der Risikovorhersage durch die toxikologische Untersuchung eine ganze Reihe anderer Fakten aus:

1. Bei nachgewiesener technologischer Notwendigkeit eines Stoffes wird aus wirtschaftlichem Interesse eine möglichst vielseitige Verwendung angestrebt. Der Bedarf an zusatzstoffhaltigen Lebensmitteln oder die Verwendung von Pestiziden wird den Verbrauchern häufig suggeriert.

2. Ein Problem unserer Zeit ist die Reduzierung der Kalorienaufnahme, für welchen Zweck eine große Menge kalorienreduzierter Lebensmittel, oft mit weit mehr Zusatzstoffen als bei gewöhnlichen Lebensmitteln, in Verkehr gebracht werden.
Die empfohlene Verminderung der Nahrungsmenge scheitert am fehlenden Willen des Verbrauchers und an der Befriedigungsmöglichkeit des Bedürfnisses wie auch der darüber hinausgehenden Wünsche.

3. Es ist ungewiß, inwiefern am häufig zitierten Anstieg der durchschnittlichen Lebenserwartungen Veränderungen der Schadstoffgehalte von Lebensmitteln beteiligt sind, oder ob es nicht bloß am besseren Heilungserfolg akuter Erkrankungen durch die moderne Medizin liegt. Eine Reihe von Nebenwirkungen wie Abgeschlagenheit, Vergeßlichkeit, Hautausschläge, Durchfälle werden oft bei der Prüfung der Stoffe nicht gewertet.

4. Wie sind Rückstandsmengen im ppb-Bereich (die Einheiten der Mengenangaben werden im folgenden Abschnitt erläutert) überhaupt zu bewerten?
1 ppb Diemethylnitrosamin ist die Menge von 1 Mikrogramm dieses Stoffes auf 1 Kilogramm Lebensmittel – eine kaum vorstellbar winzige Menge.
Welche Schwierigkeit ist es, solche winzigen Mengen eines Stoffes überhaupt nachzuweisen, welche Unmöglichkeit bedeutet es, sie immer suchen zu wollen? Übrigens handelt es sich um ein schon Jahrtausende in bestimmten Lebensmitteln mitunter vorkommendes Gift, das aber kaum fünfzig Jahre bekannt ist. Höchstmengenverordnungen, insbesondere solche, die Rückstände, Schadstoffe oder Schwermetalle regeln, deren Über- oder Unterschreiten häufig als Maß für die Qualität von Lebensmitteln angegeben werden, können sich nur auf den momentanen Wissensstand beziehen und bloß ein Kompromiß mit dem Machbaren sein.

5. Über Erlaubnis oder Verbot von Zusatzstoffen, Rückständen und Schadstoffen entscheiden Gremien von Experten und Gesundheitspolitiker der Welternährungsorganisation (FAO), der Weltgesundheitsorganisation (WHO), der Europäischen Gemeinschaft und der einzelnen Staaten. Sie entscheiden, ob und in welchem

Umfang ein feststellbares toxikologisches Gesundheitsrisiko zumutbar ist. Sie haben auch abzuwägen, ob nicht ein Verbot oder eine zu starke Einschränkung der Verwendung eines Stoffes, etwa die Nitritverwendung bei Fleischwaren, größere Risiken (rapides Ansteigen des Verderbs, Botulismusgefahr) bringt als die kontrollierte Duldung.

Letztlich entscheiden über die Expertenempfehlungen Gesundheitspolitiker, die sich vor ihren Wählern rechtfertigen und daher darauf Bedacht nehmen müssen, daß die Entscheidungen von der Bevölkerung auch akzeptiert werden. So wäre die drastische Einschränkung von Tabak- und Alkoholkonsum, des Automobilverkehrs und des zu großzügigen Einsatzes von Kohle und Öl als Brennstoff der Gesundheit der Bevölkerung sehr förderlich. Solche Maßnahmen werden aber von der Allgemeinheit kaum akzeptiert. Die Schwierigkeiten, mit der Umweltbelastung fertig zu werden, zeigen drastisch, daß man auch auf dem Gebiet der Zusatzstoffe und Rückstände in Lebensmitteln über den Kompromiß mit dem Machbaren noch nicht hinausgekommen ist.

Im großen und ganzen kann man aber sagen, daß sich das ADI-Konzept, die Festlegung der zulässigen täglichen Aufnahmemenge, trotz aller Mängel bewährt hat, vor allem gibt es keine bessere Alternative.

Mengenangaben bei Giften und Rückständen

Gewöhnlich mißt man die Masse eines Stoffes in Kilogramm und Gramm. Eine Tonne, also 1 000 Kilogramm, ist schon eine gewaltige, aber noch vorstellbare Menge.

In der Chemie der Rückstände und Gifte mißt man aber nur sehr selten in Gramm, meistens in viel kleineren, tatsächlich gar nicht mehr vorstellbaren Mengen. Außerdem ist es wesentlich, auf welche Menge Lebensmittel man eine gewisse Menge solchen Stoffes bezieht, entweder auf 1 Kilogramm oder 100 Gramm.

1 mg/kg = 1 ppm =	1 Gewichtsteil Stoff auf 1 Million Gewichtsteile Lebensmittel (1 ppm: 1 part per million)
1 Mikrogramm/kg = 1 ppb =	1 Gewichtsteil Stoff auf 1 Milliarde Gewichtsteile Lebensmittel (1 ppb: 1 part per billion)
1 Nanogramm/kg = 1 ppt =	1 Gewichtsteil Stoff auf 1 Billion Gewichtsteile Lebensmittel (1 ppt: 1 part per trillion)

g = Gramm	= Tausendstel Kilogramm	= 0,001 kg
mg = Milligramm	= Tausendstel Gramm	= 0,000001 kg
µg = Mikrogramm	= Millionstel Gramm	= 0,000000001 kg
ng = Nanogramm	= Milliardstel Gramm	= 0,000000000001 kg

Die meisten Stoffe werden in Milligramm pro Kilogramm (mg/kg) des Lebensmittels angegeben. Die Lehre aber aus dieser Zahlenspielerei ist, daß jedes Gift, jeder noch so giftige Stoff einer Mindestmenge bedarf, um seine Giftwirkung entfalten zu können.

Zusatzstoffe

Zusatzstoffe sind Stoffe, die Lebensmitteln zugesetzt werden, ohne selbst Lebensmittel zu sein; meist handelt es sich dabei um chemische Substanzen.

Bezüglich der Verwendung von Zusatzstoffen gilt im österreichischen Lebensmittelgesetz 1975 das sogenannte Verbotsprinzip. Das heißt, Lebensmitteln und Verzehrprodukten dürfen nur vom Bundesminister ausdrücklich zugelassene Zusatzstoffe beigefügt werden. Die Zulassung durch Verordnung oder Einzelbescheid setzt eine Prüfung auf Unbedenklichkeit voraus. Die Substanzen müssen gesundheitlich unbedenklich sein und dürfen den Verbraucher nicht über ihre Beschaffenheit täuschen. Daraus ergibt sich eine große Zahl von Einschränkungen.

Äußerst umfangreiche, eingehende und aufwendige Untersuchungen werden durchgeführt, ehe ein Stoff zugelassen wird, und im Prinzip sind in allen Staaten weitgehend die gleichen Stoffe erlaubt. Abweichungen erfolgen weniger aus grundsätzlichen Erwägungen über die Gesundheitsbedenklichkeit einzelner Stoffe, sondern resultieren hauptsächlich aus den unterschiedlichen Verzehrgewohnheiten und Lebensmitteltechnologien in den einzelnen Ländern. In Österreich gelten auch, über die in den Untersuchungen ermittelte Unbedenklichkeit hinaus, emotionale Gründe für eine Reduzierung der Zusatzstoffe. So werden die häufigst genossenen Grundnahrungsmittel wie Fleisch, Brot und Milch von chemischen Konservierungsmitteln und Farben freigehalten und die Zusatzstoffe auf das geringste notwendige Ausmaß hinsichtlich der Menge und der Lebensmittel, denen sie zugesetzt werden dürfen, beschränkt. Österreich ist in dieser Hinsicht etwas restriktiver als die Bundesrepublik Deutschland. Diese restriktive Zulassungspolitik ist nicht in allen Staaten in gleichem Maße gegeben, sodaß es mit Annäherung an die Europäische Gemeinschaft zu einer Vermehrung von Zusatzstoffen, allerdings auf der Basis der gesundheitlichen Unbedenklichkeit, kommt.

Natürlich können trotz noch so intensiver Überprüfung mitunter selbst nach langer Verwendung von Stoffen bedenkliche Umstände zutage treten, dann werden diese Stoffe verboten. Zwei solche Fälle aus der letzten Zeit seien genannt: Tartrazin (E 102), ein gelber Farbstoff, der Jahrzehnte zum Färben von Lebensmitteln und Arzneimitteln in Gebrauch war, darf in Österreich wegen seiner allergischen Wirkung seit 31. Jänner 1984 nicht mehr verwendet werden. Die Propionsäure wurde ab März 1988 verboten, sie diente bis dahin zum Verhüten des Fadenziehens und der Schimmelbildung bei Schnittbrot.

Durch die Untersuchung der Gesundheitsunbedenklichkeit wird festgestellt, welche durchschnittliche Menge eines Stoffes in Milligramm pro Kilogramm Körpergewicht ein Mensch täglich, sein ganzes Leben lang, zu sich nehmen kann, ohne damit ein gesundheitliches Risiko einzugehen. Genau genommen wird die höchste toxikologisch noch unwirksame Menge bestimmt, der Wert, um den Unterschied des Grundumsatzes von Ratte und Mensch auszugleichen, auf ein Zehntel verringert und weiters als eine Sicherheitsspanne die Menge nochmals auf ein Zehntel verringert. Nach dem ADI-Wert, den Verzehrgewohnheiten und der technologischen Notwendigkeit richtet sich die Zulassungspolitik, d. h. ob ein Stoff überhaupt zugelassen oder verboten wird und in welchen Mengen und in welchen Lebensmitteln seine Zulassung erfolgt.

Die tägliche Aufnahmemenge ist ein Hundertstel der höchsten toxikologisch unwirksamen Dosis.

Ohne Zusatzstoffe hätte sich das derzeit breite Angebot preisgünstiger, vor allem industriell hergestellter Lebensmittel von gleichbleibender Qualität nicht so entwickeln können.

Zusatzstoffe sind am häufigsten in Fertig- und Surrogatprodukten enthalten. In anderen europäischen Ländern oder den USA ist die Zusatzstoffverwendung wesentlich verbreiteter als in Österreich. Die heutigen erheblichen lebensmittelrechtlichen Einschränkungen werden bei Anschluß an einen multinationalen Wirtschaftsraum leider nicht aufrechterhalten werden können.

Übersicht über Zusatzstoffe

(Die im Text hervorgehobenen Stoffgruppen sind in Österreich durch Verordnung geregelt.)

1. Stoffe, die die Sinne – Sehen, Riechen, Schmecken – ansprechen:
   Farbstoffe – färben Lebensmittel
   Aroma- und Geschmackstoffe – geben Geruch und Geschmack
   Geschmacksverstärker – verstärken den Geschmack
   Stimulierende Stoffe – wirken anregend
   Süßstoffe – zum zuckerfreien Süßen
2. Stoffe, welche Lebensmittel haltbar machen:
   Konservierungsmittel – machen Lebensmittel durch Schutz vor Mikroorganismen haltbar
   Oberflächenbehandlungsmittel – schützen Lebensmittel vor Oberflächenverderb
   Antioxydantien – verhindern unerwünschte Reaktionen mit Luftsauerstoff und wirken dadurch konservierend
3. Stoffe, welche Lebensmittel stabilisieren:
   Emulgatoren – mit ihrer Hilfe werden schwer mischbare Flüssigkeiten gemischt
   Verdickungs- und Geliermittel – verdicken und gelieren durch Wasserbindung

Schaumstabilisatoren – verleihen schaumförmigen Zubereitungen Stabilität

Feuchthaltemittel – verhindern zu starkes Austrocknen

Überzugsstoffe – zum Umhüllen oder Überziehen

Antiklump-, Antiback- oder Rieselhilfsmittel – verhindern das Verkleben pulvriger oder feinkörniger Produkte

4. Stoffe mit diätetischer Wirkung:

Vitamine und Provitamine – Zusätze erfolgen häufig wegen konservierender, färbender oder technologischer Wirkungen

Mineralstoffe, Spurenelemente – beugen Mangelerscheinungen vor

5. Hilfsmittel für die Lebensmittelverarbeitung:

Schmelzsalze – bewirken beim Schmelzkäse die homogene Beschaffenheit von Fett, Eiweiß und Wasser

Backtriebmittel – zur Lockerung von Teigen

Teigkonditionierungsmittel – verbessern die Verarbeitungs- und Backeigenschaft von Teigen

Trennmittel – erleichtern das Ablösen von Lebensmitteln aus Formen

Kutterhilfsmittel – verbessern das Wasserbindungsvermögen bei Fleischwaren

Säureregulatoren – stellen den Säuregrad von Lebensmitteln ein

Klärhilfsmittel – entfernen Trübungen durch feinste Teilchen aus Getränken

Filterhilfsmittel – zum Filtrieren von Flüssigkeiten

Enzyme – Behandlung von Lebensmitteln

Kulturen von Mikroorganismen – zur mikrobiellen Erzeugung und Behandlung von Lebensmitteln

Bleichmittel – bleichen Lebensmittel

Alkalische Stoffe – Behandlung verschiedener Lebensmittel, auch Erzielung bestimmter Geschmacksnoten (Laugengebäck)

(nach: „Was wir alles schlucken", herausgegeben von der KATALYSE, Institut für angewandte Umweltforschung e. V. bei Rowohlt)

Man muß sich grundsätzlich von der Vorstellung befreien, es gäbe irgend etwas Genießbares, das nicht in der entsprechenden Menge schädlich wäre. Umgekehrt gesagt, bedarf jedes Gift einer Mindest-

111

menge, um seine Giftwirkung entfalten zu können. Zusatzstoffe werden hauptsächlich bei Fertiglebensmitteln verwendet, kaum bei den Grundnahrungsmitteln. Sie haben den Zweck, solche Lebensmittel überhaupt industriell herstellen und vertreiben zu können, die Haltbarkeit zu erhöhen oder das Aussehen und den Geschmack zu verbessern.

Trotz der nützlichen Funktionen, die Zusatzstoffe bei korrekter Anwendung haben, dürfen sie weder verwendet werden, um unzulängliche Herstellungs- oder Verarbeitungspraktiken zu verdecken, noch um den Verbraucher zu täuschen oder zu übervorteilen. Auch dürfen sie nicht wahllos eingesetzt werden. Daß immer wieder versucht wird, diese sehr dehnbaren Grundsätze zu umgehen, liegt in der Natur der Dinge.

Einige Zusatzstoffe sind übrigens natürlicher Herkunft, wie das Carotin aus Karotten, Capsantin aus Paprika, Lecithin aus Eiern und Soja, Latex-Gummimilch, aufgeschlossenes Milch- und Pflanzeneiweiß, andere sind rein synthetische Chemikalien.

Zusatzstoffe sind in allen Ländern deklarationspflichtig, und zwar nach ihrer technologischen Wirkung, in der Bundesrepublik Deutschland sind auch die sogenannten E-Nummern zu nennen. Die Deklaration der Zusatzstoffe ist nicht nur für die Verbraucher mit gesundheitlicher Intoleranz gegen einen bestimmten Stoff wichtig, sondern auch für jene, die aus sonstigen Gründen bestimmte Zusatzstoffe vermeiden möchten.

Es wird zwar nie möglich sein, die Unbedenklichkeit einer Substanz absolut zu gewährleisten, jedoch ist angesichts der angewendeten Testmethoden die Wahrscheinlichkeit von negativen Effekten bei der Aufnahme extrem gering. Verglichen mit anderen Risiken in unserer Nahrung, etwa durch mikrobielle Kontamination oder das Vorhandensein von natürlichen Toxinen, ist das Risiko durch Zusatzstoffe sehr klein. Diese Ergebnisse stehen im Gegensatz zu Befürchtungen vieler Konsumenten, besonders in den Industriestaaten, in bezug auf den tatsächlichen Ursprung eventueller Risiken in unserer Nahrung.

Zwischen der Bundesrepublik Deutschland und Österreich bestehen einige Unterschiede in der Zusatzstoffgesetzgebung.

In beiden Ländern sind durch Verordnungen die Konservierungsmittel, Farbstoffe, Antioxydantien, Emulgatoren, Stabilisatoren, Verdickungs- und Geliermittel und Süßstoffe geregelt. Während der Rest von Zusatzstoffen – wie Geschmacksverstärker, Aromen, Backtriebmittel, Trennmittel – in Österreich nach dem Mißbrauchssystem über den Codex Alimentarius Austriacus einschränkend geregelt wird, sind diese Stoffe und der Großteil der Verdickungs- und Geliermittel in der Bundesrepublik Deutschland ohne Einschränkung zugelassen. Andererseits werden dort bei einer Reihe von Zusatzstoffen die sogenannten E-Nummern neben den Zusatzstoffnamen oder deren Wirkung bei verpackten Lebensmitteln deklariert.

E-Nummern

E-Nummern bezeichnen von der Europäischen Gemeinschaft zugelassene Zusatzstoffe. In Österreich besteht keine Vorschrift, die E-Nummern zu deklarieren. Trotzdem sind sie auf den Verpackungen vieler in Österreich erhältlicher Lebensmittel in der Liste der Zusatzstoffe angegeben; es handelt sich dann entweder um Importe aus oder österreichische Exportwaren in den EG-Raum.

In verschiedenen grundsätzlichen Richtlinien der Europäischen Gemeinschaft werden die Mitgliedstaaten zur Zulassung bestimmter Zusatzstoffe, etwa der Antioxydantien, verpflichtet. Mit anderen Richtlinien wird ihnen die Zulassung einer Reihe von Stoffen, wie Emulgatoren, Stabilisatoren und Verdickungsmittel, empfohlen.

Nach dem im Zusammenhang mit dem ADI-Wert bereits erwähnten Prüfverfahren erhält der jeweilige Stoff eine E-Nummer. Bisher hat aber die Europäische Gemeinschaft den Begriff „Zusatzstoff", wie es in Österreich und in der Bundesrepublik Deutschland der Fall ist, noch nicht definiert. Es haben daher auch Stoffe, die nach dem bundesdeutschen oder österreichischen Lebensmittelrecht keine Zusatzstoffe, sondern Lebensmittel sind, E-Nummern erhalten; ebenso gibt es eine Anzahl von Stoffen, die als Zusatzstoffe Verwendung finden und keine E-Nummer besitzen. Stoffe, die in EG-Zusatzstofflisten ohne E-Nummer angeführt sind, haben eine vorläufige E-Nummer erhalten, bei ihnen ist das Zulassungsverfahren noch nicht abgeschlossen.

Die EG-Liste (siehe Anhang) deckt sich nicht mit den in Österreich durch Verordnung oder Bescheid zugelassenen oder nach dem Mißbrauchsprinzip geduldeten Zusatzstoffen. Eine vollständige österreichische Zusatzstoffliste existiert nicht.

Erlaubt ist in Österreich die Verwendung der in den Zusatzstoffverordnungen und Einzelbescheiden genannten Zusatzstoffe. Die Zulässigkeit der Verwendung einer Reihe weiterer Stoffe, die nicht in diesen Verordnungen geregelt sind, ergibt sich aus den jeweiligen Richtlinien des Codex Alimentarius Austriacus.

Gefälschte Zusatzstofflisten

Seit Jahren kursieren von Frankreich ausgehend Zusatzstofflisten mit falschen Angaben und Warnhinweisen. Seit dem Sommer 1987 werden sie auch in Österreich über Kindergärten, Schulen und das Bundesheer an Kinder, Eltern und junge Leute verteilt und von diesen weitergegeben.

In diesen Flugblättern werden zahlreiche E-Nummern aufgelistet, ohne Nennung, um welche Stoffe es sich handelt, und mit Bewertungen wie „unschädlich", „verdächtig", „gefährlich", „Verursacher von Gesundheitsstörungen" oder „krebserregend" versehen. Unter diesen mit E-Nummern aufgelisteten Zusatzstoffen sind auch solche genannt, die in Österreich gar nicht zugelassen sind.

Nach der österreichischen Lebensmittelkennzeichnungsverordnung 1973 sind Zusatzstoffe zum Unterschied von der Europäischen Gemeinschaft nicht nach E-Nummern, sondern offen nach der Stoffgruppe oder technologischen Wirkung zu deklarieren, also z. B. „verdickt" oder „mit Pektin" oder „mit natürlichem Farbstoff gefärbt". In Österreich in Verkehr gesetzte verpackte Lebensmittel sind daher nur dann mit E-Nummern zusätzlich gekennzeichnet, wenn sie, wie bereits erwähnt, entweder aus EG-Ländern importiert oder dorthin exportiert werden.

In der österreichischen Spielart dieser falschen Zusatzstofflisten wird nun behauptet, die letzten drei Ziffern des EAN-Codes, des Strichcodes auf der Verpackung, seien ein Hinweis auf eine international gültige Zahlencodierung für chemische Zusatzstoffe. Diese

Behauptung ist völlig aus der Luft gegriffen. Die EAN-Codes sollen vielmehr dem Warenverkehr dienen, sie bedeuten Herstellungsland, Betriebsnummer, Artikelnummer und Prüfnummer. Die Behauptung ist auch deshalb falsch, weil es keine solche internationale Zusatzstoffcodierung außer der ausgewiesenen E-Nummer gibt. In vielen Lebensmitteln sind mehrere Zusatzstoffe enthalten, die sich in drei Ziffern gar nicht codieren ließen. Und schließlich sind in Österreich die Zusatzstoffe offen deklariert, wozu sollte man noch verdeckte Codierungen brauchen?

Die gezielte Falschmeldung, der EAN-Code wäre eine verdeckte Zusatzstoffdeklaration, dient wohl dazu, die Bevölkerung, die mit diesem Strichcode nichts anzufangen weiß, zu ängstigen und zu verunsichern, mit dem Hinweis, daß der Staat etwas Böses gegen den Bürger im Schilde führe.

Die Verbindung der Zusatzstoffe mit dem EAN-Code wird auf den in Österreich kursierenden Flugblättern anders dargestellt als auf den deutschen. Denn Österreich ist bisher in der Zulassungspolitik für Zusatzstoffe und überhaupt im Lebensmittelgesetz, auch bei den Radioaktivitätsgrenzwerten, wesentlich strenger als andere europäische Staaten. Zahlreiche in der Europäischen Gemeinschaft erlaubte Zusatzstoffe sind in Österreich nicht zulässig, die Grenzwerte für Radioaktivität betragen hier oft nur die Hälfte der Werte in anderen Staaten.

In den verbreiteten Listen sind E-Nummern enthalten, die die EG-Kommission gar nicht vergeben hat, so existiert die als „verdächtig" klassifizierte E 241 in Wirklichkeit gar nicht. Der Zusatzstoff E 330, der als „am gefährlichsten (krebserregend)" bezeichnet wird, soll „Mundfäule" verursachen, wobei nicht gesagt wird, was darunter verstanden wird.

Bei E 330 handelt es sich um die allgemein bekannte Zitronensäure, die nicht nur in Zitronen und Südfrüchten, sondern auch in fast allen Früchten unserer Breiten in erheblichen Mengen enthalten und keineswegs krebserregend ist oder „Mundfäule" und dergleichen verursacht. Die Verbreiter des Flugblattes sagen aber nicht „Zitronensäure", sondern E 330. Vor Zitronensäure hätte kaum jemand Angst, E 330 ist dagegen etwas Unheimliches, daher wird vor „Schweppes Zitrone, Aromasenf, Messo-Mix, Krabbenfleisch, Bonbel-Käse und Pilzen in Dosen" wegen E 330 – Zitronensäure – gewarnt.

Unter „krebserregenden Stoffen" werden zwei Farben, Patentblau E 131 und Brillantsäuregrün E 142 genannt, also gerade keine Azoverbindungen, die tatsächlich gefährlich sind, während die beiden erwähnten Stoffe nur in äußerst geringen Mengen vom Darm resorbiert werden, umfangreich geprüft wurden und sich als unbedenklich erwiesen haben. Ferner werden die in Österreich zugelassenen unbedenklichen Konservierungsmittel Benzoesäure und ihre Salze (E 210 bis 213), die pHB-Ester (E 214 bis 219) als „krebserregend" bezeichnet. E 239, Hexamethylentetramin, ebenfalls ein Konservierungsmittel, ist weder in Österreich noch in der Bundesrepublik Deutschland zugelassen. Als besonders krebserregend und in den USA und der Sowjetunion verboten wird E 123 herausgestellt, es ist der Azofarbstoff Amaranth. Er darf auch in Österreich Lebensmitteln nicht zugesetzt werden und ist lediglich zum Bemalen der Schale von Ostereiern zugelassen. Unter den gefährlichen Zusätzen, die auch in Vanille-Pudding vorkommen, wird E 102, Tartrazin, angeführt, das in Österreich verboten ist. Störungen der Gesundheit hinsichtlich Cholesterin sollen die beiden Antioxydantien E 320 und 321 hervorrufen, wobei E 320 (BHA) in Kaugummi zugelassen ist, E 321 (BHT) ist zwar im Ausland auch in Kaugummi zugelassen, nicht aber in Österreich. Alles mögliche mag man diesen beiden Stoffen vorwerfen, aber mit dem Cholesterin haben sie nichts zu tun.

Die Mahnung zur Vorsicht am Ende der Liste bleibt, insbesondere bei Iglo-Fischstäbchen und Kraft Doram mit Crème fraîche vollkommen unergründlich. Fischstäbchen sind Kabeljau- oder Seelachsfiletschnitten ohne jeden Zusatz, paniert ohne Ei, wobei der Panade ganz gewöhnlicher Paprika beigemengt ist; Crème fraîche (Rahm mit 36 Prozent Fett) enthält keine Zusatzstoffe.

Diese Listen haben eine unrühmliche Geschichte. Sie werden bereits seit 1976 in mehreren europäischen Staaten in Umlauf gesetzt. Als Urheber wurden regelmäßig französische Provinzkrankenhäuser in Villejuif, Chaumont und Chauny – eher unbekannte Orte –, in Österreich zuletzt das St.-Anna-Kinderspital als Herausgeber und Warner genannt. Die Krankenhäuser haben wegen Rufschädigung Anzeige gegen unbekannte Täter erstattet und sich so, wie auch die französischen Krankenhäuser, von den Flugblättern und ihrem Inhalt entschieden distanziert. Regierungsämter und Verbraucherverbände, Ärzte, Schulbehörden und der ORF haben vergeblich vor diesen Listen gewarnt. In keinem einzigen betroffenen europäischen Staat war es bisher möglich, die Urheber und Hintermänner der falschen Listen auszuforschen. Es finden sich immer neue Erzeuger der Elaborate, die damit rechnen, daß ihre Listen von besonders sensiblen Verbrauchergruppen, Lehrern, Sympathisanten alternativen Gedankenguts, Umweltschützern aus echter Besorgnis, weitergereicht werden und sich nach dem Schneeballsystem verbreiten.

Zusammenfassend kann festgestellt werden: Zusatzstoffe haben schon unsere Vorfahren verwendet, allerdings in weit geringerem Ausmaß und meist in natürlicher Form, Hirschhornsalz, Backpulver und Pökelsalz waren in Gebrauch. In Österreich sind heute alle durch Verordnung erlaubten Zusatzstoffe, und das sind jedenfalls weniger als im Ausland, staatlich geprüft und weder gesundheitlich bedenklich noch in der erlaubten Anwendung zur Täuschung geeignet. Verbrauchervertreter wünschen grundsätzlich natürliche Lebensmittel mit möglichst wenigen Zusatzstoffen, ihre Verwendung läßt sich aber bei modernen Technologien und den heutigen Qualitätsansprüchen der Verbraucher oft nicht verhindern.

Die Lebensmittelkonservierung

Lebensmittel bleiben nur kurze Zeit genießbar, und zwar um so kürzer, je wasserreicher sie sind. Luft, Licht, Wärme und Feuchtigkeit führen zum Wachsen von Mikroorganismen, wie Bakterien, Schimmelpilzen, Hefen, aber auch zu chemisch-physikalischen Abbauvorgängen wie der Ranzigkeit des Fettes. In Mitteleuropa wird der durch Verderb entstehende Nahrungsmittelverlust auf zirca 20 Prozent geschätzt. Unter den Stoffwechselprodukten der Mikroorganismen befinden sich die stärksten Gifte, wie das Botulinustoxin, vom Clostridium botulinum, von dem schon 1 Tausendstel Milligramm für den Menschen tödlich ist. Dazu gehören auch die Mykotoxine (Schimmelpilzgifte), deren gefährlichster Vertreter z. B. das Aflatoxin von Aspergillus flavus ist; nicht zu vergessen sind auch Infektionen etwa durch Salmonellen.

Schon seit der Steinzeit bemüht sich der Mensch, der ja ständig von Nahrungsmangel und Hunger in seiner Existenz bedroht war und es teilweise noch heute ist, Lebensmittel, die in Zeiten des Überflusses gewonnen werden, für Mangelzeiten haltbar zu machen – zu konservieren – und so sein Überleben zu sichern; ein Vorgang, der auch heute noch in vielen Fällen unerläßlich ist.

Die Lebensmittelkonservierung erfolgt nach physikalischen oder chemischen Verfahren.
Die physikalischen Verfahren sind:
- *Trocknung:* durch Wärme oder Gefrieren
- *Erhitzung:* Pasteurisieren und Sterilisieren
- *Kälte*: Kühlen und Gefrieren
- *Bestrahlung*

Die physikalischen Verfahren, die eigentlich jeder kennt, unterscheiden sich von chemischen Verfahren dadurch, daß bei ihnen nichts zugesetzt wird, was ein toxikologisches Risiko sein könnte.
Obwohl physikalische Verfahren allgemein als unschädlich akzeptiert werden, verändern sie doch erheblich die Lebensmittel oder fordern auch eine besondere gesundheitliche Bewertung, man denke da besonders an das Bestrahlen von Lebensmitteln. Die alten Verfahren der physikalischen Konservierung, wie Trocknen und Erhitzen, führen auch zu beträchtlichen Verlusten an Inhaltsstoffen, der Verdaulichkeit, des Genußwertes und der Rekonstruierbarkeit. Die Verwendung solcher konservierter Lebensmittel muß man auch unter dem Gesichtspunkt sehen, daß sie nur fallweise in Ergänzung zu Frischprodukten verzehrt werden und nicht dem ausschließlichen Verzehr dienen.
Die *Trocknung* ist zweifellos das älteste Verfahren zur Lebensmittelkonservierung und wird teilweise noch heute in urtümlicher Weise vorgenommen, z. B. Pemmikan – luftgetrocknetes Wildfleisch der Indianer, Klippfisch und Stockfisch in Norwegen, Gewürztrocknung im Maghreb. Sicherlich ist das Trocknen von Getreide und

Hülsenfrüchten die älteste Lebensmittelkonservierung, die sich zudem nicht viel geändert hat. Mit modernen Verfahren können auch wasserreiche Produkte wie Milch, Tee, Eier, Suppen und Saucen getrocknet werden.

Die Anwendung von *Hitze* zur Abtötung von Mikroorganismen erfordert für vegetative Formen und Viren Temperaturen unter 100° C. Schimmel- und Bazillensporen bedürfen Temperaturen über 100° C. Angewendet werden verschiedene Einwirkungszeiten bei 121° C für Vollkonserven. Zum Abtöten von Tuberkuloseerregern bei der Milchpasteurisierung ist hingegen schon eine Temperatur von 70° C für 15 Sekunden ausreichend. Das Pasteurisieren reicht dann aus, wenn durch nachfolgende Reduzierung von Wasser oder durch Kühlung das Auskeimen überlebender Keime verhindert wird, z. B. durch Kühlen von pasteurisierter Trinkmilch oder Gefrieren von blanchiertem (60° C) Obst oder Gemüse, wie es heute im Haushalt häufig der Fall ist.

Die *Erniedrigung der Temperatur* ist im Prinzip eine Haltbarkeitsverlängerung von Lebensmitteln, die auf der Verhinderung des mikrobiellen Wachstums beruht. Es wird zwischen gekühlter Lagerung, je nach Lebensmittel 0° C bis +2° C bei Fleisch, bis +15° C bei tropischen Früchten, meist jedoch im Bereich von +4 bis +6° C, und Tiefkühllagerung bei unter -18° C unterschieden. Eine Temperaturabsenkung um 10° C führt zu einer Senkung der Wachstumsrate von Mikroorganismen um rund 50 Prozent. Außerdem kommt es zu einer Verschiebung zu den kältetoleranten Keimarten. Beim Einfrieren sterben zwar etwa 70 Prozent der Ausgangskeimflora ab, eine völlige Abtötung der Bakterien findet aber nicht statt, und beim Auftauen kann daher ein überstürztes Wachstum übriggebliebener Keime zu raschem Verderb führen. Andere qualitätsbeeinflussende Veränderungen, wie Fettverderb, laufen weiter, weswegen die für die einzelnen Lebensmittel charakteristischen und auch angegebenen Lagerzeiten in tiefgekühltem Zustand nicht überschritten werden dürfen.

Die chemischen Verfahren der Lebensmittelkonservierung sind durch folgende Stoffe bewirkt:
- Chemische Konservierungsmittel

- Räuchern
- Pökeln
- Säuern und Einlegen in Öl
- Zuckern

Chemische Konservierungsmittel

Die chemischen Konservierungsmittel stehen häufig im Mittelpunkt der Diskussion, wenn es um Lebensmittelzusatzstoffe geht. Daran ist zweifellos die Meinung schuld, daß Stoffe, die Bakterien abtöten, auch für den Menschen nicht gesund sein können. Diese Auffassung war auch anfangs, als die ersten „modernen" Konservierungsmittel aufgekommen sind, durchaus berechtigt.

Die um die Jahrhundertwende aufblühende Lebensmittelindustrie suchte in einer Zeit, in der auch die Hygiene als Mittel zur Verhinderung von Erkrankung und Verderb noch in den Kinderschuhen steckte, nach wirksameren Substanzen, als es die traditionellen Konservierungsmittel Kochsalz, Essig, Milchsäure, Zucker, Öl und Alkohol waren. Von der damals wachsenden chemischen Industrie wurden aus der Medizin bekannte antiseptische Mittel wie Borsäure, Salzsäure, Formaldehyd, Chlorate und Salicylsäure angeboten und diese meist starken Gifte bedenkenlos in großen Dosen angewendet.

Schon aus dieser Zeit stammt die Furcht vor solchen Konservierungsmitteln und ihre Ablehnung, war es doch nicht einmal notwendig, ihre Verwendung zu deklarieren, und blieben Verbote nach dem Mißbrauchsprinzip stets davon abhängig, daß die ohnehin schwache Lebensmittelkontrolle die Stoffe finden und nachweisen konnte.

Mit der Verordnung über Konservierungsmittel nach dem Lebensmittelgesetz 1975 wurden die erlaubten chemischen Konservierungsmittel eingeschränkt. Zu den Konservierungsmitteln zählen auch die Oberflächenbehandlungsmittel für Zitrusfrüchte und Bananen. Von den bereits um die Jahrhundertwende angewendeten chemischen Konservierungsmitteln blieben nur die Ameisensäure und die Benzoesäure übrig. Die Wirkungsweise der Konservierungs-

120

mittel ist meist auf den Stoffwechsel und die Zellmembran der Mikroorganismen gerichtet.

Die Konservierungsmittel werden häufig kombiniert verwendet, um die in den betreffenden Lebensmitteln befürchteten und vorkommenden Verderbniserreger erfassen zu können, denn es wirken außer Benzoesäure und pHB-Ester, Nitrit und Sulfit alle Mittel nur auf Schimmelpilze und Hefen, nicht aber auf Bakterien. Konservierungsmittel haben vor allem in der Fertigkostherstellung Berechtigung, ebenso beim Pökeln, weil es keine Alternativen gibt.

In zwei Fällen aber wirken chemische Konservierungsmittel bei der Abwägung der Risikofaktoren gesundheitlich vorteilhaft (Mykotoxine und Botulismus). Bei der Lagerung vieler Lebensmittel kann es zu Schimmelpilzbefall kommen. Die meisten Schimmelarten bilden Gifte, und die nach dem Zweiten Weltkrieg oft geäußerte Meinung, schimmeliges Brot sei gesund, weil auch Antibiotika von Schimmelkulturen gebildet werden, ist falsch. Der bekannteste Vertreter dieser Gifte (Mykotoxine), das Aflatoxin, ist das Stoffwechselprodukt des Schimmelpilzes Aspergillus flavus, der besonders gerne auf Brot, Getreideprodukten und Nüssen wächst. Aflatoxin ist einer der gefährlichsten Krebserreger. Dabei muß beachtet werden, daß diese Schimmelpilzgifte sich nicht nur an der äußerlich sichtbaren Schimmelstelle befinden, sondern das Myzel das Lebensmittel durchwächst und sich die Giftstoffe im Lebensmittel verteilen. Das Entfernen der sichtbaren Schimmelstelle nützt daher nichts, es ist geraten, Lebensmittel mit Schimmelbefall nicht zu essen und auch nicht Tieren zu verfüttern.

Lebensmittel mit mehr als 60 Prozent Zuckergehalt, z. B. Marmelade, werden nicht schimmelig. Zwar werden sie nicht so zuckerreich hergestellt, der Verderb kann aber trotzdem für einige Zeit hintangehalten werden, wenn geöffnete Marmeladengläser nach Gebrauch verschlossen im Kühlschrank aufbewahrt werden.

Das *Zuckern* der Marmelade zu Konservierungszwecken ist ebenso wie das *Salzen* ein Verfahren, das durch Binden des frei verfügbaren Wassers (Trocknung) das mikrobielle Wachstum behindert. Diese Methoden haben, ebenso wie das *Einlegen in Öl*, das durch Verhinderung des Luftzutritts wirkt, heute eine wesentlich geringere Bedeutung als früher. Mit Salz werden Fische, Fleisch, Butter, Gemüsezwischenprodukte und Eigelb konserviert, mit Zucker Marmeladen, kandierte Früchte und dergleichen.

Die *Erniedrigung der Wasseraktivität* durch Trocknen oder Binden des verfügbaren Wassers mittels Zucker oder Salzen führt dazu, daß das für die Mikroorganismen zum Leben notwendige freie Wasser nicht mehr zur Verfügung steht.

In Österreich sind mit der Verordnung über Konservierungsmittel vom 27. März 1988 folgende Konservierungsmittel zugelassen (eine Übersicht über die Mengen und die jeweiligen Lebensmittel, denen sie zugesetzt werden dürfen, befindet sich im Anhang):

1. *Sorbinsäure und ihre Salze* (E 200 – E 203)
   Sie wurde früher aus Vogelbeeren und Ebereschenfrüchten gewonnen, ist völlig unschädlich und heute das meist verwendete chemische Konservierungsmittel. Sie wirkt vor allem gegen Hefen und Schimmelpilze im sauren Bereich, nicht gegen Milchsäurebakterien und Clostridien. Der ADI-Wert (- duldbare Tagesaufnahme) beträgt 0 bis 25 Milligramm pro Kilogramm Körpergewicht.

2. *Benzoesäure und ihre Salze* (E 210 – E 213)
   Benzoesäure kommt auf natürliche Weise in Preiselbeeren, Ribisel, Pflaumen und anderen Früchten vor bis zu 0,24 Prozent. Sie ist für die gute Haltbarkeit und den etwas scharfen Geschmack der Preiselbeeren verantwortlich. Benzoesäure wirkt nur in saurem Bereich gegen Hefen und Schimmelpilze, kaum gegen Milchsäurebakterien und Clostridien. Sie wurde früher zu Leberfunktionstests verwendet. Personen, die an Aspirinallergie leiden, sind auch auf Benzoate allergisch. Ernsthafte Bedenken gegen ihre Verwendung bestehen trotzdem bisher nicht, jedoch ist der ADI-Wert mit 0 bis 5 Milligramm pro Kilogramm Körpergewicht deutlich geringer als jener der Sorbinsäure.

3. *pHB-Ester* (E 214 – E 219)
   Sie wirken auch im nichtsauren Bereich gegen Hefen, Schimmelpilze und bestimmte Bakterien (grampositive). Sie werden auch in kosmetischen Präparaten und Salben verwendet. Man hat im Zusammenhang mit Nickelhautkontakten allergische Urtikaria

(Hautausschlag) festgestellt. ADI-Wert: 0 bis 10 Milligramm pro Kilogramm Körpergewicht.

4. *Ameisensäure* (E 236 – E 238)

Sie wird von Ameisen gebildet und kommt auch in Pflanzen vor, vor allem in Koniferennadeln, Brennesseln und dergleichen. Sie wirkt hauptsächlich gegen Hefen und einige Bakterien und wird in verhältnismäßig wenigen Fällen verwendet. In Mengen über 10 Gramm ist die Ameisensäure giftig.

5. *Schwefeldioxid und Salze der Schwefeligen Säure* (E 220 – E 227)

Schwefeldioxid (SO_2) ist ein stechend riechendes Gas, das beim Verbrennen von Schwefel entsteht. Es wird vom gesundheitlichen Standpunkt weitaus kritischer als die anderen chemischen Konservierungsmittel betrachtet. Bemerkenswert ist, daß seine Toxizität in Nahrungsmitteln größer ist als im Trinkwasser; das hängt wahrscheinlich mit der Fähigkeit, Thiamin (Vitamin B_1) zu zerstören, zusammen, woraus sich bei Dauerkonsum Stoffwechselstörungen ergeben. Ferner reagieren etwa 1 bis 5 Prozent der Asthmatiker auf Sulfit (Salz der Schwefeligen Säure). Eine echte Risikogruppe sind Patienten mit dem seltenen angeborenen Defizit von Leber-Sulfitoxidase, wodurch der Sulfitabbau und seine Entgiftung blockiert ist. Die durchschnittliche körpereigene Sulfitbildung wird täglich auf 1 680 Milligramm geschätzt. Hauptlieferant an Schwefeldioxid sind nicht geschwefelte Lebensmittel, bei denen es bei der Herstellung meist umgesetzt oder durch Erwärmen großteils gasförmig ausgetrieben wird, sondern Weine. Vor allem bestimmte Rotweine und besonders Spät- und Auslesen enthalten in einem Glas oft schon die tägliche Aufnahmedosis. Die Schwefelige Säure verhindert Oxydationsvorgänge an Gerbstoffen, schützt vor schädlichen Mikroorganismen und Faulstoffen, vermeidet Essigsäurebildung und fördert die Ausbildung von Bukettstoffen. Das Kopfweh, das manche Konsumenten bei Weingenuß bekommen, kann sowohl vom Alkohol als auch vom Schwefeln kommen.

Für Schwefelige Säure wurde die duldbare Tagesmenge mit 0 bis 0,7 Milligramm pro Kilogramm Körpergewicht und Tag festgelegt. Für einen Erwachsenen mit 80 Kilogramm Körpergewicht sind das daher zirka 56 Milligramm täglich, angesichts der körpereigenen Sulfitbildung von 1 680 Milligramm pro Tag ist die Summe vernachlässigbar. Wein ist in diese Berechnung nicht einbezogen, er kann zwischen 100 und 400 Milligramm Schwefeldioxid und mehr im Liter enthalten und zu Thiamin-Mangel führen. Gegen übermäßigen Genuß spricht die Lebertoxizität des Alkohols.

Die Verträglichkeitsgrenze von Schwefeldioxid ist sehr unterschiedlich; manche Menschen vertragen bis 2 000 Milligramm ohneweiters, andere reagieren bereits auf 20 Milligramm mit Übelkeit, Kopfschmerzen und Durchfall.

Schwefeldioxid ist in folgenden Lebensmitteln als Konservierungsmittel erlaubt: gerissener, verpackter Kren; Obstpulpen und Obstmark als Zwischenprodukt; Reste von den Pulpen in Marmeladen, Jams und Obstmusen, Trockenobst; Reste von der Vorbehandlung in Dickzuckerfrüchten.

Es ist auch in nachstehenden Produkten als Antioxidationsmittel zum Verhindern des Ranzigwerdens des Fettes zugelassen: Kartoffelerzeugnisse (roh oder gekocht) und verzehrfertige Kartoffelerzeugnisse wie Chips und Pommes frites sowie Perlzwiebel (Bleichwirkung).

6. *Diphenyl* (E 230), *Orthophenylphenol* (E 231), *Natriumorthophenylphenolat* (E 232) und *Thiabendazol* (E 233) werden bei Zitrusfrüchten, *Thiabendazol* bei Bananen als Oberflächenbehandlungsmittel gegen Schimmelpilze verwendet. Dabei sind die Früchte entweder in Lösungen getaucht, gewachst oder mit imprägniertem Verpackungsmaterial versehen. Beim Verkauf muß in Österreich darauf hingewiesen werden, daß die Schale nicht verwendbar ist.

An traditionellen Konservierungsmitteln stehen noch die Essigsäure und ihre Salze (E 260 bis E 263), die Milchsäure (E 270), die Äpfelsäure und die Fumarsäure zur Verfügung – unschädliche, natürliche Säuerungsmittel.

Den Konsumenten, die bei den Konservierungsmittelzulassungen ihr Mißtrauen nicht unterdrücken wollen, sei gesagt, daß in allen Fällen der Zusatzstoffverwendung eine Nutzen- und Risikoabwägung notwendig ist und daß dabei von den Behörden meist der vorsichtigere Weg des Verbotes gewählt wird, wie das Beispiel der Propionsäure zeigt. Propionsäure hat eine starke Wirkung gegen Schimmelpilze und ist daher jahrzehntelang bei Schnittbrot, das leicht verschimmelt, als Konservierungsmittel eingesetzt worden. Es hat sicher viele Leute vor Krebsleiden bewahrt, denn gerade die auf Brot wachsenden Schimmelpilzarten neigen zur Aflatoxinbildung, einem der stärkst wirksamen cancerogenen Stoffe. Gleichzeitig wußte man aber auch, daß durch Propionsäure bei Ratten entzündliche Prozesse im Vormagen entstehen können, die bei anderen Säugetieren und beim Menschen allerdings nicht vorkommen (sie haben auch keinen Vormagen). Trotzdem wurde die Propionsäure zur Verhinderung der gefährlichen Aflatoxinbildung erlaubt.

In einem ganz modernen Lebensmitteltoxikologiebuch des Jahres 1987 wird wegen der Schimmelgefahr bei Backwaren die großzügige Anwendung von Propionsäure empfohlen. Jedoch im selben Jahr wurde in der Bundesrepublik Deutschland und in Österreich, als Steril-Verpackungseinrichtungen für Schnittbrot das chemische Konservieren erübrigten, die Propionsäureverwendung vorsorglich verboten.

Alle Dinge sind Gift
und nichts ohn' Gift;
allein die Dosis macht,
daß ein Ding kein Gift.
(Theophrastus Bombastus von Hohenheim, genannt Paracelsus, 1493-1541)

Noch vor wenigen Jahren wurden eine Reihe hochtoxischer Stoffe als Konservierungsmittel angewendet, die heute jedoch alle verboten sind:
Borsäure und Borate (Borax):
Zahlreiche Vergiftungen haben gezeigt, daß Borsäure rasch und vollständig aufgenommen wird und kumuliert, eine kausale Therapie der Borsäurevergiftung ist unbekannt. Soorbehandlungen und Ekzembehandlungen von Säuglingen mit Pulvern und Umschlägen haben zum Tod in einigen Tagen geführt, ebensolche Fälle akuter tödlicher Toxizität sind von Erwachsenen bekannt.

Salizylsäure:
Sie neigt zu Kumulation (Ursache: langsame Ausscheidungsge-schwindigkeit) und hat eine schwache analgetische Wirkung (schmerzstillend), außerdem kann sie bei Asthmatikern schwere allergische Anfälle auslösen (Acetylsalicylsäure – Aspirin). Aus diesem Grund wurde Salizylsäure in den meisten Ländern als Konservierungsmittel nicht zugelassen. Früher ist sie bei Fischmarinaden mit Eigelb und häufig bei Marmelade im Haushalt verwendet worden. Sie kommt übrigens in Obst, Beeren, Karotten und Mais in geringen Mengen natürlich vor.

Mono Bromessigsäure, Mono Chloressigsäure, P-Chlorbenzoesäure:
sind wegen ihrer toxischen Eigenschaften verboten.

Natriumacid:
wird verbotenerweise immer wieder zum Konservieren von Wein verwendet. Es ist eine hochmutagene Substanz. Neben akuten Vergiftungserscheinungen können höhere Dosen zentralnervöse Symptome mit Gleichgewichtsstörungen und Erblinden verursachen.

Antibiotika:
scheinen ideale Lebensmittelkonservierungsmittel zu sein. Die Breitbandantibiotika Aureomycin und Terramycin waren auch in den Vereinigten Staaten bei Schlachtgeflügel, Frischfleisch, Schalen- und Krustentieren mit Mengen von 5 bis 7 ppm bis 1966 als Konservierungsmittel erlaubt. In England und Kanada war Aureomycin bei Frischfleisch, Muscheln und Krabben bis 1974 erlaubt.

Der Einsatz von Antibiotika als Konservierungsmittel endete, als aus Kliniken die ersten Fälle von „Hospitalismus" bekannt wurden. Es zeigte sich, daß Mikroorganismen gegenüber sonst hochwirksamen Substanzen resistent werden können. Diese Resistenz wirkt sich nicht nur innerhalb einer Erregerart aus, es besteht auch die Möglichkeit, daß Keime, die keine Krankheitserreger sind, Widerstandsfähigkeiten gegenüber Antibiotika entwickeln und diese auf Krankheitserreger übertragen. Das bei Infektion verwendete Antibiotikum, das oft die einzige Behandlungsmöglichkeit ist, wird somit wirkungslos. Diese Resistenzeigenschaften entstehen vor allem in der Spitalsbehandlung bei breiter, hochdosierter Antibiotika- und Chemotherapeutikatherapie durch plötzlich auftretende Genänderungen, die über die Chromosomen interbakteriell weitergegeben werden. Diese Erkenntnisse haben dazu geführt, daß in der Humantherapie eingesetzte Antibiotika Lebensmitteln prinzipiell nicht zugesetzt oder als sogenannte nutritive Fütterungsantibiotika über Futtermittel dem Tier verabreicht werden dürfen.

Natamycin (Pimaricin) ist ein pilzhemmendes Antibiotikum, das seit 1976 von der Europäischen Gemeinschaft mit einem ADI-Wert 0 bis 0,3 Milligramm pro Kilogramm zugelassen worden ist, vor allem weil in Holland damit bei der Behandlung der Oberfläche von Käse und Wursthüllen angeblich gute Erfahrungen gemacht worden sind. Da das Antibiotikum in der Humantherapie bei Augenmykosen und Vaginitis (Scheidenentzündung) verwendet wird, ist es in der Bundesrepublik Deutschland zwar zur Behandlung von Käseoberflächen, nicht aber von Wursthüllen erlaubt. In Österreich ist es konsequenterweise überhaupt verboten.

Nisin, das gegen das Käseblähen im Schmelzkäse helfen soll, ist in Österreich nicht zugelassen. Das „Käseblähen" entsteht durch Bazillen (Clostridien) aus der Milch von Kühen, die mit Silagefutter gefüttert werden – trotz aller Beteuerungen, daß man sich im Stall um Hygiene bemühe. Nisin ist in 25 Ländern als Zusatzstoff zu Schmelzkäse zugelassen, es hat keinerlei toxische Wirkungen und wird humanmedizinisch nicht verwendet.

Salzen und Pökeln: Nitrat – Nitrit

Salpeter (Kaliumnitrat) und Natriumnitrit, die beim Pökeln verwendet werden, sind bei Fleischwaren durch das Nitritgesetz und den Codex Alimentarius Austriacus geregelt worden. Nitrat ist auch eine unerwünschte Verunreinigung von Trinkwasser und kommt in verschiedenen Gemüsen reichlich vor.

Das Einsalzen, sicher eines der ersten Konservierungsverfahren, ist zu unterscheiden vom Pökeln, bei dem neben Kochsalz auch Salpeter (KNO3) verwendet wird. Der Ausdruck Pökeln geht wahrscheinlich auf den Holländer Gielis Beukel zurück, der um 1400 als erster Kochsalz und Salpeter, also Nitrat, zur Konservierung von Fischen verwendet haben soll. Seit dieser Zeit wird Salpeter zum Pökeln von Fleisch, Fisch und auch Käse benutzt.

Salzen und Pökeln waren in der Zeit, als Kühlen und Gefrieren mangels technischer Möglichkeiten nur in den Wintermonaten möglich waren, die wichtigsten Konservierungsverfahren von Fleisch und Fisch. Inzwischen haben die Pökelfarbe und das Pökelaroma den konservierenden Effekt, ausgenommen bei bestimmten Rohschinken und Rohwürsten, etwas in den Hintergrund gedrängt. Seit 1899 weiß man, daß zur Entstehung des Pökeleffektes Nitrat zuerst in Nitrit umgewandelt werden muß – Nitrit ist die eigentlich wirksame Substanz.

Zu dieser Umwandlung des Nitrats zu Nitrit – chemisch gesehen ist es eine Reduktion – sind Mikroorganismen notwendig, die nur unter ganz bestimmten Bedingungen und mit einigem Zeitaufwand wirken. Die Verwendung von Salpeter zum Pökeln von Massenprodukten, wie es heute die meisten Fleischwaren sind, scheidet aufgrund dieser Dauer des Prozesses und der Fehlermöglichkeiten praktisch aus. Salpeterpökelung wird in Österreich nur mehr bei Fleischwaren angewendet, die ohnehin einen langen Produktionsprozeß erfordern, das sind Rohschinken und Salami. Die anderen gepökelten Fleischerzeugnisse – alle Arten von Selchfleisch und Würsten, ausgenommen Weißwürste und Bauernpreßwurst, die überhaupt nicht gepökelt werden – werden mit Nitritpökelsalz, d. h. in Mischung mit Kochsalz, behandelt.

Während bei Salpeter die akute tödliche Dosis für den Menschen relativ groß ist, sie dürfte bei zirka 15 Gramm liegen, ist Nitrit eine hochgiftige Substanz. Über Gesundheitsschäden bei langandauernder Aufnahme von Salpeter in Konservierungsmittelmenge ist nichts bekannt. Der ADI-Wert von Salpeter beträgt 0 bis 5 mg/kg Körpergewicht, der Wert bezieht sich auf Salpeter als Lebensmittelzusatzstoff, und er berücksichtigt nicht natürliches Vorkommen von Nitrat in Lebensmitteln und Wasser, er gilt auch nicht für Säuglinge unter sechs Monaten.

Als Nitrit noch nicht in Mischung mit Kochsalz verwendet wurde, ist es öfter zu tödlichen Vergiftungen gekommen. Das Pökeln mit Nitrit wurde daher in Deutschland bereits 1934 verboten, und das Nitritgesetz wurde von Österreich übernommen. Danach darf Nitrit nur in Mischung zu 0,5 bis 0,6 Prozent mit Kochsalz als sogenanntes Pökelsalz für die Lebensmittelerzeugung feilgehalten und verwendet werden. Das Pökelsalz darf nur in zugelassenen, verläßlichen Betrieben hergestellt werden, die laufend unter Kontrolle stehen. Durch Verwendung des Pökelsalzes wird einerseits die Pökelwirkung sichergestellt und andererseits eine Überdosierung von Nitrit verhindert, denn bei Mehrverwendung würden die Fleischwaren als versalzen zurückgewiesen werden.

Übrigens weiß heute selbst jeder Fleischerlehrling, daß im Fleischerbetrieb kein Nitrit, sondern nur Pökelsalz vorhanden sein darf. Die letzte Übertretung des Nitritgesetzes in Wien ereignete sich um 1950. Ein Fleischer hatte zum Pökeln von Selchrippen Nitrit verwendet. Nach dem Verzehr der daraus hergestellten Suppe verstarben ein Mann und zwei Kinder, die Frau hatte am wenigsten gegessen und konnte gerettet werden.

Beim Pökeln von Fleischwaren sind vier Wirkungen wesentlich:
1. Farbbildende Wirkung (Pökelrot)
2. Aromabildende Wirkung (Pökelaroma)
3. Konservierende Wirkung (Bakterienwachstumshemmung)
4. Antioxidative Wirkung gegen Fettoxidation (Verhinderung der Ranzigkeit)

Zur Bildung des *Pökelrots* reagiert der rote Muskelfarbstoff Myoglobin mit dem aus dem Nitrit stammenden Stickoxid (NO) zum licht-, sauerstoff- und hitzestabilen Nitrosomyochromogen. Hiezu sind 30 bis 50 ppm (mg/kg) Nitrit notwendig.

Das typische *Pökelaroma* entsteht aus der Reaktion mehrerer Inhaltsstoffe des Fleisches mit Nitrit bzw. Stickoxid. Hiezu sind 20 bis 40 ppm Nitrit notwendig.

Besonders wichtig ist die *Hemmwirkung* des Nitrits auf verschiedene lebensmittelvergiftende Bakterien, wie vor allem auf das Clostridium botulinum, Salmonellen, Staphylokokken und andere.

Die gefährlichste und bekannteste Lebensmittelvergiftung ist der „Botulismus", ein Phänomen, das schon den Griechen bekannt war. Als „Botulismus" wird es allerdings erstmals im 16. Jahrhundert in der deutschen medizinischen Literatur bezeichnet – von Botulus, der Wurst. Lähmungen nach dem Verspeisen von Blutwürsten wurden erstmals 1735 in Württemberg beobachtet. Die Krankheit wird durch das Toxin des Clostridium botulinum, dem stärksten bekannten Gift, verursacht, genauer durch die von den verschiedenen

Stämmen gebildeten sechs Toxintypen, wobei in Mitteleuropa der Typ B mit einer Sterblichkeitsrate von 6,5 Prozent der Erkrankungen überwiegt. Die Letalität des in Kanada und USA vorkommenden Typ A liegt bei 23 bis 35 Prozent. Der Typ E findet sich in Rußland und Japan und kommt weltweit bei Fischen vor.

Bei der Typ-B-Erkrankung kommt es meist nach 24 Stunden zu Bauchschmerzen, Erbrechen und Durchfall. Nach vier Tagen treten Sehstörungen mit Doppeltsehen ein, dann Schluckstörungen, Heiserkeit und schließlich hartnäckige Verstopfung. Wichtig für den Verbraucher ist die Tatsache, daß die Botulinustoxine gegen Hitze empfindlich sind und in fünf Minuten bei 100° C zerstört werden. Ein nochmaliges Kochen von Speisen vor Verzehr schützt daher vor Botulismus. Es ist das stärkste bekannte Gift, die LD50 vom Typ B-Toxin beträgt für Mäuse 0,000002 µg/kg. Bereits 10 µg Botulinus A Toxin oral töten einen Menschen.

Angesichts der ungewöhnlich hohen akuten Toxizität – gefährdet sind eiweißhaltige Produkte, Konserven, auch Gemüsekonserven – ist es derzeit unverantwortlich, auf Nitrit in den entsprechenden Fleischprodukten zu verzichten, trotz allfälliger·Gefährdung durch N-Nitroso-Verbindungen (Nitrosamine). Diese bakterielle Hemmwirkung wird von Nitrit in Verbindung mit anderen Einflußfaktoren bewirkt, in einer Menge von 80-150 ppm. Die Nutzen-Risiko-Abwägung spricht für das Verbleiben des Nitrits in Lebensmitteln.

Die üblichen chemischen Konservierungsmittel wie Sorbinsäure, Benzoesäure usw. sind bei Fleisch und Fleischwaren seit jeher verboten, auch gar nicht wirksam, und der Fleischer sieht im Pökeln eigentlich kein chemisches Konservieren.

Nicht zuletzt wirkt Nitrit dem oxydativen *Fettabbau* (Ranzigkeit) in Fleischwaren entgegen und bewirkt damit eine längere Geschmackserhaltung.

Die Hauptmenge an Nitrat wird mit Gemüse und nur sehr wenig über Fleisch und andere Lebensmittel aufgenommen. Nitrit hingegen wird hauptsächlich über gepökeltes Fleisch konsumiert. Bei Gemüseprodukten entsteht Nitrit nur durch bakteriellen Abbau infolge Verderbs.

Interessant ist der Nitratkreislauf: 50 bis 80 Prozent des mit Speisen

130

und Wasser aufgenommenen Nitrats werden in zirka acht Stunden hauptsächlich mit dem Harn wieder ausgeschieden. Etwa 20 Prozent der aufgenommenen Nitratmenge gelangt über die Blutbahn in den Speichel und damit in den Mund, wovon wieder etwa 20 Prozent dort durch Bakterien zu Nitrit abgebaut werden.

Zur durchschnittlichen täglichen Aufnahme von rund 3 Milligramm Nitrit mit der Nahrung kommen daher noch 8 bis 11 Milligramm Nitrit, die über den Speichel gebildet werden, beide gelangen in den Magendarmtrakt. Es kommt daher nicht nur auf die Nitritmengen, die mit der Nahrung aufgenommen werden, an, sondern auch auf die aufgenommenen Nitratmengen, weil diese zumindest teilweise präformiertes Nitrit darstellen.

Der nicht für Säuglinge unter sechs Monaten geltende ADI-Wert von Nitrit beträgt nur 0 bis 0,13 mg/kg Körpergewicht. Die tägliche Zufuhr von Nitrit für einen 60 Kilogramm schweren Menschen soll daher 8 Milligramm nicht übersteigen.

Nitrit ist in zweifacher Hinsicht ein gefährliches Gift:
Es bewirkt eine Umwandlung des Hämoglobins, des roten Blutfarbstoffes, zu Methämoglobin, das mit seinem dreiwertigen Eisen zum Sauerstofftransport nicht mehr fähig ist; es kommt zu Sauerstoffmangel und innerer Erstickung. Besonders gefährdet sind Säuglinge bis etwa sechs Monate wegen der leichten Oxydierbarkeit des Hämoglobins in diesem Alter (Blaue Babys). Hiezu kommt noch, daß der Magen des Säuglings nur wenig Salzsäure bildet, wodurch der pH-Wert seines Magensaftes relativ hoch ist und sich daher dort nitratreduzierende (nitritbildende) Keime vermehren können. Mit fortschreitender Zunahme der Salzsäurebildung im Magen des Säuglings schwindet seine Empfindlichkeit gegen hohen Nahrungsnitratgehalt.

Zu einer solchen gefährlichen Nitritbildung kann es auch durch bakterielle Einwirkung bei stehengelassener und aufgewärmter Babygemüsekost, besonders aus Spinat, kommen. Man soll daher Spinatkost für Babys stets nur frisch zubereiten und keine Reste aufbewahren.

Eine Gefährdung von Säuglingen durch Nitrit aus gepökelten Fleischwaren, wie behauptet wurde, ist schon deshalb unmöglich, weil man Wurst und Geselchtes Säuglingen nicht zum Essen gibt. Auch bei Erwachsenen kann es durch das Nitritgesetz und die Grenzwerte für Nitrat und Nitrit, deren Einhaltung regelmäßig überwacht wird, zu keiner akuten Gefährdung durch Fleischwaren kommen.

Tägliche Aufnahme von Nitrat (NO_3)(nach Hoffmann) in Milligramm pro Person:

Lebensmittel	USA	Schweiz	BRD
Vegetabilien	65,0	63,0	35,7
Fleisch	5,4	5,7	9,1
Getreide	1,2	1,5	2,7
Obstsäfte	4,3	1,0	1,5
Milchprodukte	0,2	0,2	0,3

Tägliche Aufnahme von Nitrit (NO_2)(nach Hoffmann) in der Bundesrepublik Deutschland in Milligramm pro Tag und pro Person:

Fleisch	0,94
Getreide	0,47
Vegetabilien	0,29
Milch	0,02
Früchte	–

Die zweite Gefährdung, die Nitrit bewirken kann, ist die Nitrosaminbildung:
Nitrosamine sind akut hochgiftige Stoffe, deren tödliche Dosis (orale LD-50) für den Menschen bei Dimethylnitrosamin 20 bis 25 mg/kg Körpergewicht beträgt, sie sind darüberhinaus durchwegs Krebsverursacher. Nitrosamine bilden sich, wenn Amine, wie sie in verschiedenen Lebensmitteln (Gemüse, Fischprodukte, Käse, Brot), aber auch in Pharmaka, Pestiziden und in der Luft vorhanden sind, mit Nitrit zusammenkommen. Voraussetzungen für die Entstehung von Nitrosaminen sind ein Nitritüberschuß und ein saures Milieu, wie im Magen.
Mit der Nahrung, berechnete man, werden täglich zirka 200 bis 250 Milligramm solcher nitrosierbarer Amine aufgenommen.
Beim Vorliegen beider Stoffe und günstigen Bedingungen kann es

auch schon im Lebensmittel selbst zur Nitrosaminbildung, allerdings in kleinsten Mengen, kommen. In Fleischwaren, Käse und Bier werden Nitrosamine, meist in Mengen unter 0,5 ppb, gefunden.

Nach Spiegelhalder beträgt die durchschnittliche tägliche Belastung pro Person mit präformierten Nitrosaminen über Lebensmittel in Industrienationen:

	Dimethyl-nitrosamin	N-Nitroso-Pyrrolidin	N-Nitroso-Piperidin
Fleisch und Fleischwaren	0,1 µg	0,1 µg	0,01 µg
Käse	0,01 µg	–	–
andere Lebensmittel (ohne Bier)	0,2 µg	0,03 µg	–

Gefördert wird die gefährliche Nitrosaminbildung durch trockenes Erhitzen von gepökelten Fleischwaren. Beim Braten und Grillen von Speck oder Salami steigt der Gehalt an Dimethylnitrosamin bis zum Achtfachen an. Es ist also nicht ungefährlich, Gepökeltes zu grillen – etwa wie in England oder USA täglich zum Frühstück gebratenen Bacon mit Spiegelei zu essen.

Die Nitrosaminbildung kann aber auch wirkungsvoll gehemmt werden, und zwar durch Stoffe, die mit Nitrit (salpetriger Säure) schneller reagieren als sekundäre Amine. Diese Hemmwirkung haben die in Lebensmitteln vorhandenen Eiweißbausteine (primäre Amine), vor allem aber Ascorbinsäure (Vitamin C) und α-Tocopherol.

Durch Ascorbinsäure kommt es zu einer Zerlegung des Nitrits und damit auch zu einer wesentlichen Verminderung des Restnitritgehaltes.

Aus dieser Überlegung heraus wurde die im Österreichischen Lebensmittelbuch schon seit Jahren bestehende Vorschrift, beim Pökeln von Würsten für 100 Kilogramm 50 Gramm L-Ascorbinsäure zuzusetzen, 1988 auch auf alle anderen Fleischwaren (außer getrocknetem Rohschinken) ausgedehnt. Damit ist diese ernste Gefährdung praktisch gebannt.

Für Nitrat (Salpeter) und Nitrit gelten daher bei Fleischwaren in Österreich folgende Vorschriften:

Die Verwendung von purem Nitrit ist verboten und nur in Form von Pökelsalz zulässig. Die gleichzeitige Verwendung von Salpeter und Pökelsalz ist nur bei Schinken über 3 Kilogramm erlaubt und in der Menge beschränkt.

Salpeter ist zwar zum Pökeln nicht untersagt, wird aber nur bei Rohschinken und Rohwürsten wie Salami verwendet.

Das Pökelsalz enthält 0,5 bis 0,6 Prozent Natriumnitrit pro Kilogramm Kochsalz. Eine eßfertige Fleischware mit mehr als 20 mg% (Milligrammprozent) Nitrit wird als gesundheitsschädlich und mit mehr als 50 mg% Salpeter als verfälscht beurteilt.

In Wien werden in- und ausländische Fleischwaren wie auch das Pökelsalz laufend auf den Nitrat- und Nitritgehalt überprüft.

Überschreitungen des Grenzwertes für Nitrit kommen überhaupt nicht mehr, des Grenzwertes für Salpeter nur selten und in geringem Ausmaß bei grober Mettwurst und Kantwurst vor. Üblicherweise liegen die gefundenen Werte im Bereich von 10 Prozent des Codexgrenzwertes.

Für Gemüse und Säuglingsnahrung sind andere Vorschriften und Grenzwerte in Geltung.

Aus Berichten ist zu entnehmen, daß in der Bundesrepublik Deutschland bei Rohschinken verhältnismäßig häufig Überschreitungen des Salpetergrenzwertes vorkommen. Man ist dort einen anderen Weg gegangen. Der Natriumnitritgehalt des Pökelsalzes wurde von 0,5 bis 0,6 auf 0,4 bis 0,5 Prozent gesenkt und der Restnitritgehalt in Fleischwaren wie in Österreich mit 20 Milligrammprozent (mg%) festgelegt, in großen Rohschinken und Trockenfleisch darf die Restmenge an Nitrat und Nitrit zusammen 60 mg% betragen. Die Verwendung der Ascorbinsäure ist in der Bundesrepublik Deutschland jedoch nicht vorgeschrieben.

In Österreich wurde die akute Nitritgefährdung also durch das Nitritgesetz und die Mengenbegrenzungen von Salpeter und Nitrit beseitigt, die Nitrosamingefährdung darüberhinaus durch die vorgeschriebene Ascorbinsäureverwendung eingeschränkt.

Puristen glauben, man könne auf Salpeter und Nitrit bei Fleischwaren völlig verzichten, denn auf die konservierende Wirkung des Nitrits käme es heute nicht mehr an; die Verbraucher würden sich schon an die dann weißen geschmacklosen Weißwürste gewöhnen.

Der Verzicht auf Nitrit wäre jedoch das Ende der Wurstproduktion, nicht bloß aus Gründen der Farbe und des Geschmacks, sondern weil die Würste vorzeitig, oft schon während der Herstellung, verderben würden – das gilt insbesondere für Rohwürste wie Salami, für Dauerwürste und Rohschinken. Außerdem würden die höchst gefährlichen mikrobiellen Toxine zahlreiche Opfer unter den Verbrauchern fordern.

Sinnlos ist es auch, den Fleischhauern eine Warntafel abzufordern, daß ihre gepökelten Fleischwaren einen Restnitrat- oder Nitritgehalt aufweisen. Der kritische Verbraucher erkennt schon beim bloßen Hinschauen, daß die Würste gepökelt sind, wenn sie sich nicht weiß wie eine Leinwand präsentieren. Auch zeigt sich an den stark steigenden Verkaufsmengen verpackter Pökelwaren, auf denen ja zumindest in Österreich die Verwendung von Pökelstoffen deklariert ist, daß es eine Utopie ist, zu glauben, über einen bloßen Deklarationszwang und über Marktmechanismen wie Konsumverzicht breiter Bevölkerungsschichten eine verstärkte Suche nach Alternativen zum Pökelsalz erzwingen zu können.

Bereits vor etwa einem Jahrzehnt, bei der Eröffnung eines Fleischforscherkongresses in Kulmbach (BRD), der Stadt des Bieres und der Fleischforschung, erklärte der damalige Landwirtschaftsminister Ertl mit dem ihm eigenen tiefen Brustton der Überzeugung, deutscher Forschergeist sei dabei, das leidige Nitritproblem zu lösen und die damit verbundene Gefährdung der Konsumten von Wurst und Geselchtem zu beseitigen. Seit damals ist viel Wasser den Rhein und die Donau hinuntergeflossen, aber einen Ersatz für Nitrit konnte man nicht finden. Allein die Verwendungsbeschränkung und Ascorbinsäureverwendung bieten einen Schutz für alle, die nicht nur Weißwürste essen wollen.

Nitrat in Gemüse

Stickstoff ist für Pflanzen ein lebenswichtiger Nährstoff zum Aufbau von Aminosäuren und Eiweißverbindungen. Mikroorganismen bauen im Boden Stickstoffverbindungen bis zum Nitrat ab, das von den Pflanzen aufgenommen wird. Nitrat befindet sich hauptsächlich in den dem Nährstofftransport dienenden Teilen von Sproß, Stiel und Blattrippe. Blattgemüse kann daher einen höheren Nitratgehalt aufweisen als Wurzel- oder Knollengemüse, und diese wieder mehr als Fruchtgemüse. Getreide enthält nur wenig Nitrat.

Der Nitratgehalt einer Pflanze wird von einer Reihe von Faktoren beeinflußt:

1. Ökologische Faktoren:
   Licht ist Voraussetzung für die Assimilation und den Abbau, Lichtmangel im Winter führt zu Nitratanreicherung.
   Temperatur fördert die Wachstumsbedingungen der Bodenmikroorganismen und der Pflanzen.
   Wasser ist als Transportmittel notwendig und für das Wachstum der Mikroorganismen genauso wie Wärme.
   Vorhandensein und Verfügbarkeit von Haupt- und Spurennährstoffen ist eine allgemeine Voraussetzung für das Gedeihen von Pflanzen.
2. Stickstoffverbindungen des Bodens setzen sich zusammen aus:
   Stickstoffrestmengen der Vorkultur,
   Stickstoff aus organischer Düngung (Stallmist), Ernterückständen und Grunddüngung,
   Stickstoff aus Kunstdünger.
3. Pflanzliche Faktoren:
   Artspezifische Unterschiede in der Nitrataufnahme und Umsetzung,
   Sortenunterschiede,
   Altersunterschiede – junge Pflanzen enthalten mehr Nitrat.

Einige Gemüsearten neigen mehr als andere zur Nitratspeicherung:
Gemüse mit hohem Nitratgehalt:
Häuptelsalat und Vogerlsalat, Kohlrabi, Radieschen, Rettich, Kresse, Petersilienkraut und -wurzeln.
Gemüse mit mittlerem Nitratgehalt:
Kraut, Kohl, Chinakohl, Endiviensalat, Chicoree, Porree, Karotten, Rote Rüben, Fisolen, Knollensellerie, Spinat.
Gemüse mit unbedeutendem Nitratgehalt:
Tomaten, Gurken, Paprika, Kürbis, Melanzani.

Die übrigen Grundnahrungsmittel wie Getreideprodukte, Kartoffel, Hülsenfrüchte, Milch, Fleisch und Fette enthalten Nitrat nicht oder nur in vernachlässigbaren Mengen.

Über den Nitratgehalt von Pflanzen und Lebensmitteln gibt es umfangreiche Untersuchungen aus der Bundesrepublik Deutschland, Österreich und – speziell im Rahmen des Monitoringprogrammes des in Wien produzierten Gemüses – von der Lebensmitteluntersuchungsanstalt der Stadt Wien.

Eine Liste aus Baden-Württemberg gibt folgende Werte in Milligramm pro Kilogramm an:

Gemüse	Mittelwert mg/kg	Höchstwert
Kresse	2 990	8 632
Rettiche	2 251	6 684
Rote Rübe	2 104	6 798
Kopfsalat	1 787	5 300
Vogerlsalat	1 756	4 991
Radieschen	1 748	3 865
Mangold	1 271	5 780
Kohlrabi	1 073	3 405
Chinakohl	893	2 500
Spinat	871	3 894

Aufgrund des geringen Lichteinfalls sind Glashausprodukte immer nitratreicher. Durch Entfernen der Stengel, Rippen und Strünke kann der Nitratgehalt des Produktes oder der Speise stark gesenkt werden, auch Blanchieren und Wegschütten des Wassers bringt eine Verminderung. Diese Methode findet bei der Tiefkühlspinatproduktion und erst recht bei der Kinderspinaterzeugung mit gutem Erfolg Verwendung. Wenn Sie die groben Rippen entfernen, den Spinat überbrühen und das Wasser abgießen, können Sie den Nitratgehalt auf die Hälfte reduzieren.

Untersuchungen des Wiener Frischgemüses (Monitoring System):

Häuptelsalat:

	Minimalwert	Mittelwert	Maximalwert
Frühjahr			
Feld	600	1 100	1 700
Glas	1 800	2 900	3 500
Herbst 1985			
Feld	500	600	700
Glas	1 100	2 200	3 600
Frühjahr 1986			
Feld	200	700	1 200
Glas	1 800	2 400	3 200
Herbst 1986			
Feld	700	1 300	2 100
Glas		1 900	
Frühjahr 1987			
Feld	100	1 200	3 400
Herbst 1987			
Feld	500	800	1 500
Glas	1 100	2 200	3 300
Frühjahr 1988	100	200	1 800

Spinat:

Frischer Spinat mg NO_3/kg

Inländischer Spinat:	zwischen 2 610 und 3 740.
Italienischer Spinat:	zwischen 760 und 3 250.
Griechischer Spinat:	zwischen 1 580 und 1 940.
Tiefgekühlt in Wien angeboten (blanchiert, passiert) verschiedene Erzeuger:	zwischen 270 und 1 100 im Mittel 617 mg/kg.
Kinderspinaterzeugnisse:	weniger als 100 mg NO_3/kg.

Kartoffeln:

Sorte	Mittelwert mg/kg NO$_3$	Sorte	Mittelwert mg/kg NO$_3$
Bintje	150	Kipfler	160
Sieglinde	120	Desiree	160
Siertema	140	Runde	170
Siegma	150	Linzer Delikatess	120
		Linzer Rose	120

Grenzwerte für Nitrat im Gemüse (in Milligramm Nitrat pro Kilogramm Frischgewicht):

	Ernte 1. Mai bis 31. Oktober	Ernte 1. November bis 30. April
Häuptelsalat (Kopfsalat), Bummerlsalat (Eissalat, Krachsalat)	3 000	4 000
Radieschen, Rettich, Rote Rübe	3 500	4 500
Endiviensalat	2 500	3 500
Freilandspinat	Ernte vor 30. Juni 2 000	Ernte ab 1. Juli 3 000
Chinakohl	ohne Datumsbegrenzung 2 500	
Kraut, Kohl, Chicoree, Porree, Karotten (Möhren), Knollensellerie, Grüne Bohnen	ohne Datumsbegrenzung 1 500	
Kleinkindernahrung und Diätnahrungsmittel	250	
	Ernte 1. Mai bis 31. Oktober	Ernte 1. November bis 30. April
Vogerlsalat, Kohlrabi, Kresse, Petersilienkraut und -wurzeln	3 500	4 500

Die Grenzwerte für Kopfsalat im internationalen Vergleich (in Milligramm Nitrat pro Kilogramm Frischgewicht):

	Feldsalat	Glashaus
Holland	4 000	5 000
BRD	keine Regelung	
Schweiz		4 000
	1. Mai–	1. November–
Österreich	31. Oktober	30. April
	3 000	4 000

Nitrat im Käse

Unter der Bezeichnung „Käsereisalze" verbergen sich Natrium- und Kaliumnitrat. Sie werden bestimmten Käsesorten – etwa Schnittkäse – zur Verhinderung der sogenannten „Käseblähung" zugesetzt. Durch die Verfütterung von Silagefutter kommt es zum Vorkommen von anaeroben Sporenbildnern, die zur Keimflora des Silofutters gehören; in der Milch können Fehlgärungen (Spätblähungen) bei der Schnittkäseherstellung entstehen.

Aus dem der Käsemilch zugesetzten Nitrat bildet sich Nitrit. Es hemmt die anaeroben Sporenbildner, die der Pasteurisation der Käsemilch widerstehen, und verhindert so Fehlgärungen.

In Österreich ist die Verwendung von Käsereisalzen bei der Schnittkäseherstellung in einer Menge von 20 bis 100 Gramm pro 100 Liter Kesselmilch noch nach dem Milchcodex aus dem Jahre 1924 gewerbsüblich. Aufgrund verbesserter Milchhygiene werden angeblich heute nur mehr 10 bis 15 Gramm pro 100 Liter Kesselmilch verwendet. Eine gesetzliche Zulassung besteht nicht.

Die Molkereiwirtschaft weist gerne und wortgewaltig darauf hin, daß ihre Milchprodukte frei von Zusatzstoffen seien. Nitratzusätze sieht sie offenbar als vernachlässigbar an, verweist auf die Nitratgehalte anderer Lebensmittel oder behauptet, daß im Käse noch nie Nitrosamine gefunden worden sind. Das Krebsforschungsinstitut in Heidelberg hingegen untersuchte 2 850 Lebensmittelproben (Nachweisgrenze 0,05 bis 0,1 ppb), darunter auch 209 Käseproben, von denen immerhin 28 Prozent Dimethylnitrosamin enthielten, wenn auch nur in einer Probe über 5 ppb. Eine Gefährdung kann bei solch niederen Konzentrationen nicht angenommen werden, trotzdem dürfen sie nicht einfach verschwiegen werden; auch bei 68 Prozent der Selchfleischproben lag die Nitrosaminkonzentration im gleichen Bereich unter 0,5 ppb.

Die österreichische Käsereiwirtschaft argumentiert mit Hygienemängeln der angelieferten Milch; trotzdem ist sie in der Lage, für Italien und die Schweiz, wo Nitratzusätze verboten sind, nitratfreien Schnittkäse herzustellen, während für die im Inland verbleibende Standardware merkwürdigerweise der Nitratzusatz eine Notwendigkeit darstellt.

Überblick über internationale Nitratverbote und Nitratverwendung bei Käse:

Land	Nitratzusatz	Bemerkungen
Belgien	15 g/100 l Käsemilch, 50 mg/kg der meisten Käse	nicht in der Lage, nitratfreien Käse herzustellen
BRD	20 g/100 l Käsemilch für Schnittkäse	Regelung wird strikt eingehalten, Verbot für andere Käse, kein Verbot für Exportkäse
Dänemark	15 g/100 l Käsemilch, 50 mg/kg Fertigkäse	Nitratverbot für Schimmelkäse, alle anderen Käsesorten enthalten Nitrat
Finnland	10–15 g/100 l Käsemilch	Es soll auch nitratfreien Käse geben
Großbritannien	10 g/100 l Käsemilch	Praktisch Nitratverbot für britische Käsesorten. Verboten für Cheshire, Cheddar, Grana- und Provolonetypen, gleiche Anforderungen an Importkäse

Italien	verboten	Verbot wird befolgt
Luxemburg	verboten	keine eigene Käseproduktion
Niederlande	bei bestimmten inländischen Käsesorten max. 50 mg/kg, erlaubt für ausländischen Käse	Nitratverbot für Cheddar und Cheshire, nicht in der Lage, nitratfreien Käse herzustellen
Norwegen	Nitrat allgemein verboten, außer Schimmelkäse und Cheddar trotzdem 15 g/100 l Käsemilch angewendet	nicht in der Lage, nitratfreien Käse herzustellen
Österreich	keine gesetzliche Zulassung bis 100 g/100 l Käsemilch verwendet	nicht in der Lage, nitratfreien Käse herzustellen, außer für den Export
Schweiz	verboten	Schwierigkeiten im Winter werden mittels Baktofuge (Keimzentrifuge) überwunden
EG	keine Regelung für die Schnittkäseherstellung	

Wenngleich zu bezweifeln ist, daß die mangelhafte bzw. praktisch fehlende gesetzliche Regelung des Nitrats im Käse eine gesundheitliche Gefährdung in Österreich darstellt, ist die Nitratverwendung doch ein Symptom für erhebliche Hygienemängel bei der Milchgewinnung – Mängel, die außer bei Exportprodukten einfach durch Konservierungsmittel verdeckt oder verschwiegen werden, anstatt sie endlich an der Wurzel zu packen.

Nitrat im Trinkwasser

In Österreich stammen zirka 45 Prozent des Trinkwasser aus dem Grundwasser. Nach Untersuchungen in der Bundesrepublik Deutschland kommen 75 Prozent des Grundwasser-Stickstoffeintrages aus der Landwirtschaft und 22 Prozent aus häuslichen und industriellen Abwässern. Die letzteren lassen sich meist durch technische Maßnahmen an den Brunnen und in ihrer Umgebung beseitigen. Bei der Verunreinigung des Grundwassers, die die Landwirtschaft verursacht, ist es nicht so einfach, denn der Nitrateintrag erfolgt über das Sickerwasser.

Zur Reduzierung des Nitrats tragen entsprechende Fruchtfolge, Vermeidung von Bracheflächen, an den Verbrauch der Pflanzen angepaßte Düngung unter Berücksichtigung des bereits im Boden befindlichen Stickstoffs bei. Als besonders grundwassergefährdend wird das Ausbringen von Gülle (Jauche) in den Wintermonaten angesehen, da Pflanzenbewuchs und damit Nitratverbrauch fehlen. In der Schweiz und der Steiermark gibt es eine eigene Gülleverordnung, nach der das Ausbringen im Winter strafbar ist.

Der zulässige Nitratgehalt des Trinkwassers soll mit 1. Juli 1994 unter 30 Milligramm pro Liter liegen (EG-Wunsch: 25 mg/l), über 100 Milligramm pro Liter soll der Nitratgehalt nicht ansteigen. Trinkwasser mit mehr als 50 Milligramm Nitrat pro Liter kann bei anschließender Verwendung die Gesundheit von Säuglingen bis zum 6. Lebensmonat gefährden. Die Verbraucher sind über die Gefährdung zu informieren. Trinkwasser mit mehr als 100 Milligramm Nitrat pro Liter darf für Säuglinge im ersten Lebensjahr überhaupt nicht verwendet werden.

Diese Richtlinie ist in Österreich bisher nur im Erlaßweg geregelt, in Kürze wird eine Trinkwasser-Nitratverordnung erscheinen. Die Vorschrift, daß in der Lebensmittelerzeugung nur Trinkwasser verwendet werden darf, ist für landwirtschaftliche Erzeugungsbetriebe (von der Milch über den Käse bis zur Hausschlachtung von Vieh) leider nicht gültig. Trotz Fremdenverkehr und Urlaub am Bauernhof ist in zahlreichen Bauerngehöften und ländlichen Gemeinden der Nitratgehalt des Trinkwassers so hoch, daß von den Gesundheitsbehörden Flaschenwasser ausgeteilt werden muß, um Erkrankungen der Säuglinge zu vermeiden. Jeder Vorstoß bezüglich Trinkwasser wird von den Bauernkammern und dem Landwirtschaftsministerium aus finanziellen Gründen entschieden zurückgewiesen. Beim städtischen Leitungswasser, vor allem beim Wiener Hochquellwasser, besteht in dieser Hinsicht kein Grund zur Sorge, allerdings sind erhebliche Vorkehrungen und Investitionen zur Reinhaltung des Wassers erforderlich.

Wiener Hochquellwasser (Nitratgehalt in Milligramm pro Liter):
- 1. Hochquellwasserleitung   2 bis 7 mg/l
- 2. Hochquellwasserleitung   bis 2 mg/l
- Mitterndorfer Senke   bis 2 mg/l
- Lobau   0 bis 2 mg/l

Räuchern und Grillen: Benzo(a)pyren

Benzo(a)pyren ist die Leitsubstanz für die polycyclischen aromatischen Kohlenwasserstoffe.

Ihre krebserregende Wirkung als Inhaltsstoffe von Ruß und Teer ist seit den Beobachtungen von P. Pott aus dem Jahr 1755, der den „Schornsteinfegerkrebs" beschrieb, bekannt. Polycyclische aromatische Kohlenwasserstoffe entstehen bei unvollständiger (sauerstoffarmer) Verbrennung von organischem Material. Benzo(a)pyren, früher auch 3,4 Benzpyren genannt, wird als Leitsubstanz für diese Stoffe angesehen, wenngleich es oft nur einen kleinen Teil der krebserregenden Stoffe einer Substanz ausmacht.

In den USA wurde für den Zeitraum 1971 bis 1973 eine jährliche Gesamtemission von zirka 890 Tonnen Benzo(a)pyren geschätzt. Hauptverursacher sind mit 45 Prozent die Abfallverbrennung, mit 37 Prozent Heizungen und mit 16 Prozent Industrieemissionen. Der Kraftfahrzeugverkehr ist mit 2 Prozent vergleichsweise gering an der Emission beteiligt. Das B(a)P wird, meist an Rußpartikel gebunden, in die Luft abgegeben; die Partikel sind oft von einer Größe, die eingeatmet werden kann. Rund die Hälfte des in die Luft gelangten B(a)P wird täglich durch Sonneneinwirkung wieder abgebaut. Die Konzentration in der Luft ist im Winter stets höher als im Sommer und beträgt pro 100 m^3 Luft 0,1-24 Mikrogramm. Infolge des ubiquitären Vorkommens überrascht es nicht, daß B(a)P in vielen pflanzlichen Lebensmitteln vorkommt. Die Pflanzen nehmen es über die Wurzeln aus dem Boden auf. Die jährliche Pro-Kopf-Aufnahme an B(a)P wird mit 0,35 bis 1,2 Milligramm angenommen.

Benzo(a)pyrengehalte in der Umwelt und in Lebensmitteln:

Brikettrauch	0,39–5,2 mg/kg
Zigarettenrauch	0,5–7,8 µg/100 Stück
Pfeifenrauch	8,5 µg/100 g Tabak
Motorenabgas	0,3–50 µg/l
Luft	0,03–100 µg/1 000 m³
Regenwasser	0,01–1 µg/l
Oberflächenwasser	0–13 µg/l
Trinkwasser	0–1 µg/l
Boden	0,8–800 µg/kg
Getreide	0,19–4,13 µg/kg
Mehl	–0,73 µg/kg
Brot	–0,23 µg/kg
Obst	0,5–30 µg/kg
Gemüse	12–90 µg/kg
Salat	2,8–12,8 µg/kg
Margarine, pflanzliche Öle	7–8 µg/kg
Röstkaffee	0,3–15,8 µg/kg

Fleisch ist in dieser Aufzählung nicht enthalten, weil es an sich frei von Benzo(a)pyren ist.

Räuchern:
Rund 60 Prozent der Fleischprodukte werden heute mit modernen Technologien geräuchert. Geräuchert werden auch Fische (z. B. Bücklinge), gewisse Käsesorten und Gewürze. Das Räuchern dient der Aromatisierung, Färbung und Haltbarmachung. In Österreich wird zur Raucherzeugung praktisch nur naturbelassenes Buchenholz in Form von Scheitern, Spänen oder Sägemehl verwendet. Im Räucherrauch kommen etwa 10 000 Substanzen vor, darunter Formaldehyd, Phenole, Essigsäure und Ameisensäure. Die Haltbarkeitsverlängerung wird durch die desinfizierende Wirkung dieser Stoffe wie auch durch die Trocknung bewirkt. An der Oberfläche des Räuchergutes ist die Einwirkung daher am stärksten. Eine län-

gerdauernde Haltbarkeitsverbesserung ist heute nur bei Rohschinken und verschiedenen Dauerwürsten der Fall, bei anderen wie der Salami ist schwacher Kaltrauch am Beginn der Trocknung erforderlich, um Verderb zu verhindern. Ansonsten dient heute das Räuchern hauptsächlich der Aromatisierung.

Der B(a)P-Gehalt von Räuchergut nimmt mit Erhöhung der Verbrennungstemperatur zu, z. B. durch Erhöhen der Rauchtemperatur von 400° C auf 1000° C von 5 auf 20 Mikrogramm, ebenso durch Rußablagerungen am Räuchergut.

Man unterscheidet prinzipiell zwei Räuchermethoden:

Kalträuchern (ländliche Räucherei): wochenlanges Räuchern mit geringer Rauchdichte und Rauchtemperaturen um 20° C. Man erzielt es durch schwaches Glosen von Holz und große Entfernung der Feuerstelle zum Räuchergut.

Heißräuchern: Das Räuchern erfolgt während einer halben bis drei Stunden mit hoher Rauchdichte und Rauchtemperaturen über 40° C. Bei den modernen Heißräucheranlagen wird der Rauch in eigenen Raucherzeugern durch Reibung von Holzspänen erzeugt und in die Räucherkammer geblasen. Temperatur, Rauchdichte und Feuchtigkeit sind steuerbar.

Bei diesen Methoden kommt es nur zu unbedeutenden B(a)P-Gehalten unter 1 ppb. Dieser Wert ist von der Kommission zur Prüfung fremder Stoffe in Lebensmitteln 1972 in der BRD als Höchstwert für B(a)P in Fleischwaren angegeben worden und entspricht auch angesichts des ubiquitären Vorkommens dieses Stoffes der Auffassung des Obersten Sanitätsrates, wenngleich man grundsätzlich meint, daß für krebserregende Stoffe die Null-Toleranz zu gelten habe.

Anders ist es bei sogenanntem „Heißschwarzgeräuchertem", das Werte beträchtlich über 1 ppb B(a)P aufweist. Vor etwa zwanzig Jahren war in Wien ein Selcher tätig, der sich auf diese Heißschwarzräucherei spezialisierte und ungeheuren Zulauf hatte. Aus ganz Österreich wurde gepökeltes Fleisch zum Räuchern angeliefert, und schon am nächsten Tag konnte man ein kohlschwarzes, nasses und schweres Produkt, das einem vollgesogenen Schwamm glich, abholen. Es schmeckte intensiv rußig und war der Inbegriff der rustikalen Nostalgiewelle der damaligen Zeit. Der Selcher hat sein Verfahren lange Zeit geheimgehalten, und man munkelte über alle möglichen Geheimmittel, wie Verbrennen von Kollophonium, Tannenreisern, ja von Petroleum. Er roch intensiv nach Rauch und Ruß, hatte gelbbraune Hände und ein ebensolches Gesicht. Seine Selchen waren mehrmals abgebrannt, und er hatte deshalb mitten im Betrieb einen Swimming-pool als Löschteich errichtet. Zwischen dem Selcher und dem damaligen Leiter der Bundesanstalt für Lebensmitteluntersuchung und Forschung in Wien entbrannte ein heftiger Kampf, der auch nach dem Unfalltod des Firmeninhabers bis vor den Europäischen Gerichtshof getragen wurde. Die ganze Fleischbranche lachte, als der Selcher bei einer Verhandlung meinte, daß ihm das jahrelange Braunselchen von Händen und Gesicht gesundheitlich gar nichts ausmache, der Herr Hofrat aber durch sein extrem starkes Rauchen sicher bald an Krebs erkranken werde.

Nach seinem Tod habe ich den Betrieb gesehen: Es waren Räucherkammern, bei denen die Entfernung von der Feuerung bis zum Fleisch nur zirka einen halben Meter betrug. Sie wurden mit Buchenscheitern vorgeheizt, wobei die Flammen bis über das Fleisch hinauf loderten. Auf die Glut wurde tropfnasses Sägemehl geworfen, wodurch ein dicker Qualm entstand, der dem Fleisch einen schwarzen Rußbelag gab, während es innen noch halbroh blieb. Das brennende, abtropfende Fett loderte immer wieder bis übers Fleisch. Das so heiß- und schwarz geräucherte Fleisch hatte B(a)P-Gehalte bis zu 100 ppb. Sachlich hatte der Hofrat vollkommen recht, wie so viele Dinge wurde aber die Angelegenheit persönlich ausgetragen.

Die Fleischunterkommission der Codexkommission stellte damals jedenfalls fest, daß geräucherte Fleischwaren nicht über 1 ppb 3,4 Benzpyren enthalten dürften und daß Heiß-schwarzräuchern mit Sicherheit zu höheren B(a)P-Werten als 1 ppb führen würde.

Grillen:
Die Hitzebehandlung von Fleisch führt an sich beim Grillen und Braten zu keinem Entstehen von B(a)P. Elektrisches Grillen bietet

in diesem Zusammenhang die größte Sicherheit. Glühende Holzkohle oder die Gasflamme erzeugen eine relativ abgasfreie Hitze. Erhöhte B(a)P-Werte entstehen durch Einwirken von Verbrennungsgasen auf das Grillgut und stammen entweder vom Brennmaterial, wie Knüllpapier, Kieferzapfen oder rußender – nicht glühender – Holzkohle, besonders stark aber vom verbrennenden Abtropffett. Dadurch entstehen B(a)P-Werte bis etwa 10 ppb.

Man kann diese Gefährdung verhältnismäßig leicht verhindern, indem man entweder Griller mit senkrecht stehendem Glutkorb verwendet oder das Abtropfen von Fett in die Glut durch Alufolie verhindert und nur mit gut glühender Holzkohle grillt.

Lebensmittelfarbstoffe

Das Aussehen von Speisen hat schon immer eine große Rolle gespielt, man denke an den bekannten Ausspruch „Das Auge ißt mit". Nach Eichholz war schon 400 v. Chr. das blütenweiße Mehl von Lesbos so berühmt, daß die olympischen Götter ihren Boten Hermes zum Einkaufen nach Lesbos schickten. Neben Form, Geruch und Geschmack ist die Farbe ein wichtiges Qualitätsmerkmal für Lebensmittel. Farben sind daher nicht nur in Lebensmitteln, sondern auch in Kosmetika und Bedarfsgegenständen verkaufsfördernd. Diese Erkenntnis ist aber auch der ursprüngliche Grund für die Furcht vor Verfälschungen von Lebensmitteln durch Färben – dem Vortäuschen einer höheren Qualität bei minderwertigen Waren. Schon Plinius der Ältere erwähnt mit Entrüstung das Färben von Wein, Louis Pasteur das Auffärben minderwertiger Rotweine mit Fuchsin. Bereits 1396 verbot man in Paris das Färben von Butter. Neben diesem Ablehnen des „Schönen" minderer Qualität hatte man nicht unberechtigte Angst vor den Farben selbst.

Auch Farben natürlicher Herkunft erwiesen sich als bedenklich und führten immer wieder zu Vergiftungen, sodaß 1742 in Frankreich zum Färben von Lebensmitteln nur die Säfte von als ungiftig erkannten Pflanzenteilen erlaubt wurden. Es ist übrigens falsch, Produkte wegen ihrer natürlichen Herkunft als „unbedenklich" zu betrachten, auch Tollkirschen und Schierling sind „natürlich", aber bekanntlich giftig. Im 19. Jahrhundert wurden zum Färben vielfach Schwermetallsalze verwendet. So färbte man Käse und Karamellen mit Zinnober, Zuckerwaren mit Menninge und Bleichromat, gebrauchte Teeblätter färbte man mit Kupferarsenit nach. Eine Dame in London, die gern grüne Gurkerln beim Frisör naschte, bezahlte dies mit dem Leben -sie waren mit Kupfersulfat schön grün gefärbt. Ein Londoner Wirt servierte anno 1860 seinen Gästen eine schöne grüne Götterspeise, zwei Gäste starben – die grüne Farbe bestand aus Kupferarsenat und stammte vom nachbarlichen Apotheker. Daraufhin wurde schon 1887 in Deutschland ein Farbengesetz mit dem Verbot einer Reihe schädlicher Elemente erlassen. Nach 1856 wurden organische Farben erfunden, die auch sofort Anwendung fanden, etwa Scharlachrot und Buttergelb – krebserregende Stoffe mit noch zusätzlichen toxischen Wirkungen. Einige solcher Azo-Farbstoffe haben eine erhebliche karzinogene Wirkung und riefen die Ablehnung gegen diese große Gruppe synthetischer Farbstoffe hervor. Nur wenigen gut wasserlöslichen und leicht ausscheidbaren Azo-Farbstoffen können keine schädlichen Wirkungen nachgesagt werden.

Das Färben von Lebensmitteln dient grundsätzlich nur dem Zweck, die Appetitlichkeit des Aussehens zu erhöhen, wie das Österreichische Lebensmittelbuch sagt, Farbverluste bei der Herstellung auszugleichen und die Verbrauchererwartung zu erfüllen, wie der Fachverband der Nahrungsmittelindustrie meint. Das Österreichische Lebensmittelbuch sagt aber auch, daß das Färben nicht über eine geringere Qualität täuschen darf und auf die technologisch zweckmäßigste Art erfolgen soll.

Das Färben von Lebensmitteln mit natürlichen und künstlichen Farbstoffen wird in Österreich mit der Lebensmittelfarbstoffverordnung aus 1979 geregelt.

Es sind derzeit 26 Farben zum Färben von 24 Lebensmittelgruppen erlaubt, ferner 4 Pigmente für die Oberfläche von Süßwaren und 13 Farben zum Ostereierfärben und Stempeln.

Eine Reihe von Lebensmitteln wie Fleisch, Fisch, Milch, Teigwaren (gelb zwecks Eivortäuschung), Brot und Kleinkindernahrung dürfen nicht gefärbt werden.

Die österreichische Regelung ist strenger als die bundesdeutsche, dort dürfen 32 Farben für eine größere Anzahl von Lebensmitteln verwendet werden.

Die Auffassungen über das Färben von Lebensmitteln sind länderweise sehr unterschiedlich. So ist im deutschsprachigen Raum das Färben von Fleisch und Fleischwaren seit jeher streng verboten, damit etwaiger Verderb sichtbar bleibt. In Dänemark hingegen sind rosagefärbte Würste gebräuchlich, und ungefärbte werden für unansehnlich und verdorben gehalten.

Das Färben ist bei verpackten Lebensmitteln überall zu deklarieren, in der Bundesrepublik Deutschland auch zusätzlich die E-Nummer des Farbstoffes. Die Lebensmittelfarbstoffverordnung ist unter den Zusatzstoffverordnungen eine Besonderheit. Sie enthält keine Höchstmengen, und von Ausnahmen abgesehen wird nicht angegeben, welche erlaubten Farben bestimmten Lebensmitteln zugesetzt werden dürfen. Das hat seinen Grund darin, daß im Rahmen der Erhöhung der Appetitlichkeit sich die Farbmenge selbst beschränkt und andererseits zur Erzielung der entsprechenden Farbnuancen meist mehrere Farben verwendet werden.

Kandierte Kirschen	E 127 (Erytrosin)
Erdbeereis	E 124 (Cochenillerot)
Haribo Goldbären	E 124, E 104, E 110, E 132 (Cochenillerot, Chinolingelb, Gelborange, Indigotin)
Weinland Dessert	E 124, E 104, E 110, E 132
Liebesperlen	E 110, E 124, E 132, E 141 (Gelborange, Cochenillerot, Indigotin, Chlorophylline)

Alle Farbstoffe sind von der WHO auf gesundheitliche Unbedenklichkeit geprüft, zugelassen und in den technisch möglichen Aufnahmemengen unbedenklich.

In Österreich wurde 1984 Tartrazin, der häufigst verwendete gelbe Azofarbstoff, wegen seiner Allergiewirkung verboten, die man seit 1959 kannte. Jühlin gab 1977 an, daß in den USA rund eine Million Menschen an einer Aspirinüberempfindlichkeit (Idiosynkrasie) leiden, davon etwa 8 Prozent auch gegenüber Tartrazin – das wären immerhin ungefähr 80 000 Personen. Dieser gesicherten Aussage stehen ungesicherte Auffassungen gegenüber, nach denen auch gegen andere Azofarbstoffe solche Überempfindlichkeitsreaktionen vorkommen sollen, ferner werden sie für Verhaltensänderungen bei Kindern verantwortlich gemacht.

Eine Liste der in Österreich zugelassenen Farbstoffe befindet sich im Anhang.

Österreich gehört derzeit international gesehen wie Schweden zu den Ländern mit geringeren Farbansprüchen und Farbstoffzulassungen. Das kann sich jedoch durch Importe z. B. aus der Bundesrepublik Deutschland oder bei einer Angleichung an die Europäische Gemeinschaft mit intensiveren Färbungen der Zuckerwaren, von Eis und anderen fertigen Lebensmitteln, die von der Jugend bevorzugt werden, ändern.

An der gesundheitlichen Unbedenklichkeit der zugelassenen Farbstoffe kann man heute kaum rütteln, außer man mißtraut der Chemie und Medizin allgemein; es bleibt daher die Frage, ob das Färben von Lebensmitteln im Einzelfall notwendig oder überflüssig ist bzw. eine Täuschung des Verbrauchers bewirken kann.

Die Verbrauchervertreter in Österreich wollen das Färben ähnlich wie in Schweden vermindern. Ein Großteil der Konsumenten aber ist der Färbigkeit von Lebensmitteln gegenüber nicht derart ablehnend eingestellt, die Deklaration „gefärbt" wird jedenfalls nicht als abschreckend empfunden. Die Lebensmittel werden weiterhin überwiegend nach gefälligem Äußeren und der Aufmachung gekauft. Von Jugendlichen werden überfärbte Lebensmittel und solche mit auffälligen Farben und Formen sogar bevorzugt. Über Farbe und Form werden Jugendliche zum Kauf von Lebensmitteln veranlaßt, deren Verzehr in großen Mengen aus gesundheitlichen Gründen abzulehnen ist, so von Zuckerwaren, Kaugummi, Speiseeis und alkoholfreien, stark süßen Getränken.

Trotz der mächtigen Produktionsinteressen und der rechtlichen Schwäche des Verbraucherschutzes ist es notwendig, gegen die immer stärkere Verwendung von Farben bei Lebensmitteln aufzutreten, weniger aus gesundheitlichen Gründen, sondern um die Täuschung über eine mindere Qualität zu verhindern.

Erst die modernen Lebensmittel machen die Bedeutung der Farben eigentlich deutlich. Ohne Farbstoffe wäre jedes Kunstspeiseeis weiß,

die Margarine weiß wie Schmalz, alle Puddings weiß, die alkoholfreien Erfrischungsgetränke, ausgenommen Fruchsaftlimonaden,
farblos, Zuckerglasuren, Windbäckerei, viele Bonbons farblos oder
weiß, die Lachsschnitzel und der deutsche Kaviar unappetitlich
grau.

Antioxydantien

In vielen Lebensmitteln finden von selbst Umsetzungen (Oxydation) mit dem Sauerstoff der Luft statt. Diese Reaktionen sind prinzipiell unerwünscht, weil sie zu Veränderungen der Farbe, des Geschmacks, des Geruchs oder zur Zerstörung wichtiger Inhaltsstoffe
führen. Die größte Rolle spielt die Autooxydation von Fett; es ist
der Beginn des natürlichen Abbaues der Fette wie die Fäulnis des
natürlichen Eiweißabbaues. Bei der Oxydation der Fette, die durch
Licht, Wärme, Katalysatoren, Enzyme beschleunigt wird, kommt es
zur Zerstörung lebensnotwendiger Fettsäuren, der Bildung ranziger
Abbauprodukte, allenfalls toxischer Polymerisationsprodukte und
Zerstörung fettlöslicher Vitamine. Die Antioxydantien verhindern
bei frühzeitigem Einsatz insbesondere den oxydativen Fettverderb
und schützen damit Fette, Carotinoide, die Vitamine A und E vor
Zerstörung durch den Luftsauerstoff. Tierische Fette enthalten we-
niger als pflanzliche Fette Tocopherol (Vitamin E), ein natürliches
Antioxydans, und werden daher leichter ranzig als pflanzliche Fette.

Die Verwendung von Antioxydantien ist in Österreich durch die
Antioxydantienverordnung aus 1977 und Einzelbescheide geregelt.
Zugelassen sind:
1. Butylhydroxianisol (BHA) (E 320):
   Ein synthetischer Stoff, dessen völlige Gesundheitsunbedenklichkeit von amerikanischen Autoren in Zweifel gezogen wurde. Der
   ADI-Wert beträgt 0 bis 0,5 Milligramm pro Kilogramm Körpergewicht.
   Es ist in Österreich nur für pastenförmige und feste Suppen, Brühen, Bratensoßen, Würzsoßen und durch Einzelbescheid für Kaugummi zugelassen. Der Großteil des BHA verbleibt beim Kauen
   in der Gummibase und wird nicht geschluckt.

2. L-Ascorbinsäure und Natrium- und Kalzium-L-Ascorbat (E 300-302):
Die Ascorbinsäure – Vitamin C – ist ein völlig unbedenklicher und sogar notwendiger Stoff. ADI-Wert ist „unspecified".
3. 6-Palmithyl-L-Ascorbinsäure, L-Ascorbylpalmitat (E 303):
Wie bei Punkt 2.
4. Tokopherole oder Tokopherolkonzentrate natürlichen Ursprungs (E 306-309):
Vitamin E ist wie Vitamin C ein notwendiger Stoff. Die Versorgung des Menschen mit Vitamin E ist eher zu niedrig.
Ascorbinsäure, Ascorbate und Tocopherole sind zugelassen für pastenförmige und feste Suppen, Brühen, Bratensoßen, Würzsoßen, Kartoffeltrockenerzeugnisse, vorfritierte tiefgefrorene Kartoffelerzeugnisse, Knabbergebäck, Kaugummi, ätherische Öle, Essenzen, alkoholfreie Getränke, Fruchtsaftkonzentrate, Obst-, Gemüse- und Pilzerzeugnisse, Margarine, Mayonnaise und mayonnaiseähnliche Erzeugnisse.
Durch Einzelbescheide für Reduktionskosten, Fischmarinaden, diätetische Lebensmittel.
5. Schwefeldioxid (E 200) und die Salze der Schwefeligen Säure (E 221-227):
Das bedenkliche Schwefeldioxid wurde bereits unter Konservierung behandelt. Schwefeldioxid ist zugelassen für Kartoffeltrokkenerzeugnisse und durch Einzelbescheide für Zitronensaftkonzentrat und Perlzwiebel.
In Österreich verboten ist Octylgallat (E 311) und Butylhydroxitoluol (BHT)(E 321).
Für die in der Bundesrepublik Deutschland erlaubten Antioxydantien Propylgallat (E 310) und Dodecylgallat (E 312) gibt es in Österreich nur einen Einzelbescheid für kochfertige Suppen, Soßen, Säfte und Suppeneinlagen. Der ADI-Wert beträgt 0 bis 0,2 Milligramm pro Kilogramm Körpergewicht. Gallate lösen Allergien aus. Diese Stoffe sind auch in der Bundesrepublik Deutschland erst seit neuerer Zeit zugelassen, ihre Einführung verdanken sie den Harmonisierungsbestrebungen der Europäischen Gemeinschaft.

Emulgatoren, Stabilisatoren, Verdickungs- und Geliermittel

Moderne Herstellungsverfahren cremiger Lebensmittel, von Fertiggerichten, Instantprodukten und dergleichen, verändern meist die Originalstruktur der Lebensmittel, oder sie sind, was noch viel häufiger ist, nicht über längere Zeit nach der Herstellung aufrechtzuerhalten (z. B. geschlagenes Schlagobers). Emulgatoren und Stabilisatoren ermöglichen die Mischung nicht mischbarer Phasen, meist Wasser und Fett, und stabilisieren das Gemisch. Das klassische Verdickungsmittel ist, das in eine Flüssigkeit eingerührte Mehl (Einbrenn), durch Quellung verdickt es und bindet erhebliche Wassermengen. Geliermittel führen einen Gelzustand herbei.

In der modernen Nahrungsmittelindustrie sind diese Zusatzstoffgruppen von großer Bedeutung. Ihre Verwendung und Vielfalt nimmt mit jeder neuen Lebensmittelentwicklung laufend zu, und ohne ihren Einsatz wären viele Fertigprodukte nicht herstellbar. Andererseits sind die Verdickungsmittel heute die klassischen Verfälschungsmittel, indem sie erhebliche Wassermengen in Lebensmitteln binden und Lebensmittelbestandteile, wie Fleisch, Milchprodukte, Getreideprodukte, Gemüse und Obst, ersetzen. Diesen mit Surrogaten angereicherten Produkten verleihen sie ein gefälliges Aussehen.

Emulgatoren, Stabilisatoren, Verdickungsmittel und Geliermittel sind seit 1979 in Österreich in einer Verordnung geregelt, darüberhinaus sind auch zahlreiche Einzelbescheide ergangen.

Eine Übersicht über diese zugelassenen Zusatzstoffgruppen und ihre Verwendung befindet sich im Anhang.

Gegen die Emulgatoren, Stabilisatoren, Verdickungsmittel und Geliermittel liegen praktisch keine gesundheitlichen Bedenken vor. Bedenklich ist aber, daß diese Stoffe bereits in fast allen Fertigprodukten in erheblichem Ausmaß enthalten sind: Wertvolles Nahrungseiweiß mit hohem Anteil essentieller Aminosäuren und andere wichtige Nährstoffe werden so durch meist mit Wasser gequollene, nicht verdauliche oder wertlose Stoffe ersetzt. Bei steigendem Konsum solcher Fertignahrung, wie er in den USA und auch schon in der Bundesrepublik Deutschland zu bemerken ist, tritt eine völlige Änderung der Ernährung ein, die nicht mehr aus den üblichen Bestandteilen von Fleisch – Fisch, Gemüse – Obst und Getreide – Samen besteht, sondern aus Breien und Gelen ungenießbarer Bestandteile, etwas Stärke, Milch- und Pflanzeneiweiß, gehärteten Pflanzen- oder Fischfetten und einigen geschmacksgebenden Fleisch-, Fisch- oder Gemüsestückchen. Die Verdickungsmittel sind dabei, ihre der Produktion dienende Rolle zu verlassen und zur Grundsubstanz von Kunstlebensmitteln zu werden, die den bisher üblichen Lebensmitteln nur äußerlich gleichen. Einzeln unschädlich, verändern sie in Massen wie die Fast-food-Produkte erheblich unsere Ernährungsgewohnheiten in Richtung einer Kunst- und Surrogatnahrung, die im Gesamten gesundheitlich bedenklich ist.

Künstliche Süßungsmittel

Künstliche Süßstoffe sind süß schmeckende Substanzen, die nicht zu den Kohlehydraten gehören. Da ihre Süßkraft weit über der von Zucker liegt, sind nur kleine Mengen zum Süßen von Speisen und Getränken erforderlich. Mit Ausnahme von Aspartame liefern sie überhaupt keine Energie (Kalorien), da sie im Stoffwechsel nicht verwertet werden. Da Süßstoffe künstliche Substanzen sind, ist ein gewisses toxikologisches Restrisiko nie ganz auszuschließen, das zeigt schon die sehr unterschiedliche Zulassungspraxis in den verschiedenen Ländern. Bei mäßigem Gebrauch gilt ihre Verwendung nach derzeitigem Wissen als unbedenklich. Für Diabetiker sind sie eine wertvolle Hilfe, sie ermöglichen das Süßen von Speisen ohne Kalorienzufuhr. Viele Typ II-Diabetiker sind übergewichtig und müssen außer der Kohlehydratevermeidung überhaupt die Energiezufuhr einschränken.
Ob es hingegen für Übergewichtige sinnvoll ist, Süßstoffe zu verwenden, ist umstritten, denn zahlreiche Untersuchungen haben gezeigt, daß ihre bloße Verwendung keine Gewichtsreduktion bewirkt, vor allem, wenn man zu künstlich gesüßtem Kaffee süße Torten mit Schlagobers verzehrt.
Bei der Verwendung von Süßungsmitteln denkt man heute gar nicht daran, daß selbst Zucker vor 200 Jahren noch ein teures Gewürz

war. Die wichtigsten Süßungsmittel waren bis zu dieser Zeit Honig und in Amerika Ahornsirup. Erst vor 150 Jahren wurde die erste Zuckerfabrik zur Verarbeitung von Zuckerrüben gebaut. Inzwischen ist der Pro-Kopf-Verbrauch von Rüben- oder Rohrzucker auf rund 37 Kilogramm pro Jahr angestiegen, das entspricht etwa einer täglichen Aufnahmemenge von 100 Gramm. Die Deutsche Gesellschaft für Ernährung empfiehlt einen Konsum von höchsten 60 Gramm pro Tag. Als Kalorienlieferant ohne lebenswichtige Stoffe ist Zucker ein Förderer des Übergewichts. Die Entwicklung von Karies ist bekanntlich wesentlich von Zucker begünstigt, vor allem bei Kindern. Ob Zucker mit dem Auftreten von Akne zu tun hat, wird diskutiert. Immerhin betrug die Zuckerproduktion der Europäischen Gemeinschaft 1982/83 insgesamt 13,9 Millionen Tonnen, der Zuckerüberschuß lag gleichzeitig bei 3 Millionen Tonnen. 1983 wurden in der Europäischen Gemeinschaft Süßstoffe, davon 80 Prozent Saccharin und Cyclamat im Wert von 116,5 Millionen DM umgesetzt.

Die Geschichte der künstlichen Süßstoffe geht in das 19. Jahrhundert zurück. Saccharin und Cyclamat sind durch Zufall und eigentlich durch Schlamperei von Chemikern entdeckt worden. 1879 bemerkte Constantin Fahlberg beim Überkochen eines Reaktionsgefäßes, daß seine Finger nachher süß schmeckten. Nach einem Selbstversuch mit 10 Gramm dieses süßen Stoffes – es war Saccharin – wurde bereits 1886 die Produktion aufgenommen. 1937 fand Michael Sveda, daß eine am Labortisch abgelegte Zigarette süß schmeckte. Der süße Stoff war Natriumcyclamat.

Saccharin ist 450 mal süßer, Cyclamat 45 mal süßer als Zucker. Bei Mischung beider Stoffe verliert sich der leicht bittere Geschmack des Saccharins, und die Süßkraft potentiert sich, daher werden meist Mischungen von 1:10 von Saccharin und Cyclamat im Handel angeboten.

Bis 1988 waren als Tafelsüßstoffe nur diese beiden Stoffe in Österreich durch die Süßstoffverordnung 1939 und einen Erlaß des Sozialministeriums aus dem Jahre 1966 zugelassen und nur Saccharin zum Süßen von folgenden Lebensmitteln erlaubt: Kunstlimonaden und Brausepulver, Essig und Essigsäure, Eßoblaten, obergäriges Bier und diätetische Lebensmittel für Zuckerkranke.

Schon jahrelang war bekannt, daß diese in Österreich weitergeltende veraltete Süßstoffverordnung angreifbar war, insbesondere weil sie gerade das gesundheitlich am meisten umstrittene Saccharin als Lebensmittelzusatz erlaubte und eine bescheidmäßige Zulassung moderner und gesundheitlich weniger umstrittener Süßstoffe verhinderte. Jede Änderung der veralteten, als Gesetz geltenden Verordnung war vermieden worden, weil bei einer Novellierung eine Forderung nach Ausweitung auf andere Lebensmittel befürchtet wurde. 1988 hat schließlich der Verfassungsgerichtshof diese Verordnung mit Wirkung vom 27. Februar 1989 aufgehoben, und demgemäß war das Bundesministerium verpflichtet, bis zu diesem Termin eine neue Verordnung zu erlassen.

Diese neue Verordnung über künstliche Süßstoffe ist am 30. November 1988 mit Wirksamkeit vom 1. Februar 1989 in Kraft getreten.

Demnach dürfen Saccharin, Cyclamat, Aspartam und Acesulfam in Verkehr gebracht werden und Limonaden, Kunstlimonaden und deren Grundstoffe, Essig und Essigsäure, Kaugummi, diätetischen Lebensmitteln für Diabetiker, diätetischen Lebensmitteln für ernährungsbedingt Übergewichtige in folgenden Mengen zugesetzt werden:

Saccharin (als Benzoesäuresulfimid)	150 mg/kg verzehrsfertiges Produkt
Cyclamat (als Coclohexylsulfaminsäure)	600 mg/kg
Aspartam	750 mg/kg
Acesulfam	600 mg/kg

Bei den Lebensmitteln, die unter Verwendung von künstlichen Süßstoffen hergestellt werden, ist zwecks Kontrolle der aufgenommenen Süßstoffmenge durch den Verbraucher die Art und Menge in Milligramm pro Kilogramm oder Milligramm pro Liter des Süßstoffes zu deklarieren.

Bei Aspartame und Lebensmitteln, die es enthalten, ist für Phenylketonuriekranke der Hinweis „Enthält Phenylalanin" anzubringen.

Gesundheitliche Bedenken gegen künstliche Süßstoffe bestanden seit jeher. Seit 1978 besteht für Saccharin ein vorläufiger ADI-Wert von 0 bis 2,5 Milligramm pro Kilogramm Körpergewicht, für Cyclamat ein solcher von 0 bis 11 Milligramm pro Kilogramm Körpergewicht.

Cyclamat ist in den USA seit 1969 verboten. Das Verbot von Saccharin wurde wegen Unseriosität der Untersuchungen aufgehoben. Saccharin ist in Kanada verboten. Saccharin wird als Tumorförderer, nicht als Tumorauslöser angesehen; es wurde empfohlen, die Verwendung bei Kindern, die nicht an Diabetes erkrankt sind, und schwangeren Frauen zu vermeiden.

Saccharin war aber nicht der erste entdeckte künstliche Süßstoff und Cyclamat nicht der letzte.

Schon 1839 wurde von W. F. Daniell aus der Katemfe-Frucht (Thammacoccus danielli) das Thammatin, sicher der süßeste Stoff überhaupt, entdeckt. Es hat die bis zu dreitausendfache Süßkraft von Saccharose. Es ist in Japan und Großbritannien zugelassen, von negativen Eigenschaften ist nichts bekannt. Der süße Geschmack tritt etwas verzögert ein, hält aber sehr lange an. Thammatin hat eine ausgeprägte aromaverstärkende Wirkung.

Das Aspartame, mit einer 180fachen Süßkraft von Zucker, wurde 1965 in den USA entwickelt. Es handelt sich um einen verdaulichen, natürlichen Süßstoff, der in Kälte schlecht löslich ist, was aber durch Säuren verbessert werden kann. Aspartame eignet sich nicht zum Kochen und Backen, da durch längeres Erhitzen seine Süßkraft verloren geht. Während es für Gesunde unbedenklich ist, müssen Personen mit Phenylketonurie, einer angeborenen Aminosäurestoffwechselstörung, darauf verzichten, denn sie können die darin enthaltene Aminosäure Phenylalanin nicht oder ungenügend abbauen. Daher ist auf Verpackungen von Aspartame für diesen Personenkreis ein Warnhinweis anzubringen. Der ADI-Wert beträgt 40 Milligramm pro Kilogramm Körpergewicht.

Der Süßstoff Acesulfam-K(alium) ist ein kalorienfreier Süßstoff der Firma Hoechst, der seit 1967 unter dem Markennamen „Sunett" in Verkehr kommt. Der Stoff ist etwa 200mal süßer als Zucker. Er ist derzeit in zwanzig Ländern zugelassen, darunter Österreich, Dänemark, Irland, Luxemburg, Schweiz, Schweden und Großbritannien. Der ADI-Wert beträgt 9 Milligramm pro Kilogramm Körpergewicht.

Zuckeraustauschstoffe

Zuckeraustauschstoffe sind Kohlehydrate, die mehr oder weniger süß schmecken und verdicken (die Wirtschaft sagt: „Körper" geben) und zum Süßen anstatt Zucker verwendet werden. Der Kaloriengehalt liegt mit 17 Kilojoule pro Gramm gleich hoch wie der von Zukker (Saccharose), ihre Süßkraft ist etwas geringer.
Sie werden vor allem in der Diätetik der Diabetiker verwendet, und einige ersetzen wegen der geringeren Kariesgefährdung den Zucker in bestimmten Lebensmitteln.

Im allgemeinen werden für die Ernährung von Diabetikern des Typs II (Altersdiabetes) folgende Leitlinien akzeptiert:
1. Eine bedarfsgerechte, für die meist übergewichtigen Patienten also eine energiearme, der Normalkost angenäherte „gemischte Kost".
2. Völlige Vermeidung von leicht resorbierbaren Kohlehydraten wie Saccharose in Getränken und Speisen.
3. Statt dessen soll in der Ernährung ein relativ konstanter Anteil von langsam verdaubaren Kohlehydraten in ballaststoffreichen Lebensmitteln, wie Brot, Kartoffeln, Gemüse vorhanden sein. Dieser Anteil soll zirka 45 bis 55 Prozent der Gesamtenergie betragen.
4. Der Fettanteil soll auf etwa ein Drittel der Gesamtenergiezufuhr beschränkt werden.
5. Verteilung der Tageskost auf mindestens fünf Mahlzeiten.
Die Zuckeraustauschstoffe Fruktose (Fruchtzucker) und die Zuckeralkohole Sorbit und Xylit, die auch natürlich vorkommen, werden langsam als Glukose (Traubenzucker) resorbiert, wodurch der Blutzuckerspiegelanstieg wesentlich flacher erfolgt. Außerdem ist bei geringen zugeführten Mengen der weitere Stoffwechsel nicht direkt von Insulin, dessen Mangel ja den Diabetes ausmacht, abhängig. Bei jugendlichen Diabetikern (Typ I) liegen meist Gewichtsprobleme vor. Für Diabetiker des Typs II sind daher die kalorienfreien Süßstoffe zu empfehlen. Die Verträglichkeit von Zuckeraustauschstoffen ist individuell unterschiedlich. Größere Mengen von Zuckeraustauschstoffen werden im Dünndarm nicht vollständig verwertet,

wodurch es im Dickdarm dann zu einer osmotischen Diarrhoe (Durchfall) kommt.

Für die tägliche Zufuhr im Rahmen der erlaubten Energie- und Kohlehydratmenge werden für erwachsene Diabetiker auf den Tag verteilt folgende Höchstmengen empfohlen:

- Fructose: 60 Gramm
- Sorbit: 50 bis 70 Gramm
- Xylit: 100 Gramm

Die Einzeldosen liegen aber bedeutend niedriger, auch vertragen Kinder nur geringere Mengen.

Bemerkenswert ist, daß in festen Lebensmitteln Zuckeraustauschstoffe bekömmlicher sind als in Getränken, die Resorption erfolgt aus festen Stoffen langsamer als aus Flüssigkeiten. Xylit verursacht keine Karies, weil es von Mundbakterien nicht zu Säure vergoren wird. Fructose hat diese Eigenschaft nicht. An Sorbit können sich Mundbakterien nach einiger Zeit anpassen.

Die Vielzahl weiterer Zusatzstoffe ist nicht durch Verordnungen geregelt, sondern für sie gilt weiterhin das sogenannte Mißbrauchsprinzip. Der Verwender haftet dafür, daß er nur unschädliche Stoffe in unschädlichen und nicht eine bessere Beschaffenheit vortäuschenden Mengen verwendet.

Ohne Anspruch auf Vollständigkeit erheben zu wollen, sind das etwa folgende Stoffe bzw. Stoffgruppen:

Vitamine

Aromastoffe

Geschmacksverstärker

Backtriebsmittel

Säuerungsmittel

Säureregulatoren

Trennmittel

Überzugsmittel

Mehlbehandlungsmittel

Schaumverhütungsmittel

Schmelzsalze

Phosphate

Rieselhilfsmittel

Antiklumpmittel

Vitamine

Vitamine sind natürliche Stoffe, die dem Organismus als solche oder als Vorstufe (Provitamin) mit der Nahrung zugeführt werden müssen, da höhere Lebewesen im Laufe der Evolution die Fähigkeit, Vitamine im eigenen Stoffwechsel zu bilden, weitgehend verloren haben. Sie sind lebensnotwendige Katalysatoren im Stoffwechsel, jedoch sind die benötigten Mengen außerordentlich klein. Pflanzen und Mikroorganismen und einige Tierarten bauen bestimmte Vitamine auf. Vitamin D kann auch vom Menschen in der Haut unter Einwirkung von Sonnenlicht aus Cholesterin gebildet werden, und Niacin (Nikotinsäure) wird aus der Aminosäure Tryptophan aufgebaut. Mangel an auch nur einem Vitamin kann zu schweren Erkrankungen führen, ebenso – bei einigen Vitaminen – übermäßige Zufuhr, wie sie in der Regel nur durch Tabletten möglich ist.

Für die Vitaminversorgung ist der Vitamingehalt der zubereiteten Nahrung maßgeblich. Viele Vitamine sind gegen Hitze, Licht und pH-Wertverschiebungen empfindlich:

Vitamin	Säure	Base	Sauer-stoff	Licht	Hitze	Verlust beim Kochen in Speisen in %
A			+	+	+	10–30
D		+	+	+		gering
E			+	+	+	50
K		+		+	+	
B1 Thiamin		+	+		+	30–50
B2 Riboflavin		+		+	+	0–50
B6				+	+	
B12			+	+		
Niacin					+	0–30
Folsäure	+				+	0–90
Pantothen-säure	+	+			+	0–45
Biotin					+	0–70
C		+	+	+	+	20–80

+ = Einfluß

161

Man unterscheidet nach der Löslichkeit
- die fettlöslichen Vitamine A, D, E, K und
- die wasserlöslichen Vitamine B1 (Thiamin), B2 (Riboflavin), Niacin, B6 (Pyridoxin), B12 (Cobalamin), Folsäure, Pantothensäure, Biotin und Vitamin C (Ascorbinsäure).
Der Vitaminbedarf ist variabel, bei kohlehydratreicher Nahrung steigt der Thiaminbedarf, bei eiweißreicher Nahrung der Bedarf an Vitaminen der B6-Gruppe.

Vitamin	Vorkommen	Aufgaben	Mangelerscheinungen
Fettlösliche Vitamine:			
Vitamin A (Retinol)	Lebertran, Leber, Eigelb	Bildung und Erhaltung von Haut und Schleimhaut, Knochenwachstum, Sehvermögen, Zellersetzung, Zähne	Nachtblindheit, Verhornung der Haut und Schleimhäute, kein Knochenwachstum, Zahnkaries, Austrocknen der Augen
Vitamin D (Calciferol)	Kuhmilch, Butter, Eigelb, Leber	Lebenswichtig für Wachstum und Erhaltung von gesunden Knochen	Rachitis (bei Kindern); verzögertes Wachstum, krumme Beine, vorstehender Bauch. Knochenerweichung (bei Erwachsenen): Knochen werden weich und brechen leicht; Muskelzucken und Krämpfe
Vitamin E (Tocopherol)	Weizenkeimöl, Margarine, Rinderleber, Eier	Verhindert die Oxidation der mehrfach ungesättigten Fettsäuren	Leichte Schädigung der Blutzellen

Vitamin K	Spinat, Grün- kohl, Leber	Unentbehrlich für die normale Blutgerinnung	Blutungen (be- sonders bei Neugeborenen)

Wasserlösliche Vitamine:

Vitamin B$_1$, (Thiamin)	Hefe, Vollkorn- brot, Sojaboh- nen, Fleisch	Freisetzung der Energie aus Kohlehydraten, Synthese einiger für die Nerven wichtiger Sub- stanzen	Beriberi, geistige Verwirrung, Muskelschwä- che, Herzver- größerung, Krämpfe in den Beinen, Neuro- pathie
Vitamin B$_2$, (Riboflavin)	Hefe, Vollkorn- mehle, Eier, Milch, Schwei- nefleisch	Freisetzung der Energie aus Kohlehydraten, Proteinen und Fetten, Erhal- tung der Schleimhäute	Hautkrankhei- ten, besonders um Nase und Lippen, Licht- empfindlichkeit der Augen
Niacin	Leber, Hefe, Erdnüsse, Fleisch	Zusammen mit Thiamin und Riboflavin an den Zellreaktio- nen zur Ener- giefreisetzung beteiligt	Pellagra, Haut- erkrankungen besonders von der Sonne aus- gesetzten Haut- teilen, glatte Zunge, Durch- fall, geistige Verwirrung, Er- regbarkeit
Vitamin B$_6$ (Pyridoxin)	Hefe, Leber, Walnüsse, Schweinefleisch	Absorption und Stoffwechsel der Proteine, Ver- wertung der Fette, Bildung von roten Blut- körperchen	Erkrankung der Haut, eingeris- sene Mundwin- kel, glatte Zunge, Krämpfe, Schwindel, An- ämie, Nieren- steine

Vitamin B$_{12}$ (Cobalamin)	Leber, Eigelb	Bildung des Erbmaterials und roter Blutkörperchen, Nervenfunktion	Blutarmut, Verkümmerung der peripheren Nerven
Folsäure	Leber, Hefe, dunkelgrüne Gemüse	Bildung von Körpereiweiß und Erbmaterial, Bildung von roten Blutkörperchen	Anämie durch zu große Blutkörperchen, glatte Zunge, Durchfall
Pantothensäure	Leber, Hefe, Eigelb, Weizenkeime	Stoffwechsel von Kohlehydraten, Proteinen und Fetten, Bildung von Hormonen und Stoffen zur Steuerung der Nerven	Sind keine bekannt, außer in Experimenten mit Menschen: Erbrechen, Bauchweh, Müdigkeit, Schlafprobleme
Biotin	Leber, Hefe, Blumenkohl	Bildung von Fettsäuren, Freisetzung von Energie aus Kohlehydraten	Sind keine bekannt, außer in Experimenten: Müdigkeit, Depressionen, Übelkeit, kein Appetit, Schmerzen
Vitamin C (Ascorbin-Säure)	Zitrusfrüchte, Paprika, Sanddorn, Kartoffel, Petersilie	Gesunderhaltung von Zähnen, Knochen und Blutgefäßen, Bildung von Bindegewebe, Antioxidans	Skorbut, Zahnfleischbluten, Muskel schwinden, Wunden heilen nicht, rauhe braune und trockene Haut, die Zähne lockern sich

Optimale Vitaminzufuhr je Tag:

Vitamin A:		
– Erwachsene	3 000 i. E. (0,9 mg)	1
– Kinder	2 700 i. E. (0,8 mg)	1
Vitamin D:		
– Erwachsene	100 i. E, (2,5 µg D3)	1
– Kinder	400 i. E. (10 µg D3)	1
Vitamin E:		
– Erwachsene	12 mg	1
– Kinder	8 mg	1
	10–30 mg	2
Vitamin K:	unbekannt	
Vitamin B_1:	0,5 mg/5 000 kJ	2
Vitamin B_2:	0,7 mg/5 000 kJ	2
Vitamin B_6:	1,5 mg	1
Männer	2,0 mg	1
Vitamin B_{12}	5 µg	1
Niacin	20 mg	1
Folsäure	0,05 mg	1
Pantothensäure	10 mg	1
Biotin	0,3 mg	1
Vitamin C	30 mg	2
	75 mg	1
	100–150 mg	3

(Die Angaben sind aus: Empfehlungen der Deutschen Gesellschaft für Ernährung und den US-Food and Nutrition Board (1), der WHO (2) bzw. des Sowjetischen Gesundheitsministeriums (3) zusammengestellt.)

Vitaminhaushalt:

Der menschliche Organismus kann Vitamine nicht selber aufbauen, die Ursache ist in einem Gendefekt zu suchen. Auch Tiere benötigen besonders in der Wachstumsphase Vitamine zur Ergänzung der Nahrung, sie werden daher vielfach als Futtermittelzusätze gegeben (künstliche und einseitige Ernährung).
Die früher auftretenden Mangelkrankheiten Beriberi, Skorbut, Rachitis, Pellagra u. a. kommen angesichts der günstigen Ernährungslage in den Industrieländern heute nicht mehr vor. A-Vitaminosen sind selten geworden; sie treten als Folge einer Zerstörung der Darm-

flora durch Antibiotika auf, kommen von Arzneimittelwirkungen oder bei extrem einseitiger Ernährung über lange Zeit. So glaubt man, daß die bei Alkoholikern vorkommende Polyneuropathie auf einen Mangel an Vitamin B1 zurückzuführen ist, bedingt durch verminderte Resorption und Nahrungsaufnahme.

Die Beriberi-Krankheit, ein Vitamin-B1-Mangel durch ausschließlichen Genuß von poliertem Reis, war in China schon 2600 v. Chr. bekannt. Eine Vitamin-B6-Mangelerkrankung ist das sogenannte „China-Restaurant-Syndrom", das durch überreichliche Verwendung von Natriumglutamat (siehe Geschmacksverstärker im Kapitel „Aromen") verursacht wird.

Durch Vitamin-B12-Mangel kann es zu bösartiger Blutarmut kommen. Die Krankheit tritt nur bei Vegetariern auf, denn die notwendige Vitamin-B12-Menge ist in tierischer Nahrung reichlich vorhanden, in Pflanzen kommt dagegen Vitamin-B12 nicht vor.

Die Pellagra, eine Niacinmangelerkrankung, kam nur bei Indianerstämmen vor, die eine ausschließliche Maisnahrung zu sich nahmen. Schon Stämme, die die Tortillas durch das Backen mit Asche verunreinigt aßen, kannten diese Krankheit nicht.

Die bei uns bekanntesten Vitaminmangelkrankheiten sind Skorbut und Rachitis.

Skorbut war die Krankheit der Seeleute. Es ist die typische C-Avitaminose des Menschen. Auch der Name des Vitamin C (Ascorbinsäure) wurde vom englischen „antiscorbutic-vitamin" abgeleitet. Aber schon die englischen Freibeuter des 16. Jahrhunderts – Hawkins, Lancaster u. a. – wußten, daß die ausschließliche Ernährung mit Salzfleisch und Zwieback über Monate zu dieser Krankheit führt und daß man sie durch Frischgemüse, Obst und Zitronen verhindern kann. James Cook hielt seine Matrosen auf seiner vier Jahre dauernden Weltumseglung (1772-1775) mit Zitronen skorbutfrei. Vitamin C wird heute allgemein kräftigende Wirkungen nachgesagt; vielfach wird ein hoher Vitamin-C-Spiegel (2,5 g) vorbeugend bei Erkältungen verwendet.

Auch Vitamin-C-Mangelerkrankungen kommen heute bei uns nicht mehr vor. Der Hauptlieferant an Vitamin C ist bemerkenswerterweise die Kartoffel, wenn man vom Obst, das heute das ganze Jahr über zur Verfügung steht, absieht.

Einmalige hohe therapeutische Dosen sind allerdings kaum mit Obst oder Kartoffeln erreichbar, sondern nur mit Tabletten. Die allgemein kräftigende Wirkung wird jedoch durch Dauerkonsum von Vitamin-C-reicher Nahrung bewirkt.

Die Rachitis oder Englische Krankheit ist die Folge eines Vitamin-D-Mangels bzw. die dadurch bedingte Disharmonie des Calcium-Phosphat-Haushaltes des Körpers. Rachitis kam früher vor allem bei Kleinkindern verhältnismäßig häufig vor. In den zwanziger Jahren war für viele Kinder der tägliche Löffel Lebertran eine Tortur. Heute weiß man, daß die Krankheit eigentlich durch mangelnde Sonnenbestrahlung hervorgerufen wird, die in der Haut Vitamin D3 bildet. Mied man früher aus modischen Gründen die Sonnenbestrahlung, bewirkt heute die Luftverunreinigung ein gewisses Manko in Industriezonen. In den Tropen mit ihrer starken Sonneneinstrahlung ist die Rachitis jedenfalls unbekannt.

Normalerweise werden Vitamine im Überschuß mit gemischter Nahrung aufgenommen und der Überschuß ausgeschieden.

Bei den Vitaminen A und D können allerdings auch durch übermäßige Vitaminzufuhr als ernste Krankheiten Hypervitaminosen auftreten. Bei Vitamin A sind es Kopfschmerzen, Übelkeit, Schlaf- und Appetitlosigkeit, Haarausfall und Knochenschwellungen, die bei Hypervitaminose auftreten. Die D-Hypervitaminose äußert sich mit Appetitlosigkeit, Magen-Darmstörungen, Kopfschmerzen, Schwäche und Gewichtsverlust, Muskelzuckungen und Hemmung der Nierenfunktion.

Auch die sogenannte Weidekrankheit der Rinder und Schafe, eine mit Verkalkungen von Gefäßen und Organen einhergehende Krankheit, soll eine fütterungsbedingte D-Hypervitaminose sein.

Jedenfalls ist daraus abzuleiten, daß bei uns eine besondere Zufuhr von Vitaminen bei normaler gemischter Kost nicht notwendig ist. Vitamine sind in dieser ausreichend vorhanden, trotz teilweisen Verlustes durch die Zubereitung. Deshalb braucht man zur Sicherung des Vitaminbedarfs weder Lebensmittel mit Vitaminen anzureichern noch besondere Kostformen (einseitige sind sowieso bedenklich) einzuhalten; ein Glas pasteurisierter Milch ist auch kein Grund für Gewissensbisse – besser wäre es, zwei Gläser zu trinken.

Echte Vitaminmangelerscheinungen, vor allem Vitamin A und D, sind vom Arzt zu behandeln.

Vitaminisieren von Lebensmitteln:

Das Vitaminisieren von Lebensmitteln ist eine besondere Form der „Anreicherung" von essentiellen Nährstoffen in einem Lebensmittel. Damit kann schnell und sicher die Ernährung der wirtschaftlich schwächsten Verbraucher verbessert werden. Eines der Prinzipien, die schon 1936 in den USA ausgearbeitet wurden, bestand darin, Nährstoffe, die durch technologische oder wirtschaftliche Entwicklungen in verarbeiteten Lebensmitteln vermindert werden, bei der übrigen Nahrung als synthetisches Produkt wieder zuzusetzen.

Die daraufhin von der Wirtschaft vorgebrachten Vorstellungen waren: Vitamin D zu Milch, Vitamin A zu Margarine, Schmalz(!), Milch und Milchprodukten, Schokolade und Kakaogetränkepulver, Vitamin D zu Margarine, Milch und Milchprodukten, Brot, Süßwaren und Kindernährmitteln, Vitamin E zu Margarine, Vitamin-B-Komplex zu Mehl, Brot, Teigwaren, Reis, Süßwaren, Fertigsuppen, Kakaogetränken, Vitamin C zu Frucht- und Gemüseprodukten, Süßwaren, Kaffee, Kakaogetränkepulvern, Limonaden, Speiseeis, Speisesalz, Joghurt und Zucker zuzusetzen. Diese Liste richtete sich nicht nach dem Bedürfnis der Verbraucher, sondern nach den technologischen Möglichkeiten der amerikanischen Wirtschaft. Sie wurde nur zum Teil in die Praxis umgesetzt.

In Österreich wird seit Jahren über eine Vitaminregelung gesprochen. Das Problem ist aber nicht so dringlich, denn nach wie vor ist es hier jedermann möglich, sich auf natürlichem Weg mit den nötigen Vitaminen zu versorgen. Zu fürchten ist eher, daß mit dem Vitaminisieren von Lebensmitteln bloß Werbung und Geschäft ohne gesundheitlichen Effekt betrieben wird. Eine neue Regelung würde jedenfalls zu einer Ausdehnung des unnötigen Vitaminzusatzes und des Werbeinteresses führen. Gegenwärtig werden hauptsächlich die Vitamine A und D zu Margarine zugesetzt, um sie der Butter ähnlich zu machen, Vitamin E soll das Ranzigwerden verhindern.

Da bei Konsumation von Lebensmitteln, bei denen der Anteil an ungesättigten Fettsäuren erhöht wurde, der Vitamin-E-Bedarf stark ansteigt, ist eine Zugabe dieses Vitamins bei solchen Lebensmitteln auch aus diesem Grund angebracht.

Ascorbinsäure (Vitamin C) wird bei einer Reihe von Lebensmitteln aus technologischen Gründen (Antioxydationsmittel) eingesetzt, bei Fleischwaren soll sie einen Restnitritgehalt bzw. eine Nitrosaminbildung und den Botulismus verhindern. Erfolgt der Zusatz aus solchen technologischen Gründen, ist ein Vitaminhinweis als Werbung Unfug und in Österreich verboten. Die Bezeichnung „Vitamin C" für Ascorbinsäure ist deshalb in diesen Fällen verboten.

Eine vom Verein für Konsumenteninformation veröffentlichte Reihenuntersuchung (Heft 2/89) von Fruchtsäften, Limonaden, Nektaren usw. zeigt: Obwohl vielfach auf einen natürlichen Ascorbinsäuregehalt hingewiesen und in einem Fall sogar ein Vitamin-C-Zusatz deklariert ist, enthalten viele Erzeugnisse nach gewisser Lagerzeit keine Ascorbinsäure mehr – sie baut ab, und je älter der Saft ist, desto mehr geht verloren. Nach dem Lebensmittelgesetz ist das Produkt dann wertgemindert. Eine Vitaminisierung ist in der Regel nur bei diätetischen Erzeugnissen der Fall.

Leider werden aber auch Bonbons mit Vitamin C-Zusatz hergestellt (Nimm 2, Granini Multi-Vitamin), von denen der Verbraucher meint, daß sie gegen Erkältungskrankheiten helfen. Hiefür ist aber der Vitamin C-Gehalt viel zu gering, und die übrigen Vitamine stehen normalerweise in der Nahrung genügend zur Verfügung. Eine Werbung für Zuckerln mit Vitamin-C-Zusatz ist daher völlig unsinning, sie erhöhen nur die Kariesproblematik unserer Jugend und sind Zuckerkalorienbomben.

Ebenso ist eine Werbung mit Vitaminzusätzen (A und D) bei Fetten, Ölen und insbesondere Margarine verfehlt. Sie führt bloß zu einem größeren Fettverbrauch, der zwar der Fettwirtschaft dient, aber gesundheitlich sicher unerwünscht ist. Die Lebensmitteltechnologien nehmen heute auf die natürlichen Inhaltsstoffe immer weniger Rücksicht, weil das Verlorengegangene künstlich ersetzt wird. Zugleich hat sich die „Anreicherung" von Lebensmitteln von den medizinischen Erfordernissen weit entfernt, einziges Motiv ist oft nur die Werbewirksamkeit. Es ist zu hoffen, daß dieser Trend, der von der amerikanischen Lebensmittelwirtschaft ausgeht, in Österreich noch möglichst lange auf sich warten läßt.

Mineralstoffe

Wie jedes Lebewesen braucht auch der Mensch Nährstoffe, die keine Energie liefern, aber dennoch für den Aufbau und das Funktionieren des Körpers notwendig sind. Dazu gehören Mineralstoffe – anorganische Stoffe, die in organische Verbindungen eingebaut werden. Obwohl sie nur etwa 4 Prozent des Körpergewichtes ausmachen, sind sie unentbehrlich, denn alle Lebensprozesse spielen sich in Mineralsalzlösungen ab.

Mineralstoffe haben mehrere Funktionen im Organismus:
- Sie sind Baustoffe von Knochen und Zähnen, denen sie Festigkeit verleihen.
- Sie erhalten den Wasserhaushalt im Gleichgewicht.
- Als gelöste Elektrolyte sind sie für die physikalisch-chemischen Zustände der Zell- und Körperflüssigkeiten verantwortlich.
- Sie sind Bestandteile von Enzymen und Hormonen.

Zu den Mineralstoffen gehören:
1. Kalzium, Phosphor, Calium, Schwefel, Chlor, Natrium und Magnesium; diese werden täglich in Mengen von 0,2 bis 3 Gramm mit der Nahrung aufgenommen.
2. Die Spurenelemente Eisen, Zink, Kupfer, Mangan, Jod, Fluor, Chrom, Selen und Molybdän; sie sind bereits in sehr geringen Konzentrationen unter 50 Milligramm pro Kilogramm Körpergewicht wirksam.

Mangel an Mineralstoffen führt zu Ausfallerscheinungen. Durch die Ausscheidungen des Körpers – Harn, Stuhl, Schweiß – gehen Mineralstoffe verloren, die mit der Nahrung ersetzt werden.

Innerhalb von dreißig Tagen wird etwa die Hälfte der Mineralstoffe im Körper ausgetauscht. Der Austausch im Blut und in den Zellen geht relativ rasch vor sich, im Skelett dagegen langsam.

Große Mineralstoffverluste treten bei Erbrechen, Durchfall, starkem Schwitzen, Mißbrauch von Abführmitteln und radikalen Schlankheitskuren auf.

Als Zusatzstoffe werden Mineralstoffe nur in diätetischen Lebensmitteln verwendet. Mineralstofflösungen wie Isostar, Red Bull u. a., die für Hochleistungssportler entwickelt worden sind, um die durch

extremes Schwitzen entstehenden Mineralstoffverluste auszugleichen, werden heute in Supermärkten neben anderen Getränkedosen
angeboten. Eine Verwendung dieser Produkte ist aber nur bei den
vorhin genannten Ausscheidungsextremen angezeigt. Der Mineral-
stoffhaushalt gesunder Menschen ist üblicherweise bei gemischter
Kost ausgeglichen.

Aromen

Aromastoffe werden Lebensmitteln zugesetzt, um ihnen Geruch
oder Geschmack zu verleihen.
Man unterscheidet:
natürliche Aromen, die aus Pflanzen oder tierischen Produkten mit
physikalischen Methoden gewonnen werden, z. B. Vanilleextrakt;
naturidente Aromen, die zwar chemisch hergestellt werden, aber natürlichen Aromen chemisch gleichen;
künstliche Aromen, die chemisch hergestellt werden, ohne ein natürliches Vorbild zu haben, z. B. Vanillin.

In Österreich gibt es keine Aromenverordnung, sondern ein eben
fertiggestelltes Kapitel im Codex Alimentarius Austriacus. Es regelt
die Beschaffenheit der Aromen, die Verwendung in bestimmten Lebensmitteln wird in den jeweiligen Spezialkapiteln festgelegt.
Aromen werden einer großen Zahl von Lebensmitteln zugesetzt: Er-
frischungsgetränken, Speiseeis, Pudding, Cremen und Gelees, Backwaren, Süßwaren, Kaugummi, Tees, Suppenwürzen, Suppen und
Soßen, Spirituosen, Fertiggerichte u. a.
Bei verpackten Lebensmitteln ist die Verwendung von Aromen zu
deklarieren, und zwar unter Hinweis auf deren natürliche, naturidente oder künstliche Beschaffenheit.
Die natürlichen Aromen sind weitgehend untersucht. Im Aromen-
codex ist eine Liste von Pflanzen angeführt, die aus toxikologischen
Gründen zur Aromagewinnung nicht verwendet werden dürfen,
darunter Aloe, die Wurzel des Granatapfelbaumes, Maiglöckchen,
Meerzwiebel, Seidelbast, Tollkirsche.
Für Chinin, einen aus der Chinarinde gewonnenen Bitterstoff, ist

der Höchstwert von 85 Milligramm pro Liter alkoholfreies Erfrischungsgetränk vorgeschrieben. Chinin ist in größeren Dosen ein Arzneimittel, und eine Chininunverträglichkeit ist bekannt.

Aus Preisgründen werden hauptsächlich künstliche Aromen verwendet, und es ist anzunehmen, daß ihr Einsatz stark zunehmen wird. Von der Essenzenindustrie werden laufend neue und bessere Aromastoffe erzeugt, die in der Wirtschaft in steigendem Ausmaß Verwendung finden.

Aromastoffe werden nach Überprüfung vom Europarat zugelassen und mit Registriernummern versehen. Sie haben keine E-Nummern.

Über gesundheitliche Bedenken bei Aromastoffen ist bisher nichts bekannt geworden. Die Gefahr liegt eher darin, daß Aromen zum Aufbessern von Geschmacksverlusten, die bei langer Lagerung eintreten, oder zum Vortäuschen größerer Fruchtmengen in Lebensmitteln verwendet werden. Die „gschmackigsten" Fruchtjoghurts enthalten nicht immer die meisten und besten Früchte.

Im Aromakapitel des Codex werden auch die sauer schmeckenden Stoffe in ihrer Beschaffenheit geregelt (an sich ist ihre Verwendung allgemein erlaubt):

Essigsäure und ihre Salze, Acetate (E 260 bis E 263): Essigsäure wird auch in Form von Essenz in Verkehr gebracht. Da sie konzentriert zu Augen- und Schleimhautverletzungen führen kann, sind Essenzen für Kinder unerreichbar aufzubewahren.

Milchsäure und ihre Salze, Lactate (E 270, E 325 bis E 327)

Citronensäure und ihre Salze, Citrate (E 330 bis E 333)

L (+) Weinsäure und ihre Salze, Tartrate (E 334 bis E 337)

Äpfelsäure und ihre Salze, Malate (vorläufige E-Nummern 296, 350 bis 352)

Bei diesen Stoffen handelt es sich um natürliche und vollkommen unschädliche Säuerungsmittel.

Orthophosphorsäure und ihre Salze, Orthophosphate (E 338 bis E 341): Phosphor und Calcium müssen im Organismus in einem ausgewogenen Verhältnis vorliegen. In der heutigen Nahrung überwiegen aber die Phosphate, die außer den natürlichen Vorkommen in Lebensmitteln Zusätzen zu Schmelzkäse, Kondensmilch, Speiseeis, Backpulver und dergleichen entstammen. Bekannt ist der hohe Phosphorsäuregehalt von Coca Cola. Nur in Milch und Milchprodukten überwiegt das Calcium. Der deutsche Ernährungsbericht 1984 vermutet, daß eine hohe Phosphatzufuhr bei nicht voll gedecktem Calciumbedarf Entkalkungsprozesse des Skeletts begünstigt. Nicht bewahrheitet hat sich hingegen die Auffassung, daß phosphatreiche Nahrung bei Kindern Verhaltensstörungen, nämlich das hyperkinetische Syndrom, auslösen kann.

Da Phosphate ein essentieller Bestandteil von Lebensmitteln sind, wurde eine maximale duldbare tägliche Aufnahmemenge von 70 Milligramm pro Kilogramm Körpergewicht festgelegt. Darin sind alle natürlich im Lebensmittel enthaltenen Phosphate plus jener aus Zusatzstoffen enthalten. Der Wert gilt nur bei adäquatem Calciumgehalt; steigt die Calciumzufuhr, muß auch die Phosphataufnahme proportional erhöht werden, und umgekehrt.

Geruchs- und Geschmacksverstärker haben nur vorläufige E-Nummern. Sie werden ebenfalls im Kapitel des Codex über Aromen behandelt und gelten als unbedenklich.

Die häufigsten Geschmacksverstärker sind:
- L-Glutaminsäure (620)
- Natriumglutamat (621)
- Kaliumglutamat

Sie sind meist aus Sojaeiweiß hergestellt, in allen ostasiatischen Soßen, Fleisch- und Fischspeisen enthalten und heute auch in den USA und Europa weitverbreitet.

Eine Überempfindlichkeitsreaktion auf Glutamat ist das bereits erwähnte „China-Restaurant-Syndrom", das mit Gefühllosigkeit im Nacken, Rücken und an den Armen, Kopfschmerzen, Schwächegefühl, Spannungszuständen und Herzklopfen einhergeht.

Die Glutamatzugabe ist mit 10 Gramm pro Kilogramm verzehrsfertigen Lebensmittels begrenzt.

Andere, weniger bekannte Geschmacksverstärker sind:
- Natrium- und Kaliumguanylat (627, 628)
- Natrium- und Kaliuminosinat (631, 632)
- Maltol, Äthylmaltol (636, 637), verstärkt nur den süßen Geschmack.

Antiklumpmittel, Schaumbekämpfungsmittel, Trennmittel

Rieselhilfsmittel hüllen pulvrige Teilchen ein, glätten die Oberfläche und vermeiden die elektrostatische Aufladung. Sie werden bei Streusalz, Streuwürze, Puderzucker, Trockensuppen und dergleichen in Mengen von 0,1 bis 1 Prozent verwendet.

Rieselhilfsmittel sind: Calcium-, Kalium-, Natriumhexacyanoferrat; Natrium-, Calcium-, Magnesiumcarbonat; kolloidale Kieselsäure; Calciumsilikat; Salze der Myristin-, Palmitin- und Stearinsäure.

Antibackmittel werden bei kristallinen Stoffen verwendet. Sie verhindern das Zusammenbacken. Es wird Calcium-, Natrium- und Kaliumhexacyanoferrat verwendet. Gesundheitliche Bedenken bestehen nicht, ADI-Werte wurden deswegen nicht erstellt.

Schaumbekämpfungsmittel hemmen die Bildung von Schäumen oder zerstören vorhandene Schäume, die beim Kochen und Eindicken von Zucker, Fruchtsäften oder Milchprodukten entstehen. Für Öle werden Silikonöle, geblasene Öle und Emulgatoren verwendet, für wässrige Systeme Paraffinöl, Speisefette, Ricinusöl und höhere Fettsäuren. Alle Schaumbekämpfungsmittel sind in den angewendeten Mengen bis 50 Milligramm pro Kilogramm Lebensmittel unbedenklich.

Trennmittel verhindern das Zusammenkleben von Lebensmitteln oder das Ankleben an Unterlagen und Umhüllungen. Verwendet werden die Lebensmittel Mehl, Stärke und Puderzucker sowie Magnesiumsilicat (553 a), Talk (553 b), Aluminiumsilicat (554), Natriumaluminiumsilicat, Tricalciumdiorthophosphat (E 344) und wasserfreie Fette, Wachse, Silikonöle, geblasene Öle, Hartparaffin (E 344), flüssiges Paraffinöl (905) und Walrat. Diese Stoffe sind sicher nicht alle genügend untersucht, gesundheitliche Bedenklichkeit ist jedoch – ausgenommen bei Paraffin – nicht bekannt.

Schmelzsalze, Kutterhilfsmittel, Backtriebmittel, Klärhilfsmittel, und Filterhilfsmittel, Bleichmittel und alkalisch wirkende Stoffe

Diese Stoffe erleichtern die Verarbeitung von Lebensmitteln, vor allem bei der industriellen Herstellung. Es sind technische Hilfsstoffe. *Schmelzsalze und Kutterhilfsmittel* bewirken bei der Schmelzkäseherstellung, daß sich Fett, Eiweiß und Wasser einheitlich vermischen. Schmelzkäse wird aus Käseresten und fehlerhaftem Käse durch einen Schmelzprozeß gewonnen. Schmelzsalze sind: Ortho-, Pyro- oder Polyphosphate. Zur Schmelzkäseherstellung werden beträchtliche Mengen an Schmelzsalzen, nämlich bis zu 3 Prozent der Käsemasse, verwendet. Dagegen ist die Verwendung von Oligophosphaten als *Kutterhilfsmittel* bei der Brätherstellung für Würste mit 0,5 Prozent auf den Fleischanteil (auf die fertige Wurst berechnet sind das 0,22 Prozent) gering. Kutterhilfsmittel ersetzen das Wasserbindevermögen, das sonst nur dem schlachtwarmen Fleisch eigen ist. Phosphate ermöglichen die Emulsion aus Fleischeiweiß-Fett und Wasser (Eis), die das Wurstbrät darstellt und die beim Erhitzen die feste Wurstmasse der sogenannten Brätwürste (Extrawurst, Knacker, Würstel) ausmacht bzw. die die Fleisch- und Speckstückchen der Fleischwürste, z. B. der Wiener, zusammenbindet. Im schlachtwarmen Fleisch sind natürliche Phosphate enthalten, die den Zusammenhalt bewirken. Da solches Fleisch aber heute kaum mehr zur Verfügung steht, müssen Hilfsmittel diese Funktion übernehmen. Ohne Phosphate wäre die Wurstmasse bröckelig und nicht gebunden.

Backtriebmittel dienen zum Lockern der Backwaren: Natriumcarbonat etwa, das allbekannte Backpulver. Meist sind es Natriumhydrogencarbonat und Natriumdihydrogendiphosphat, die verwendet werden. Das beim Backprozeß gebildete Kohlendioxyd und der Wasserdampf ergeben kleine Gasbläschen, die den Teig lockern. Eine schädliche Wirkung ist unbekannt.

Bedeutungslos sind *Klärhilfsmittel*, die Trübteilchen aus Getränken abscheiden sollen, und *Filterhilfsmittel,* die beim Filtrieren von Flüssigkeiten eingesetzt werden, beide verbleiben nicht im Lebensmittel.

Alkalisch wirkende Stoffe dienen unter anderem dem typischen Geschmack von Laugengebäck.

Jod

Auch Jod ist ein Spurenelement und für den Organismus lebenswichtig. Jod ist ein Bestandteil der Schilddrüsenhormone. Die Funktion der Schilddrüse ist von einer ausreichenden Zufuhr von Jod durch die Nahrung abhängig. Bei Jodmangel wird zum Ausgleich die Schilddrüse vergrößert, ein „Kropf" bildet sich. Jodmangel ist daher in den meisten Fällen eine ernährungsbedingte Störung.
Der Bedarf an Jod:

Erwachsene und Jugendliche	150 Mikrogramm/Tag
Kinder	100 Mikrogramm/Tag
Säuglinge (bis 12 Monate)	50 Mikrogramm/Tag
Schwangere und Stillende	200 Mikrogramm/Tag

(Empfehlung der Deutschen Gesellschaft für Ernährung. Die WHO empfiehlt 150 bis 200 Mikrogramm pro Tag.)

Der Körper des gesunden Erwachsenen enthält ungefähr 10 bis 20 Milligramm Jod, das größtenteils in der Schilddrüse lokalisiert ist. Das mit der Nahrung aufgenommene Jod gelangt etwa zur Hälfte in die Schilddrüse, der Rest wird mit dem Harn ausgeschieden. Jod kommt als Jodsalze, die sogenannten Jodide, in den Lebensmitteln vor.

Jodgehalte von Lebensmitteln (in Mikrogramm Jodid pro 100 Gramm):

Apfel	1,6
Fleisch (Kalb, Rind, Schwein)	3,0
Forelle	3,2
Kuhmilch	3,7
Butter	4,4
Kartoffeln	4,5
Schnittkäse	5,0
Rotkraut	5,0

Weißbrot	5,8
Frauenmilch	6,0
Schwarzbrot	8,5
Hühnerei	9,7
Spinat	20,0
Zitrone	70,0

Jodgehalt von Seefischen (in Mikrogramm Jodid pro 100 Gramm eßbarer Anteil):

Schellfisch	400
Seelachs	260
Kabeljau	130
Garnelen	130
Miesmuscheln	130
Hering	52
Makrele	45

Der wünschenswerten täglichen Aufnahmemenge von 150 Mikrogramm Jod steht aber nur eine tatsächliche Aufnahme von 110 bis 120 Mikrogramm gegenüber, Hauptquelle des aufgenommenen Jod sind oft Alkoholika. Der Jodgehalt der Nahrung und des Wassers ist vom Jodgehalt des Bodens abhängig. Beim Wasser besteht ein Gefälle vom Meerwasser, das zirka 2 000 Mikrogramm Jod enthält, zu Fluß-, Trink- und Regenwasser, die wenig Jodsalze enthalten. In den Alpengebieten, wo der „Kropf" häufig ist, enthält das Trinkwasser nur zirka 0,1 bis 2 Mikrogramm Jodid pro Liter, in Küstennähe (kropffreien Gebieten) dagegen 2 bis 13 Mikrogramm pro Liter.
Die notwendige Jodzufuhr und damit die Vermeidung von Kropfbildung ließe sich durch vermehrten Seefischkonsum ohneweiters bewirken, setzt aber eine vollständige Änderung der Ernährungsgewohnheiten der Bevölkerung voraus: eine Umstellung von Schweinsbraten auf Kabeljaufilet, aber das ist kaum erreichbar.
Wie bei den Vitaminen und Spurenelementen gilt auch hier, daß bei gemischter Kost und gesundem Organismus eine Unterversorgung nicht eintreten kann, selbst bei Berücksichtigung der zubereitungsbedingten Verluste.
Es sollte aber ergänzt werden, daß der Haushalt dieser Stoffe stark in Unordnung gebracht wird, wenn Seefisch für die Jodversorgung, Karotten für die Vitamin-A-Versorgung und Milch für eine genü-

gende Calciumversorgung fehlen. Die Kropfbildung ist dem Menschen schon seit dem Altertum bekannt. Von den Griechen waren jodhaltige Schwämme zur Behandlung verwendet worden. Den Zusammenhang von Jodmangel und Kropf hat man erst 1830 erkannt, daß Jodmangel ernährungsbedingt ist, weiß man erst seit den zwanziger Jahren unseres Jahrhunderts. Die Deutsche Gesellschaft für Ernährung erklärte 1976 die Bundesrepublik als Jodmangelgebiet, jeder siebente Deutsche soll von dieser Schilddrüsenfunktionsstörung betroffen sein. In Österreich ist dieser Anteil noch höher.

Jodiertes Kochsalz
Der hohe Gehalt von Jod in Seefischen und Meerwasser würde die Vermutung nahelegen, daß auch das „Meersalz" jodreich ist. Das ist jedoch keineswegs der Fall. Wenn Meersalz Jod enthält, dann ist es, ebenso wie das heimische „Steinsalz", künstlich mit Jod versetzt – jodiert.
In Österreich ist der Verkauf von jodiertem Kochsalz, das als „Vollsalz" bezeichnet wird, nach dem Speisesalzgesetz vom 17. April 1963 (BGBl. Nr. 112/63) vorgeschrieben, es enthält 10 Milligramm Kalciumjodid pro Kilogramm Kochsalz. In der Bundesrepublik Deutschland hingegen ist „jodiertes Kochsalz", an der gelben Packung erkennbar, nicht überall erhältlich.
In Österreich ist der Verkäufer verpflichtet, wenn er unjodiertes „Kochsalz" führt, auch „Vollsalz" zu führen. Unjodiertes Kochsalz darf nur auf ausdrückliches Verlangen an Käufer abgegeben werden.
Hauptsächlich wird in Österreich jodiertes Kochsalz verwendet, seither ist auch die Kropferkrankung stark zurückgegangen.
Im Durchschnittshaushalt werden heute bei uns zirka 3 Gramm Kochsalz täglich verzehrt und rund 60 Mikrogramm Jod.
Eine Gefährdung durch übermäßige Jodgaben wäre bei über 500 Mikrogramm Jod pro Tag über längere Zeit möglich: Es würde ein Jod-Basedow entstehen. Diese Menge ist mit jodiertem Kochsalz allerdings nicht erreichbar. Basedow-Kranke (eine Schilddrüsenüberfunktion) müssen aber das nicht jodierte Kochsalz verwenden.

178

Fluor

Fluor wird meist sofort mit Karies in Verbindung gebracht. Weniger aber verbindet man hingegen Karies mit Zucker. Karies ist so weit verbreitet, daß in Europa und Nordamerika praktisch jeder betroffen ist. Selbst Kleinkinder haben schon Zahnschäden und Schulanfänger bereits zu 70 Prozent Löcher in den Zähnen. Der Zuckerkonsum, besonders das Naschen klebriger Bonbons und anderer Zuckerwaren zwischen den Mahlzeiten, ist eine der Hauptursachen der Karies.

Nach einer japanischen Studie betrug 1939 der Zuckerkonsum in Japan 15 Kilogramm pro Kopf und sank im Krieg bis auf 0,2 Kilogramm im Jahr 1945 ab. Der Kariesbefall der Bevölkerung folgte der Kurve des Zuckerkonsums.

Seit Jahrzehnten ist die Zahnpflege das bekannteste und wichtigste Mittel gegen Karies. Die regelmäßige Entfernung der Zahnbeläge verhindert die Ansiedlung von Bakterien, die Zucker zu Stoffen, die Karies verursachen, spalten. Ebenso wichtig ist die Entfernung der Speisereste beim Zähneputzen.

Schon vor dem Zweiten Weltkrieg erkannte man in den USA, daß Fluoridgaben den Zahnschmelz härten und die Karieshäufigkeit herabsetzen.

Man kann Fluor in Form von Tabletten, Zahnpasta, Mundwasser oder über die Nahrung bzw. das Trinkwasser aufnehmen. Die Fluorzufuhr über die Nahrung ist von den Ernährungsgewohnheiten abhängig. Durchschnittlich werden 0,4 bis 1,0 Milligramm aus der Nahrung und 0,3 Milligramm mit Trinkwasser aufgenommen. Manche Mineralwässer sind sehr reich an Fluoriden. Ansonsten nimmt man Fluor meist mit alkoholischen Getränken, Brot und Backwaren, Fleisch und Fisch auf.

Der Gedanke, die Bevölkerung mit Fluoriden über das Trinkwasser zu versorgen, stammt ebenfalls aus den USA. Rund 100 Millionen Amerikaner in 6 795 Gemeinden erhalten heute fluoridiertes Trinkwasser. Europa ist diesem Trend eher zögernd gefolgt, nur einige Städte konnten sich dazu entschließen: Basel (Schweiz), Karl-Marx-Stadt (DDR) und einige Städte in England, Holland und der ČSSR. Fluor kann im Wasserwerk mit geringen Kosten dem Wasser zugesetzt werden, ein Verbot hiezu besteht weder in der Bundesrepublik Deutschland noch in Österreich – aber in keiner österreichischen Stadt wird Trinkwasser fluoridiert. Die Meinungen über die Fluor-Versorgung über Trinkwasser gehen auseinander. Optimal soll eine Fluoridmenge von 1 Milligramm pro Liter Trinkwasser sein, die die Karieshäufigkeit um etwa 50 bis 60 Prozent senkt. Andere Untersucher weisen darauf hin, daß bei Kindern, die täglich fluoridiertes Wasser tranken, Zahnfluorose entstand, das sind weiße Flecke im Zahnschmelz und Unebenheiten, die sich später unschön braun färben, allerdings kariesresistent sind. Bei höheren Dosen kann es zu Skelettveränderungen und Nervenerkrankungen kommen. Allerdings werden diese hohen Dosen nicht mit fluoridiertem Trinkwasser erreicht. Trotzdem ist die Fluoridierung des Trinkwassers keine so harmlose Sache, wie manche meinen, sondern eine Arzneimittelverwendung mit Nebenwirkungen. Es käme einer Zwangsmedikation gleich, mit der man Bedürftige und Nichtbedürftige gleichermaßen trifft. Menschen, die viel trinken, Hitzearbeiter etwa, würden ein Vielfaches an Fluor einnehmen, ohne es zu brauchen, ebenso Leute, die gar keine Zähne mehr haben. Risikopatienten müßte man mit fluorarmem Wasser versorgen. Zwangsmedikationen werfen also gesundheitliche und auch rechtliche Probleme auf. Auch die Ökologie könnte sich mit einer allgemeinen Fluoridierung des Trinkwassers sicher nicht befreunden. Denn von dem Pro-Kopf-Verbrauch von rund 180 Liter werden nur etwa zwei Liter getrunken und verkocht, der Rest geht als Abwasser in die Umwelt. Wir sollten deshalb weiterhin trachten, das Trinkwasser möglichst frei von Rückständen und Chemikalien zu halten, solange wir noch die Möglichkeit haben.

Physikalische Verfahren zur Erhöhung der Haltbarkeit von Lebensmitteln

Dazu zählen Erhitzen, Gefrieren und Bestrahlen.

Erhitzen

Hier geht es nicht darum, daß durch das Erhitzen die meisten Speisen überhaupt erst genießbar und die darin enthaltenen Nährstoffe resorbierbar werden, sondern nur um negative Einflüsse, die mit dem Erhitzen verbunden sind. Von zahlreichen Ernährungsforschern wurden die Vitaminverluste durch die verschiedenen Garungsmethoden festgestellt; ein beliebtes Untersuchungsziel ist die Milch und deren Verkaufsformen.

Beim Erhitzen geht jedenfalls ein Teil der in der frischen Ware vorhandenen Vitamine verloren (siehe Tabelle auf Seite 182), die Menge hängt allerdings vom Garverfahren ab. Der geringste Verlust ist beim Dünsten (Garen im eigenen Saft ohne Bräunung) zu erwarten. Fritieren, Grillen, Garen in Mikrowelle und Garen bei 75 bis 100° C bringen es auf etwas mehr Verlust. Die größten Vitaminverluste sind beim normalen Kochen, Braten oder Backen im Haushalt zu erwarten. Durch den Sauerstoffzutritt ist dabei der Vitaminverlust oft größer als bei bloß aufgewärmten Konserven.

Das Günstigste ist also das Dünsten. Müssen Sie aber aus diesem Grund auf Ihre schmackhaften Zubereitungen verzichten und zukünftig alles unter dem Gesichtspunkt der Vitaminerhaltung nur mehr roh essen, wie es Gesundheitsapostel auf allen Wegen predigen? Nein, wenn Sie sich nicht völlig einseitig ernähren, sondern gemischte Kost zu sich nehmen, decken Sie, wenn Sie gesund sind, Ihren Vitaminbedarf trotzdem ausreichend, und es macht gar nichts aus, wenn Sie ein gebackenes Schnitzel oder einen Tafelspitz essen, der durch das Kochen einen Teil seines ursprünglichen Vitamingehaltes (B1 um ca. 30 bis 50% vermindert) verloren hat.

Durch die Erhitzung werden vorhandene Keime, darunter natürlich auch Krankheitserreger (Tuberkulose, Bang u. a.) abgetötet. Der Vitaminverlust durch das schonende Pasteurisieren, bei dem die Milch in dünner Schicht durch 30 Sekunden auf 72° C erhitzt wird, ist gering. Auffällig ist schon der Unterschied zum Kochen im

181

Haushalt, erst recht aber zur Sterilmilch. H-Milch und Sterilmilch haben außerdem bis zum Kauf und Konsum meist beträchtliche Lagerzeiten, die zusätzlich Vitaminverlust bedeuten. Die Vorzüge solcher Haltbarkeitsprodukte liegen daher nur in der Lagerfähigkeit, und diese Produkte sollten nicht die Frischmilch in der Nahrung verdrängen.

Vitaminverluste durch Erhitzen sind bei den verschiedenen Marktformen der Milch besonders deutlich:

Erhitzung	Vitaminverluste in Prozent			
	B_1	B_6	B_{12}	C
Pasteurisieren	5–10	0– 5	10	5–15
ultrahocherhitzte H-Milch	5–15	10	10– 20	10–20
Kochen	10–20	5– 8	20	15–20
sterilisierte Kondensmilch	30–40	10–20	80–100	30–50

Quelle: E. Renner, Milch und Milchprodukte in der Ernährung des Menschen, 3. Auflage 1977.

Gefrieren

Während das Trocknen sicher zu den ältesten Verfahren der Haltbarkeitsverlängerung zählt, ist das Gefrieren eine verhältnismäßig junge Methode.

Vor rund vierhundert Jahren wurde die Eismaschine erfunden und zur Speiseeisherstellung verwendet. Das erste Fleischgefrierhaus wurde 1861 in Sidney errichtet. In Europa gibt es ungefähr seit hundert Jahren Kühlanlagen. Der Verbrauch an Tiefkühlkost ist seit dem Zweiten Weltkrieg stetig angestiegen und dürfte heute in der Bundesrepublik bei etwa 20 Kilogramm pro Kopf liegen. Österreichische Zahlen dürften etwas darunter liegen.

Geflügel, Gemüse, Kartoffelprodukte und Fisch werden wohl am häufigsten eingefroren. Bei Temperaturen unter -12° C vermehren sich Bakterien und Pilze nicht mehr, und die Einwirkung durch Enzyme wird weitestgehend gebremst. Lebensmittelvergifter vermehren sich schon bei -3° C nicht mehr. Keime werden durch den Ge-

182

frierprozeß nicht abgetötet, waren sie vor dem Einfrieren vorhanden, vermehren sie sich nach dem Auftauen meist explosionsartig und bewirken so den raschen Verderb aufgetauter Waren. Normalerweise enthalten Gefriergemüse etwa 10 bis 20 Prozent weniger Vitamine (also weniger Vitamin C) als erntefrisches Gemüse. Da aber frisches Gemüse meist schon zwei bis drei Tage alt ist, bis es der Konsument erhält, hat Gefriergemüse, das unmittelbar nach der Ernte verarbeitet wird, oft höhere Vitamingehalte. Die Unterschiede zwischen Frischware und Gefrierware sind daher oft geringfügig. Gefrierware schneidet also, wenn man vom Geschmack oder der Verwendungsmöglichkeit absieht, oft günstiger ab als Frischware. Tiefkühlung ist jedenfalls die schonendste und beste Konservierungsmethode.

Ansteigen der Vitamin C-Verluste beim Lagern tiefgefrorener Lebensmittel:

Vitamin C-Verluste in Prozent

	3 Monate Lagerzeit	6 Monate Lagerzeit
Spinat	10	13
Kohlsprossen	10	13
Erbsen und Karotten	15	49
Karfiol	9	25
Rotkraut	28	52
Sauerkraut	10	39
Salzkartoffeln	2	56

Quelle: DLG Bd. 12. Probleme der Ernährung durch Gefrierkost. D. Steinkopf Verlag Darmstadt 1964.

Strahlenkonservierung

Nach Paragraph 14 des Lebensmittelgesetzes 1975 dürfen mit ionisierenden Strahlen behandelte Lebensmittel nur mit Bewilligung des Bundesministers und gekennzeichnet in Verkehr gesetzt werden. Spätestens seit Tschernobyl wird es kein Bundesminister wagen, radioaktiv bestrahlte Lebensmittel zuzulassen. Es ist auch kaum anzunehmen, daß er eine diesbezügliche Verordnung erläßt. Schwieriger mag es bei der Ablehnung eines allfälligen Bescheidantrages sein, der auch von ausländischen Interessenten über eine Importfirma gestellt werden könnte. Es ist ja nichts Neues, daß Antragsteller Zusatzstoffanträge unter Hinweis auf wissenschaftliche Gutachten und ausländische Zulassungen erzwingen können.

Bedenken, oft nur emotionaler Natur, stehen dem sie niederwalzenden Wirtschaftsdruck der Interessenten gegenüber, die wieder einmal die hungernde Dritte Welt, diesmal mit bestrahlten Lebensmitteln (Verminderung des Verderbs), retten wollen, wenngleich sich diese Völker bestrahlte holländische Erdbeeren oder Froschschenkel und belgische Schalotten und Kartoffeln sicher nicht werden leisten können.

Natürlich weiß man, daß frische und unbehandelte Lebensmittel besser sind, der hohe Verlust an Nahrungsmitteln durch Verderb und die noch immer vorhandenen hygienischen Mängel, die zu 40 000 bis 50 000 gemeldeten Salmonellaerkrankungen jährlich in der Bundesrepublik führen, bringen manche Lebensmittelfachleute auf die Idee, diese in der heutigen Zeit des weltweiten oder zumindest europaweiten Warenaustausches ansteigende Volkskrankheit nicht an der Wurzel des Übels – der Schlamperei, Unsauberkeit und Unwissenheit – zu kurieren, sondern am Ende der Lebensmittelproduktion durch Desinfektion mittels radioaktiver Bestrahlung.

Wie die Atombombe ist auch die Strahlenkonservierung von Lebensmitteln ursprünglich vom Militär ausgegangen. Die ungeheuren Investitionen zur militärischen Nutzung der Kernenergie brachten nach dem Zweiten Weltkrieg die Suche nach ziviler Verwendung. Immer dann, wenn man überschüssige Nebenprodukte hat, sucht man auch bei Lebensmitteln nach Verwendungsmöglichkeiten, weil sie durch ihre große Menge eine hohe Rendite ermöglichen. So ist es mit der Stärke, die man bei Produktionsüberschuß in der Wurst unterzubringen versucht, um etwas Fleisch zu sparen; das Gluconsäuredeltalacton, ein chemisches Abfallprodukt, will man trotz negativer Eigenschaften in den Rohwürsten und anderen Lebensmitteln erlaubt haben, um mit Vertreterketten dann die Verwendung durchzusetzen. Nicht anders war es mit dem Atomabfall.

In den fünfziger Jahren glaubte man, bestrahltes Fleisch und Gemüse sei ungekühlt für ewige Zeiten lagerfähig.

Die USA und die Sowjetunion wetteiferten in der Militärforschung, in der Bundesrepublik Deutschland widmete man sich der Gewürzbestrahlung, weil man für verschiedene Industrieprodukte Sterilgewürze braucht. Die Russen wiederum befaßten sich mit der Keimhemmung bei Kartoffeln und Zwiebeln; sie waren die Ersten, die das Bestrahlen von Lebensmitteln, der Kartoffel, zuließen. 1963/64 folgten die USA mit der Erlaubnis der Bestrahlung von Weizen und Kartoffeln, ebenso Kanada mit Kartoffeln. Die WHO forderte 1964 erstmals für Zusatzstoffe die Anwendung des „no effect level" – der maximalen Dosis, bei der noch keine gesundheitliche Wirkung eintritt – und eine Absenkung dieses Wertes auf ein Hundertstel als Sicherheitsfaktor. Würde dieses Prinzip auch für radioaktive Bestrahlung gelten, gäbe es heute keine Diskussion über das Bestrahlen von Lebensmitteln.

Während die Bestrahlung von Lebensmitteln seit den sechziger Jahren weltweit die Verbraucher verunsichert, hat die Atomlobby, zu der auch die Bundesrepublik Deutschland zählt, gesammelt und in wissenschaftlichen Gremien, wie dem Joint Expert Comitee on Food Irradiation (JECFI), der FAO / WHO (Landwirtschafts- und Weltgesundheitsorganisation der UNO) und IAEA (Internationale Atomenergieorganisation), neue Richtlinien für die Lebensmittelbestrahlung herausgebracht, die die bisherigen Sicherheitsgrundsätze außer acht lassen. Man hat die Unbedenklichkeitsprüfung nicht mehr wie bisher dem Gesundheitsrisiko, sondern dem ökonomisch Machbaren untergeordnet. Die Anwendung des hundertprozentigen Sicherheitsfaktors, wie er für chemische Zusatzstoffe gilt, wurde mit der Begründung verlassen, daß beim Bestrahlen von Lebensmitteln nichts hinzugefügt werde.

Damit haben aber die genannten Gremien zweierlei bewirkt: Einmal wurde das bisherig geltende Sicherheitsprinzip durchlöchert und damit Unbedenklichkeitserklärungen für das Bestrahlen von Lebensmitteln ermöglicht, zum anderen haben sie ihre Glaubwürdigkeit auch bei den Unbedenklichkeitserklärungen von Zusatzstoffen und Rückständen in Frage gestellt.

Exponent und Befürworter der Lebensmittelbestrahlung ist der Geschäftsführer der Bundesforschungsanstalt für Ernährung in der Bundesrepublik Deutschland, Professor Diehl. Er vertritt die Meinung, daß nach gegenwärtiger Kenntnis und bei ordentlicher Durchführung der Bestrahlung die in Lebensmitteln entstehenden Stoffe und ihre Mengen keine Gefahr für die Gesundheit darstellen. Professor Diehl weist darauf hin, daß auch die Verfütterung bestrahlter Lebensmittel an Versuchstiere und die Abgabe als Krankenkost in Spitälern (ob die Patienten gewußt haben, daß sie Versuchskaninchen sind?) und andere toxikologische Studien keine nachteilige Wirkungen erbracht haben. Er behauptet auch, daß bei Bestrahlung bis 10 Kilo-Gray (kGy) keine weiteren toxikologischen Studien mehr nötig seien. Diese Meinung ist offenkundig vom Bestreben getragen, die Entwicklungskosten klein zu halten. Sie muß angesichts der noch vielfach unbekannten Bestrahlungsfolgen zumindest als nicht seriös bezeichnet werden. Trotzdem aber haben diese Äußerungen dazu geführt, daß 23 Länder die Bewilligung zur Lebensmittelbestrahlung erteilt haben. Die meisten Bewilligungen beschränken sich allerdings auf experimentelle Chargen oder auf Waren für Verkaufstests. In Zukunft ist zu erwarten, daß Produkte, die mit bis zu 10 Kilo-Gray Strahlenenergie nach den Vorschriften des Codex Alimentarius behandelt worden sind, in den europäischen Handel kommen werden. Sowohl der Codex Alimentarius wie auch die Europäische Gemeinschaft fordern jedoch eine Kennzeichnung der bestrahlten Lebensmittel, zur Information der Kunden und um Wiederholungen der Bestrahlung zu verhindern. In den Niederlanden und in Südafrika soll neben einem Zeichen zusätzlich ein beschreibender Text, etwa: „zur Konservierung radioaktiv bestrahlt", vorgeschrieben sein. Das vorgesehene Zeichen, eine Sonne über Blättern in einem Kreis, ist aber in seiner informativen Wirkung als ungeeignet zu bezeichnen. Es sieht eher wie das Gütezeichen eines Alternativ-Vereins aus. Ferner ist es selbst in den Ländern mit Bestrahlungserlaubnis unbekannt, weil die bestrahlten Lebensmittel entweder exportiert oder weiterverarbeitet werden, und in beiden Fällen brauchten die bestrahlten Lebensmittel bisher nicht deklariert zu werden.

Führend in der Bestrahlung von Lebensmitteln sind, abgesehen von der Sowjetunion, nicht jene Staaten, die die meiste Forschung betrieben haben – in den USA ist bloß die Bestrahlung von Weizen und Kartoffel zugelassen –, sondern atomare Ehrgeizlinge wie Belgien, Niederlande, Israel und Südafrika. In Großbritannien ist die Lebensmittelbestrahlung nach wie vor verboten. In Japan, der wirtschaftlichen Großmacht Asiens, hat die Bestrahlung der dort bedeutungslosen Kartoffeln seit 1972 jedenfalls keine Verbraucherreaktionen verursacht. Man ist dort gegenüber der Bestrahlung, wie man sich denken kann, nicht sehr aufgeschlossen. In der Forschung ist Japan mit Ländern, die für sie große Lebensmittellieferanten sind, im Rahmen der IAEA (Internationale Atomenergieorganisation) zusammengeschlossen. Kein Wunder, daß Japan wenigstens die Bestrahlungswerte für Fisch und Obst revidiert haben möchte.

In den vier, die Bestrahlung von Lebensmitteln vorantreibenden Ländern sind folgende Lebensmittel zugelassen:

Belgien: Kartoffeln, Knoblauch, Zwiebeln, Schalotten, Erdbeeren, Paprika, getrockneter Pfeffer, Gummiarabicum. Für Forschungszwecke: Gewürze, Trockengemüse, Hähnchen, Krabben.

Niederlande: Kartoffeln, Knoblauch, Erdbeeren, Champignons, Gewürze, Trockengemüse, Zwiebeln, Garnelen, Fischfilets, gefrorene Froschschenkel, Weizen und Weizenmehl, Reis, Roggenbrot. Für Forschungszwecke soweit bekannt: Kakaobohnen, Fleischteile, Spargel, Endiviensalat, Mangos, Papayas, Fertigsuppen.

Israel: Kartoffeln, Zwiebeln, Gewürze, Hähnchen.

Südafrika: Kartoffeln, Hähnchen, Knoblauch, Avocados, Mangos, Papayas, getrocknete und frische Bananen, Erdbeeren und Zwiebeln.

Aber auch andere europäische Staaten haben die Bestrahlung von Lebensmitteln zugelassen:

Dänemark: Kartoffeln.

Frankreich: Kartoffeln, Zwiebeln, Knoblauch, Schalotten, Gewürze, Garnelen, Hähnchen, Fischfilets.

Italien: Kartoffeln, Zwiebeln, Knoblauch.

Norwegen: Gewürze.

Spanien: Kartoffeln, Zwiebeln.

BRD: versuchsweise Gewürze.

Interessant ist, daß sich die großen Industrienationen USA, Groß-
britannien, Bundesrepublik Deutschland und Japan, die nordischen
Länder, die Schweiz und Österreich vorläufig dem Bestrahlen von
Lebensmitteln gegenüber reserviert verhalten.

Überall aber stehen „Newcomer" bereit, die schon Bestrahlungsanlagen besitzen und bestrahlte Lebensmittel in die Industristaaten ex-
portieren wollen. Sie warten nur darauf, daß die Industriestaaten die
Importe zulassen. Die Atomlobbys der Industriestaaten ihrerseits
wollen den Ländern in Afrika, Asien und Südamerika Bestrahlungsanlagen verkaufen. So schließt sich der Kreis der Interessenten. Wer
fragt aber, ob die Konsumenten bestrahlte Lebensmittel überhaupt
wollen?

Es gibt bereits jetzt in der ganzen Welt etwa 120 Anlagen, davon 40
in Europa: fünf in der Bundesrepublik Deutschland (Hamburg,
Norderstedt, Melsungen, Rommelshausen und Allershausen). Und
wir haben es gar nicht bemerkt.

Die Nukleartechnik wird nämlich schon lange im Non-food-Bereich
zur Entkeimung von Watte, medizinischen Geräten, Spritzen,
Handschuhen und dergleichen erfolgreich verwendet. Man könnte
meinen, daß Österreich mit solchen Dingen nichts zu tun hat – weit
gefehlt.

An der Bestrahlungsanlage in Allershausen (Oberbayern) ist der
österreichische Semperitkonzern und der niederländische Apothe-
kerverein beteiligt. Während das Interesse von Semperit hauptsächlich bei Gummihandschuhen liegt, besitzt der holländische Teilha-
ber bei Arnheim einen Bestrahlungsbetrieb, in dem schon über
zehn Jahre Gewürze, Suppengemüse, Krabben, Froschschenkel
usw. bestrahlt werden. Er hat nicht nur beträchtliche Erfahrungen
auf diesem Gebiet, sondern ist auch an der Aufnahme der Lebensmittelbestrahlung in der Bundesrepublik Deutschland sehr interes-
siert.

In Allershausen werden auch mit einer Sondergenehmigung für die
Industrie Gewürze bestrahlt. Und weder in der Wirtschaft noch in
der Kontrolle hat jemand etwas dagegen.

Wie sieht es mit der Kontrolle aus?

Kontrollmöglichkeiten fehlen, es gibt bisher keinerlei wissenschaftliche Nachweismöglichkeiten, weder chemische noch physikalische.

Die bei der Bestrahlung entstehenden Substanzen oder Veränderungen sind meist nur kurzlebig. Sie können sehr unterschiedlich sein und vielfach auch bei anderen Konservierungsverfahren entstehen. Beteuerungen von Importeuren aus Holland, Israel oder Südafrika, ihre Champignons, Fischprodukte, Gewürze, Suppen, Salate, Erdbeeren und Hähnchen seien nicht bestrahlt, sind nicht viel wert. Man weiß, daß in diesen Ländern, wie in anderen auch, bestrahlt wird und die Waren entgegen der Vorschrift nicht gekennzeichnet sind. Bestrahlungen kann man nicht nachweisen. Die Kennzeichnung der Bestrahlung ist daher, wie viele andere Dinge auch, eine nicht eingehaltene Bestimmung, die nur zur Beruhigung der Verbraucher dient.

Die Anwendungshäufigkeit der Lebensmittelbestrahlung:
Wenn man es genau nimmt, wird an der Lebensmittelbestrahlung schon seit 40 Jahren herumgedoktert, unheimlich viel Geld dafür verpulvert, der Nutzeffekt steht zu diesem Aufwand jedoch in keinem Verhältnis.
Angeblich soll Japan das einzige Land sein, daß großtechnisch 15 000 bis 30 000 Tonnen Kartoffeln jährlich bestrahlt. Ausgerechnet Japan. Da die Kartoffeln in Japan ernährungsmäßig völlig unbedeutend sind, dürften es so ziemlich alle dort verbrauchten Erdäpfel sein. Israel gibt an, bis zu 2 000 Tonnen Zwiebeln zu bestrahlen. Südafrika ist mit der Preisgabe von Informationen schon viel vorsichtiger, man will nicht mehr als 2 000 Tonnen Lebensmittel jährlich bestrahlt haben, und gar die cleveren Niederländer geben nur 5 ganze Tonnen zu. Die Erzeugerländer bestrahlter Lebensmittel sind natürlich nicht besonders gesprächig.
Die Bestrahlung von Lebensmitteln wurde bisher hauptsächlich von zwei Dingen gebremst: Im Gegensatz zu den Behauptungen der Atomlobby kommt Bestrahlen teurer als alle anderen Konservierungsverfahren. Es kostet angeblich pro Kilogramm Lebensmittel 2,50 Schilling. Die Atomlobby sieht im Verbot chemischer Konservierungsmittel, die man leicht nachweisen kann, eine Chance. So hat das Verbot der chemischen Keimhemmungsmittel in Japan die Bestrahlung der Kartoffeln ermöglicht. Allerdings wird dieses Verfahren erst im großen Maßstab rentabel, denn mit ein paar Kilo

Pfefferkörner oder Knoblauchzehen kann man Anlagen, die 80 bis 100 Millionen Schilling kosten, nicht erhalten. Da sich der Betrieb der Strahlenquelle (radioaktives Kobalt oder Caesium) nicht abstellen läßt, muß er, um wirtschaftlich zu sein, Tag und Nacht arbeiten und eine große Menge von Produkten bestrahlen.

Die zweite Bremse ist zweifelsohne die emotionale Aversion weiter Bevölkerungskreise, die seit Tschernobyl noch gewachsen ist. Selbst Befürworter der Bestrahlung meinen, wenn die Kennzeichnung wirklich eingehalten werden müßte, wäre der Absatz gefährdet. In der Bundesrepublik Deutschland, vor allem aber in Österreich ist der Widerstand gegen die Nukleartechnik jeder Art besonders groß. Und es gibt besonders strenge Lebensmittelgesetze.

Sowohl die Bundesrepublik Deutschland als auch Großbritannien sind gegen die Zulassung der Lebensmittelbestrahlung und wünschen eine EG-Anpassung in Richtung ihrer Ablehnung.

Wie aber bisher bei allen derartigen Entscheidungen im Rahmen der Bemühungen um den gemeinsamen Markt wird der Rat der Europäischen Gemeinschaft die Anpassung an der untersten Qualitätsgrenze treffen. An betrüblichen Beispielen mangelt es nicht.

Die Bundesrepublik Deutschland hat den Kampf um ihre Lebensmittelqualität bisher in Brüssel immer verloren. Man denke an das schon erwähnte „Cassis de Dijon"-Verfahren, das erste richtungsweisende Urteil, das die Bundesrepublik Deutschland verurteilte. Der französische Ribisellikör mit weniger Alkohol, als in der Bundesrepublik Deutschland vorgeschrieben, mußte akzeptiert werden. Das Reinheitsgebot des Bieres fiel, somit durften ausländische Biere mit Zusatzstoffen von der Bundesrepublik Deutschland nicht mehr abgewiesen werden. Und jüngst mußten importierte Würste, bei denen das Fleisch teilweise durch Sojaprodukte und Verdickungsmittel ersetzt wird, zugelassen werden, womit die allgemeine Qualitätsminderung der deutschen Wurstwaren eingeleitet wird.

Am 2. Dezember 1988 schließlich hat die Kommission der Europäischen Gemeinschaft in Brüssel den Mitgliedsstaaten einen Vorschlag für eine Richtlinie des Rates zur Ratifizierung vorgelegt, der die Rechtsvorschriften für Lebensmittel und Lebensmittelbestandteile, die mit ionisierenden Strahlen behandelt sind, angleichen soll. Die Kommission setzt hiebei die ionisierende Bestrahlung der Wärmebehandlung und dem Gefrierverfahren gleich. Sie ist der Meinung, daß unter kontrollierten Bedingungen für die Verbraucher keine Gefahr bestehe. Auch sei das Verfahren bereits in verschiedenen Mitgliedstaaten zugelassen. Da es keine Nachweisverfahren gibt, sind die Zulassung der Bestrahlungseinrichtungen und die Kennzeichnung der Lebensmittel mit Anlagennummern und Seriennummern die einzigen Alternativen, um im Interesse der Verbraucher öffentliche Kontrollen durchführen zu können.

Auf die Idee, daß man auch auf das Bestrahlen von Lebensmitteln im Interesse der Verbraucher verzichten könnte, kommen die Wirtschaftsstrategen und Rechtsexperten in Brüssel nicht. Sie gehen nicht nur mit den nationalen Gesetzen, sondern auch mit den Wünschen der Bevölkerung sehr großzügig um. Von ihrem Vorschlag für den freien Verkehr bestrahlter Lebensmittel ist die Kommission derart überzeugt, daß sie bei dieser Zwangsbeglückung von der Gewährleistung eines „hohen Schutzniveaus" für die Verbraucher spricht.

Zitate aus dem Vorschlag zum freien Verkehr bestrahlter Lebensmittel:

Folgende Arten ionisierender Strahlen sind zugelassen:

a) Gammastrahlen, aus den Radionukliden 60Co und Cs-137 (Kobalt 60 und Caesium 137).

b) Röntgenstrahlen, die von Geräten erzeugt werden, die mit einer Energiestärke von 5 Megavolt (MeV) oder darunter betrieben werden.

c) Elektronen, die von Geräten erzeugt werden, die mit einer Energiestärke von 10 Megavolt oder darunter betrieben werden.

Die Kommission vertritt die Ansicht, daß das Lebensmittel durch die Bestrahlung nicht radioaktiv wird.

Sie schließt sich dem Standpunkt der WHO (Weltgesundheitsorganisation) an, daß das Bestrahlen von Lebensmitteln für die Gesundheit und das Wohlergehen der Menschen zwei Hauptvorteile hat:

- Zerstörung bestimmter pathogener (krank machender) Organismen (Bakterien, Parasiten) in den Nahrungsmitteln, wodurch diese sicherer werden und

- Verlängerung der Haltbarkeit von Lebensmitteln durch Abtöten schädlicher und den Verderb fördernder Organismen sowie Verlängerung der Frischhaltung und damit Verbesserung der Lebensmittelversorgung.

Die Bestrahlung soll kein Ersatz für gute Hygiene sein und eignet sich nicht für die Behandlung aller Lebensmittel. Die Kommission erkennt zwar an, daß in den genannten Grenzen keine Gefahr droht, schlägt aber eine Begrenzung auf Lebensmittel vor, bei denen das Verfahren eindeutige Vorteile für den Verbraucher bringt. In diesem Zusammenhang wurde festgestellt, daß keine Notwendigkeit bestehe, die Bestrahlung von Frischfleisch zuzulassen.

Kennzeichnung bestrahlter Lebensmittel:

Die Kommission bereitet Vorschläge vor, die nicht nur die Kennzeichnung bestrahlter Lebensmittel selbst betreffen, sondern auch den Verkehr zwischen Lieferanten, um sicherzustellen, daß auch die Endprodukte, die bestrahlte Teile enthalten, etwa bestrahlte Gewürze, korrekt etikettiert werden können.

Die bestrahlten Lebensmittel werden in den meisten Fertigprodukten enthalten sein, also immer größere Verbreitung finden und alltäglich werden. Auch daß sie deklariert sind, soll beim Konsumenten Bedenken gegen Bestrahlung abbauen helfen. Für den Betrieb der Bestrahlungseinrichtungen wird ein kontrollierbarer Verfahrenscodex erlassen, und es sind offizielle Zulassungen für die Bestrahlungseinrichtungen und Ausbildungsreglements für das Personal durch die Kommission vorgesehen. Die Gemeinschaft behält sich auch internationale Inspektionseinrichtungen, vor allem Drittländern gegenüber, vor.

Spätestens 18 Monate nach Bekanntgabe der Richtlinien des Rates haben die Mitgliedstaaten ihre Rechts- und Verwaltungsvorschriften so zu ändern, daß der Handel und die Verwendung von bestrahlten Lebensmitteln zugelassen ist, und spätestens drei Jahre nach Bekanntgabe der Richtlinien des Rates haben sie den Handel und die Verwendung von Lebensmitteln, die diesen Richtlinien nicht entsprechen, zu verbieten.

Vom Rat den Mitgliedstaaten für die Bestrahlung vorgeschlagene Zulassung von Lebensmitteln und Strahlungshöchstdosen:

Lebensmittelgruppe	maximale durchschnittliche Gesamtdosis in kGy
1. Erdbeeren, Papayas, Mangos	2
2. Trockenfrüchte	1
3. Hülsenfrüchte	1
4. dehydratisiertes Gemüse (Trockengemüse für die Suppenindustrie)	10
5. Getreideflocken	1
6. Zwiebeln und Knollenfrüchte (Kartoffeln)	0,2
7. Aromatische Kräuter (Tees) und Gewürze	10
8. Garnelen	3
9. Geflügelfleisch	7
10. Froschschenkel	5
11. Gummiarabicum	10

Als im Juli 1983 in der Codex Alimentarius-Kommission eine Empfehlung für die Bestrahlung von Lebensmitteln in niedrigen Dosen beschlossen wurde, stimmten Österreich und die Bundesrepublik Deutschland dagegen.

Im beratenden Lebensmittelausschuß der Europäischen Gemeinschaft bestand eine Mehrheit für das Bestrahlen der Lebensmittel, aber die Arbeitnehmervertreter hatten dagegen gestimmt. Einige Gruppen wollten 10 Kilo-Gray für alle Lebensmittel zugelassen haben, andere lehnten die Richtlinie wegen fehlender Nachweisverfahren ab. So allgemein war die Zustimmung also nicht. Trotzdem weiß man, daß man keimfreie Gewürze in Holland, Belgien, aber auch in der Bundesrepublik Deutschland und sicher auch in Österreich bei den durchwegs auslandsorientierten Gewürzfirmen bekommt. Man wird aber, obwohl das Bestrahlen in Österreich und in der Bundesrepublik Deutschland ebenso wie das Begasen mit Ethylenoxyd verboten ist, kein Aufheben machen. Und da die Deklaration, weil unkontrollierbar, sicher selbst in der Bundesrepublik Deutschland lax durchgeführt werden wird, wird der Konsument von der Bestrahlung kaum etwas bemerken, ihr aber sicher nicht entgehen.

Wie funktioniert eigentlich die Lebensmittelbestrahlung?
„Ionisierende Strahlen", die zur Konservierung von Lebensmitteln verwendet werden können, sind entweder Elektronenstrahlen aus Elektronenbeschleunigern, Röntgenstrahlen oder stammen von radioaktiven Elementen, und zwar von Kobalt 60 und dem billigeren Abfallprodukt der Atomenergieerzeugung, Caesium 137, die Gammastrahlen aussenden.

Die Wirkung dieser verschiedenen Strahlen ist ziemlich gleich, aus wirtschaftlichen Gründen werden aber fast nur Gammastrahlen eingesetzt.

In einer solchen Bestrahlungsanlage werden in einem mit dicken Betonwänden abgeschirmten Raum um die zentral gelegene Gammaquelle, die aus den radioaktiven Brennstäben besteht, die Lebensmittel mit einem automatischen Transportsystem auf Paletten oder in Behältern herumgeführt. Damit Menschen den Raum betreten können, werden die Brennstäbe in ein tiefes Wasserbecken versenkt, ansonsten würde in Sekunden der Tod eintreten.

Abschalten kann man ja bekanntlich die Strahlung nicht. Die Bestrahlungsdauer für Sterilisieren beträgt zirka 15 Stunden. Die japanische Anlage kann täglich 350 Tonnen Kartoffeln behandeln, bei einer Betriebsdauer von drei Monaten, also insgesamt etwa 30 000 Tonnen im Jahr.

Elektronenbeschleuniger haben den Vorteil einer sehr hohen Strahlendosisrate, die kürzere Bestrahlungszeiten ermöglicht. Die Lebensmittel werden durch die Bestrahlung selbst nicht radioaktiv, abgesehen von einer äußerst schwachen kurzlebigen induzierten Radioaktivität.

Die Dosis, auf die es bei der Wirkung ankommt, wird in Gray (Gy) gemessen, das ist die von der bestrahlten Materie absorbierte Energie pro Kilogramm. Die nötige Dosis ist ziemlich groß, weswegen in Kilo-Gray (kGy), das sind 1 000 Gray, gerechnet wird.

Die Gammastrahlen haben einen nachhaltigen Einfluß auf die Biochemie der lebenden Zellen. Die Empfindlichkeit der Zellen bzw. der Organismen ist umso größer, je entwickelter der Organismus ist.

Effekte ionisierender Strahlen bei verschiedenen Dosen:

Dosis in kGy	tödliche Dosis für	Anwendung
0,005–0,01	Mensch und höhere Tiere	
0,01–0,2	Trichinen im Fleisch	
0,01–0,4		Verhindern des Auskeimens von Kartoffeln, Zwiebeln, Knoblauch u. a.
0,2–1,0 1,0–5,0	Insekten	Abtöten von Insekten in Getreide, Mehl, Kaffee u. a. Reifungsverzögerung bzw. Verlängerung der Lagerfähigkeit von Obst, Gemüse, Pilzen
1,0–10,0	Hefen, Schimmelpilze, div. Bakterien	Pasteurisieren, Gewürzentkeimung
10,0–70,0	Bakterien, einschließlich der Sporen	Sterilisation
10,0–100,0 20,0–1000,0		Zersetzung von Lebensmitteln Enzyminaktivierung

Die große Hoffnung der ersten Jahre war, daß Bestrahlung das Verderbnisproblem lösen könnte. Dabei wurde übersehen, daß die Bestrahlung zwar die Salmonellen abtötet, gleichzeitig aber das ganze Lebensmittel betrifft. Nicht nur der Nährwert, sondern auch Farbe, Geruch, Geschmack und Gewebebeschaffenheit werden verändert. So braucht man zum Sterilisierung von Milch 15 Kilo-Gray, aber schon bei 0,1 bis 0,25 Kilo-Gray bekommt die Milch einen deutlichen Fremdgeschmack, sie wird zuerst gebleicht, bräunt dann und geliert. Auch bei Obst und Gemüse treten Bräunungen des Fruchtfleisches und mitunter matschige Beschaffenheit auf. Bei Fleisch tritt starker Bestrahlungsgeruch und vorzeitige Ranzigkeit auf. Von einer universellen Verwendbarkeit und Verbesserung ist daher keinesfalls die Rede.

Was ist überhaupt von den Begründungen für die Verwendung der Bestrahlung bei Lebensmitteln zu halten?
Als erste Begründung für alle qualitätsmindernden Technologien bei Lebensmitteln wird der immense Verderb von Lebensmitteln auf der ganzen Welt angegeben. Schon eine geringfügige Reduzierung dieses Verlusts könnte viele Hungernde in der Welt ernähren – so lautet das Argument.
Das ist schon richtig, nur preisen die Verfechter der Lebensmittelbestrahlung die Lösung des Welthungerproblems den ohnedies Satten der Industrienationen an, nicht den Hungernden der Dritten Welt. Außerdem gehen sie am eigentlichen Problem vorbei. In Wirklichkeit wird genug Nahrung für alle auf der Erde gewonnen, was nicht funktioniert, ist die gerechte Verteilung. In den Überschußproduktionsländern werden jährlich Millionen Tonnen Obst und Gemüse auf den Mist geworfen. Auch das Vernichten von Ernten kostet Millionen. Auch tierische Nahrungsmittel werden in gewaltigen Überschußmengen produziert. Diese Überproduktion ist aber nur möglich, weil ungeheure Mengen an pflanzlichen Futtermitteln, Getreide, Soja usw. aus der Dritten Welt nach Europa importiert werden. Dort aber fehlen sie, und ihr Mangel trägt zum Hunger in diesen Zonen bei. Seit vierzig Jahren experimentieren Technologen mit der Bestrahlung, um sie gegen den Hunger einzusetzen. Das Problem wäre viel einfacher und billiger zu lösen gewesen, hätte man diese Länder nicht zu falschen Produkten und falschen Erntezeitpunkten angehalten und würden nicht unsachgemäße Behandlung, Transport und Lagerung infolge des allgemeinen Desinteresses riesige Verluste mit sich bringen.
Solange diese postkolonialen Wirtschaftssysteme aufrechtbleiben, wird man in Afrika hungern und in Europa überproduzieren, ob nun die Überschüsse bestrahlt werden oder nicht.
Als zweite Begründung wird die Lebensmittelbestrahlung als probates Mittel zur Verminderung der Salmonellengefahr propagiert.
Auch das ist richtig, aber wieder bemüht man sich nicht, dem durch Fehlproduktion erwirtschafteten Übel an der Wurzel beizukom-

196

men. Vielmehr werden die Keime im Endprodukt nachträglich ab-getötet – und zwar mit dem stärksten Entkeimungsmittel: dem Bestrahlen.

Wie schon im Kapitel „Mikrobielle Lebensmittelvergiftungen" ausgeführt, werden nach amerikanischen Berichten 26,8 Prozent der Lebensmittelvergiftungen durch Salmonellen verursacht. In der Bundesrepublik Deutschland waren es im Jahr 1980 rund 50 000 gemeldete Erkrankungsfälle mit 75 Toten. Die Dunkelziffer liegt sicher höher, weil viele Erkrankungen gar nicht gemeldet werden. Ist diese Salmonellose nun eine neue „Gottesgeisel", wie Pest oder Aids? Nein, sie war früher viel weniger häufig und ist erst in den letzten Jahren so drastisch zu einer Volksseuche angewachsen. Ihre Ursache ist durchaus irdischer Natur und liegt in der Überproduktion der ehemaligen Luxuslebensmittel Eier und Geflügel, die erst durch industrialisierte Massentierhaltung möglich ist. Eine Tierhaltung, bei der 10 000 Hühner in einer Baracke oder zur Eierproduktion in Käfigen gehalten werden. Den Folgen zu engen Beisammenlebens oder züchtungsbedingter Anfälligkeiten sucht man durch Medikamenteneinsatz beizukommen, um finanzielle Verluste zu verhindern.

Da diese ungeheuer gesteigerte Tierproduktion nicht mit heimischen Futtermitteln aufrechterhalten werden kann, müssen diese aus Billigländern der Dritten Welt importiert werden. Das Importfutter ist aber häufig infolge der mangelhaften hygienischen Verhältnisse in diesen Ländern salmonellaverseucht. Damit schließt sich der Kreis, die Billigeiweißproduktion beschert uns die Salmonellen und verschärft die Lebensmittelknappheit in der Dritten Welt. Auch von ökologischer Seite wird die extreme Massentierhaltung bekämpft, aber sie wird nicht so rasch beseitigt werden können, denn dazu ist trotz Tierschutz die Mehrheit der Bevölkerung in Hinblick auf die billigen Eier und Hühner nicht zu bewegen.

Die Bestrahlung der Hühner ist aber keinesfalls das einzige Mittel, um der Salmonellaverseuchung Herr zu werden. Nach allgemeiner wissenschaftlicher Kenntnis kommen Salmonellen mit unqualifizierten Bruteiern und Küken oder mit dem Futter, hauptsächlich durch Sojaschrot und Tierkörpermehl, in die Geflügelproduktionsbetriebe. Ein Geflügelbetrieb besteht in der Regel aus einer beheizten, beleuchteten und gut gelüfteten Baracke mit automatischer Fütterung und Tränkung. Die jedesmal erneuerte Einstreu setzt sich aus Holzspänen oder Strohhäcksel zusammen. Darin enthaltene Salmonellen werden durch das Staubbaden der Hühner auf der Hautoberfläche verteilt, bleiben dort oder in den Federbälgen. Natürlich gelangen sie auch in den Darm, wo aber meist infolge der Antibiotikamedikation keine Vermehrungsmöglichkeit besteht. Bei der Schlachtung werden dann bei ungenügender Sorgfalt durch das Spülwasser die mit wenigen Hühnern eingebrachten Salmonellen auf andere verteilt.

Neueste Massenuntersuchungen von der Lebensmitteluntersuchungsanstalt der Stadt Wien, die im Auftrag der Veterinärverwaltung im Bundeskanzleramt durchgeführt wurden, zeigen, daß bei Einhaltung der in Österreich geltenden gesetzlichen Bestimmungen und bei entsprechender Sorgfalt Salmonellafreiheit von Geflügelpopulationen erreicht werden kann. Die Geflügelhygieneverordnung schreibt nämlich das Desinfizieren der Bruteier und Sterilisieren des Futters vor.

Man konnte nachweisen, daß es sehr wohl auf die Einhaltung der Hygienemaßnahmen ankommt, denn es standen sorgfältige Betriebe, die nur wenige Prozent Salmonellakontamination hatten oder überhaupt salmonellafrei waren, anderen sichtlich unsauberen und nachlässigen Betrieben mit Kontaminationsraten von über 50 Prozent der untersuchten Hühner gegenüber. Obwohl ein Teil der Betriebe um Sorgfalt bemüht ist, erfüllt kein einziger gegenwärtig wirklich alle gesetzlichen Bedingungen. Würde dies zutreffen, wäre die Salmonellagefahr bald gebannt. Die Untersuchung ausländischer Hühner und Puten zeigen Kontaminationen von 20 bis 80 Prozent der untersuchten Tiere und demonstrieren damit, daß sich ihre Produzenten überhaupt nicht mit Seuchenhygiene oder Sauberkeit befassen, sondern nur mit dem Geschäft. Auch gibt es in keinem Land diesbezügliche Gesetze wie in Österreich. Nach den bisherigen Untersuchungen scheinen die ungarischen Geflügelprodukte in der Salmonellakontamination noch am ehesten den österreichischen zu entsprechen.

In Österreich liegen die Schwierigkeiten darin, daß die inländischen Produzenten nicht durch Kontrollen zur Einhaltung der Gesetze gebracht werden. Importeure selbst vollkontaminierter Geflügelimporte werden aufgrund von Gefälligkeitsgutachten bei Gericht regelmäßig freigesprochen. Mit mehr Konsequenz könnte man trotz Massentierhaltung die Salmonellen beim Geflügel eindämmen und schließlich wegbringen. Nicht aber durch Bestrahlung, damit gewöhnt man sich bestenfalls die klassische Hygiene ab. Auch können nicht alle Hühner bestrahlt werden, schon gar nicht in Österreich, denn es ist zweifelhaft, daß die Bevölkerung die Errichtung solcher Bestrahlungsanlagen, die im Prinzip für die Umwelt die gleichen Gefahren wie Atomreaktoren bedeuten, akzeptieren wird.

Viele Verbraucher wünschen eine Einschränkung der Chemikalienverwendung bei der Lebensmittelverarbeitung. Die Mehrzahl der in der Lebensmittelindustrie verwendeten Chemikalien sind keine Konservierungsmittel und werden daher auch bei Bestrahlung weiterverwendet.

Das häufigst verwendete Konservierungsmittel ist übrigens Sorbinsäure, die aber vollkommen harmlos ist. Bedenklich sind Keimverhinderungsmittel und die Begasung von Gewürzen mit Ethylenoxyd.

Das Bestrahlen von Lebensmitteln ist weitaus emotionsbeladener als etwa der Alkoholgehalt des Ribiselschnapses. Hier wird der ausgeübte Zwang bei den Verbrauchern einiger Länder die Vorliebe für die Gemeinschaft sicher dämpfen. Es ist auch ein Beispiel für das Fortwirken von Fehlentwicklungen und dafür, daß von der EG-Bürokratie nach den Wünschen der Bevölkerung nicht gefragt wird.

5. Rückstände

Rückstände in Lebensmitteln pflanzlicher Herkunft stammen von Pflanzenschutz- und Schädlingsbekämpfungsmitteln, die nach der Anwendung oder früheren Anwendung in Lebensmitteln zurückgeblieben sind. Außer diesen anwendungsbedingten Schadstoffen sind auch Verunreinigungen mit Stoffen, die nicht absichtlich verwendet worden sind, wie toxische Schwermetalle oder Mykotoxine, zu nennen.

Bei den Lebensmitteln tierischer Herkunft (Fleisch, Geflügel, Fisch, Ei, Milch) kommen außer den obengenannten Stoffen noch Rückstände verabreichter Antibiotika, Sulfonamide, Hormone und sonstiger Chemotherapeutika in Frage.

Diese Rückstände zahlreicher Stoffe in Lebensmitteln sind grundsätzlich unerwünscht, von gewissen Mengen an sind sie gesundheitsschädlich.

Zu den Rückständen zählen:
Pestizide – Pflanzenschutz- und Schädlingsbekämpfungsmittel:
Bakterizide – gegen Bakterien
Fungizide – gegen Pilze
Algizide – gegen Algen
Herbizide – gegen Unkraut
Insektizide – gegen Insekten
Akarizide – gegen Milben
Rodenticide – gegen Nagetiere
Defoliantien – zum Entlauben von Pflanzen
Wachstumsregulatoren – zur Beeinflussung des Pflanzenwachstums

Toxische Schwermetalle:
Blei
Cadmium

Quecksilber
Chrom
Nickel
Mykotoxine – bei Lebensmitteln tierischer Herkunft: antimikrobiell
        wirkende Stoffe: Antibiotika, Sulfonamide, sonstige
        Chemotherapeutika,
Antiparasitika
Beruhigungsmittel und Betarezeptorenblocker
Arsenverbindungen
Hormone

Pestizide

Die Zahl der am Weltmarkt befindlichen Pestizidpräparate dürfte
zwischen 10 000 und 20 000 betragen. Sie enthalten jedoch nur zirka
250 verschiedene Wirkstoffe, die in unterschiedlichen Mengen und
Zusammenstellungen und mit diversen Begleitstoffen für die ge-
wünschten Anwendungsbereiche zusammengestellt werden. Von
den rund 150 Wirkstoffen, die in Österreich als Pflanzenschutz- und
Schädlingsbekämpfungsmittel angewendet werden, sind etwa 130
Stoffe geeignet, in Lebensmitteln Rückstände zu bilden. Diese
Stoffe gelangen durch direkte Behandlung der Pflanzen oder deren
eßbarer Teile auf Lebensmittel.
Die Stoffe können von der Pflanzenoberfläche auch ins Blattinnere
eindringen. Oder sie werden überhaupt von den oberirdischen
Pflanzenteilen bzw. den Wurzeln aufgenommen und über das Ge-
fäßsystem oder von Zelle zu Zelle in der Pflanze verbreitet.
Sie können aber auch als Vorratsschutzmittel bei der Lagerung von
Obst, Gemüse, Getreide oder bei längeren Transporten auf Lebens-
mittel gelangen. Es handelt sich dabei meist um Fungizide (Anti-
pilzmittel) oder Insektizide (insektentötende Mittel).
Außer der direkten Behandlung von Pflanzen kann die Pestizidbela-
stung von Lebensmitteln pflanzlicher Herkunft auch aus indirekter
Kontamination stammen. Bei Flugzeugausbringung, bei starkem
Wind kann es zur Kontamination von Nachbarkulturen kommen.

Schädlingsbekämpfungsmittel können auch von Folgekulturen aus den Speicherungen früherer Verwendungen im Boden aufgenommen werden, wie es bei DDT häufig der Fall ist. Schließlich ist eine Kontamination möglich, wenn Speicher, Lagerhallen usw., die mit Pestiziden behandelt wurden, nur ungenügend gereinigt werden und Pestizidreste enthalten.

Kontaminationsquelle von Lebensmitteln tierischer Herkunft sind vor allem Rückstände von Chlorkohlenwasserstoffen, wegen ihrer Fettlöslichkeit und besonderen Persistenz. Sie stammen meist aus pflanzlichen Futtermitteln, die mit solchen Stoffen behandelt wurden, überseeischen Futtermitteln, Kraftfutter, Fisch- und Tierkörpermehlen.

Von den rund 150 zur Anwendung gelangenden Pestizidwirkstoffen werden routinemäßig rund 40 untersucht. Die Lebensmitteluntersuchungsanstalt der Stadt Wien untersucht gegenwärtig auf 40 der wichtigsten Pestizide, darunter Hexachlorbenzol (HCB), Lindan, Quintozen, Vinclozolin, Aldrin, Dieldrin, Captan, Folpet, DDT und Metaboliten, Endrin, Chlordan. In Verdachtsfällen auch auf Dithiocarbamat, Bromide, polychlorierte Biphenyle (PCB) u. a. Die Pestizidrückstandsanalytik ist eine sehr moderne Untersuchungstechnik, die in den letzten beiden Jahrzehnten die Entwicklung von Geräten ganz besonders in den Vordergrund stellt. Es ist „Spurenanalytik" im wahrsten Sinne des Wortes, denn es werden Mengen von Nano- und Picogramm (10^{-9} bis 10^{-12} g/kg) Stoffe gesucht und auch exakt nachgewiesen.

Die Grundausrüstung für die Messung der Stoffe sind Gas-Chromatographen, meist mit Massenspektrometern zur Identifizierung der Stoffe gekoppelt und computergesteuert. Zuvor müssen aber zeit- und arbeitsaufwendige Extraktions- und Reinigungsschritte unternommen werden. Solche Untersuchungen kosten zwischen 1 500 und 6 500 Schilling pro Probe. Da jeweils zahlreiche Möglichkeiten der Pestizidverwendung bestehen, meist ohne genauere Anhaltspunkte, werden Methoden angewendet, die möglichst viele Wirkstoffe erfassen. Das Lebensmittelprodukt wird auf die gebräuchlichsten Stoffe untersucht. In besonderen Verdachtsfällen müssen, wenn für diese Stoffe keine Nachweismöglichkeiten bestehen, erst entsprechende Methoden ausgearbeitet und eingeübt werden. Schon die Routinemessungen in der Rückstandsanalytik erfordert besonders begabte und geübte Chemiker, noch viel mehr aber die Auffindung und Ausarbeitung von Nachweismöglichkeiten, die meist unter Zeitdruck erfolgen muß.

Die Verwendung der Pestizide ermöglichte nach dem Zweiten Weltkrieg den ungeheuren Anstieg der Weltbevölkerung, die sonst nicht ernährt und am Leben erhalten hätte werden können. Vom toxischen Standpunkt spielen die Insektizide die größte Rolle. Von rund 20 000 Tonnen Schädlingsbekämpfungsmitteln, die jährlich in der Bundesrepublik Deutschland verwendet werden, sind aber nur 5 Prozent Insektizide, 25 Prozent sind Fungizide (Pilzbekämpfungsmittel), und 50 Prozent sind Herbizide (Unkrautvertilgungsmittel). Rund 40 Prozent der landwirtschaftlich genützten Flächen werden mit Herbiziden behandelt.

Das bekannteste Insektizid ist das DDT, das heute in der Landwirtschaft nicht mehr verwendet werden darf. Es wurde lange für unschädlich gehalten und von der Weltgesundheitsorganisation (übrigens bis heute) tonnenweise mit Flugzeugen zur Bekämpfung der Malaria über den Urwäldern ausgestreut. Heute weiß man, daß DDT im Körperfett gespeichert wird, ebenso von Pflanzen mit reichlich fettlöslichen Vitaminen, wie Karotten oder Weizenkeimen. Es wird im Boden nur sehr langsam abgebaut, und zwanzig Jahre nach der Verwendung ist noch die Hälfte davon vorhanden.

Andere Schädlingsbekämpfungsmittel, die früher weltweit in großem Stil verwendet worden sind, wie Aldrin, Endrin, Heptachlor, Heptachlorepoxyd, dürfen heute in pflanzlichen Lebensmitteln nicht einmal mehr in Rückstandsmengen enthalten sein.

Die in Lebensmitteln am häufigsten angetroffenen Pestizide sind Hexachlorbenzol, vor allem in Milch, weniger häufig DDT und seine Metaboliten sowie Lindan.

Pestizide werden in tropischen Ländern noch weit mehr als in den gemäßigten Zonen verwendet. Durch Jahrzehnte hat man diese Stoffe ohne genaue Kenntnis ihrer gefährlichen Natur bedenkenlos eingesetzt, und auch heute noch wird um die Zulassung solcher Stoffe ständig ein harter Kampf ausgefochten.

Toxische Metalle

Dazu gehören vor allem die Schwermetalle, also Metalle mit einem spezifischen Gewicht über 5 (das Fünffache von Wasser).

Eine toxische Rolle spielen vor allem Blei und Quecksilber, ferner auch Nickel, Chrom, weniger Kupfer, Mangan, Kobalt, Molybdän, Zinn, Zink und Wismut. Andere bekannte toxische Metalle sind Cadmium und Arsen.

Diese Stoffe sind zum Teil lebensnotwendige Spurenelemente für Pflanzen, Tier und Mensch. *Spurenelemente* sind Elemente, die in einer Konzentration von unter 0,01 Prozent auftreten. Ihr Mangel führt zu Erkrankungen, ein Übermaß ruft Vergiftungen hervor.

Normalerweise enthalten bei gemischter Kost pflanzliche und tierische Lebensmittel die für den Menschen lebensnotwendigen Spurenelemente in den notwendigen Konzentrationen. Unbedenklich sind auch kontrollierte und maßvolle Mengen aus Düngung und Pflanzenschutz.

Anders verhält es sich mit der unkontrollierten Zufuhr solcher Giftstoffe. Sie werden in der Regel nicht dem Erdboden entnommen und in den Pflanzen gespeichert (die seltenen Ausnahmen: Kupfer, Molybdän oder Selen), sondern meist in Form von Staub auf der Vegetation abgelagert. Die Aufnahme mit der Nahrung und mit Wasser ist weniger gefährlich als durch Einatmen. Die Mehrzahl dieser Giftstoffe stammt aus industriellen Emissionen und dem Kraftfahrzeugverkehr, ferner aus unzweckmäßiger Pflanzendüngung und -behandlung, aus Hausbrand und Hausmüll. Früher nannte man Industrieabgasschäden „Hüttrauchschäden". Seit jeher gab es in der Umgebung von Fabriken und von Bergbau Vergiftungsfälle durch Abwässer und Abgase. Das Anwachsen der Betriebe zu gigantischer Größe und die Verflechtung von Industrie und Landwirtschaft haben diesen Umweltproblemen aber neue Dimensionen verliehen.

Besonders die metallverarbeitende Industrie emittiert über nicht mit Filtern ausgerüstete Schornsteine giftige Schwermetalle in Form von feinem Staub, der je nach Windrichtung und Intensität auf Boden und Pflanzen abgelagert wird.

Die Ablagerung hängt von der Emissionsmenge und der Wachstumszeit der Pflanze, von der Wasserlöslichkeit der Ablagerung und der Größe der Oberfläche der Pflanze ab. Die Emissionszone um einen Industriebetrieb wird von der Menge und Art der Schwermetalle und der Reichweite der Abgaswolke bestimmt, die durch die Schornsteinhöhe und die Windverhältnisse bedingt ist. Zu den industriellen Immissionsgiften, die in den Erdboden gelangen, von den Pflanzen aber nicht aufgenommen werden, gehören Blei, Arsen, Quecksilber, Fluor und zahlreiche, zumeist organische Substanzen. Der als Lebensmittel verwendete Teil einer Pflanze (eßbarer Anteil) darf keine überhöhten oder gar giftigen Schwermetallmengen enthalten. So dürfen Kartoffel keine Schadstoffe aufweisen, das ohnedies giftige Kartoffelkraut wird nicht berücksichtigt.

Bei der Umweltbelastung durch den Kraftfahrzeugverkehr sind es vor allem Blei, Cadmium, Gummiabrieb und Asbestteilchen, die in Form von Staub eingeatmet werden oder auf Pflanzen in der Umgebung von Straßen abgelagert werden. Daneben fallen, wie bei allen Verbrennungsvorgängen, Stick- und Kohlenoxyde und Schwefeldioxyd an, die bei Dauereinwirkung auch für das Baumsterben verantwortlich gemacht werden. Sie treffen den Menschen über die Atemluft auf der Straße, nicht aber mit Lebensmitteln. Etwa die Hälfte des in Autoabgasen enthaltenen Bleis schlägt sich so als Staub auf der Vegetation in einer Entfernung bis zu 80 Metern vom Straßenrand nieder. Aus einem kleineren Teil entstehen bleihaltige Aerosole (Partikel in Dauerschwebezustand in der Luft), die sich weltweit verteilen. Der Bleigehalt der Kraftfahrzeugabgase stammt aus dem, dem Benzin zugesetzten Bleitetraäthyl. Die rigorose Verminderung dieses Stoffes im Benzin hat in Österreich dazu geführt, daß heute auch in direkt neben Straßen gewonnenen pflanzlichen Lebensmitteln keine überhöhten Bleiwerte mehr gefunden werden. Es werden heute um mehr als 1 000 Tonnen weniger Blei jährlich durch den Auspuff befördert als vor der Bleireduzierung des Benzins in Österreich.

Die Abgase enthalten auch Cadmium. Ein Zusammenhang von Cadmiumwerten mit dem Kraftfahrzeugverkehr ist meist nicht zu erbringen, weil es genügend Cadmiumquellen für überhöhte Werte in Boden, Pflanzen, Menschen und Tieren gibt. Zu nennen sind Heizöl, Hausmüll, Klärschlamm, Phosphatdüngung, Industrieemissionen u. a.

Richtlinien: Über Schadstoffe in Lebensmitteln gibt es verschiedene Richtlinien. Abgesehen davon, daß kein in Verkehr gebrachtes Lebensmittel gesundheitsschädlich sein darf, gibt es Grenzwerte für Pestizide in Lebensmitteln in der Schädlingsbekämpfungsmittel-höchstwerteverordnung 1988. Für Trinkwasser wurden 1984 neue Grenzwerte erlassen. Für Schwermetalle in Lebensmitteln gibt es vorläufig weltweit nur für einige Stoffe Richtwerte. Die Kenntnisse sind noch sehr gering. Das Vorkommen der Stoffe ist sehr unterschiedlich. Nitrat ist seit 1982 in Gemüse beschränkt.

Von den toxischen Elementen auf und in Lebensmitteln sind gegenwärtig Blei, Cadmium und mit Abstand Quecksilber, Chrom und Nickel am häufigsten anzutreffen. Im Verein mit Pestiziden und Nitrat stellen sie den Hauptanteil der chemischen Umweltbelastung der Menschen über die Ernährung.

Zu berücksichtigen ist, daß bei Blei etwa die Gefährdung über die Atemluft wesentlich größer ist als über die Nahrung. Die Gefährdung der Menschen durch chemische Stoffe ist heute bekannt, nicht zuletzt durch gräßliche Unfälle, die der leichtfertige Umgang mit hochgiftigen Herbiziden und chemischen Abfallstoffen verursacht hat. Die Gefährdung der Menschen durch bakterielle Lebensmittelvergiftungen, vor allem durch die Salmonellen, ist aber weltweit noch immer größer und übersteigt die chemischen Vergiftungen um ein Vielfaches an Erkrankungs- und Todesfällen.

Blei

Blei wird durch die Kraftfahrzeugabgase, Flugasche der Braunkohlenverbrennung und bestimmte bleiemittierende Industriebetriebe in der Umwelt abgegeben.

Die Weltgesundheitsorganisation gab an, daß die tägliche Bleiaufnahme in den Industrieländern mit der Gesamtnahrung bei 200 bis 300 Mikrogramm pro Kopf und 90 Mikrogramm durch die Atemluft beträgt.

Von dem mit der Nahrung aufgenommenen Blei verbleibt jedoch nur wenig im Körper, etwa 95 Prozent werden binnen einer Woche mit dem Kot und 0,2 Prozent mit dem Harn ausgeschieden. Der

Rest verbleibt vorläufig in der Leber und Niere und wird bei Ansteigen des Blutspiegels durch längere Zeit über 0,5 Milligramm pro Liter in der Knochenspongiose und den Haaren wie Calcium abgelagert.

Die eingeatmeten Bleimengen gehen dagegen fast zur Gänze ins Blut über. Die Aufnahme von Blei mit der Atemluft ist daher wesentlich gefährlicher als über die Nahrung. Als Grenze für die wöchentliche Aufnahme hat die Weltgesundheitsorganisation eine Bleimenge von 3 Milligramm pro Person angegeben. Untersuchungen in der Bundesrepublik haben eine wöchentliche Bleimenge von 850 Mikrogramm in der Gesamtnahrung der Erwachsenen angegeben, das ist unter einem Drittel des WHO-Richtwertes.

Der durchschnittliche Blutbleigehalt der Wiener Bevölkerung wurde von Dr. Machata mit 260 Mikrogramm je Liter Blut bestimmt, jener der Bevölkerung von Philadelphia mit 250 Mikrogramm je Liter. Unter vergleichbaren Städten liegen daher kaum Unterschiede vor. Die Untersuchung von arktischen Eisschichten und -massen ergab in den letzten zwanzig Jahren eine starke Zunahme an Blei, eine Folge von Aerosoleinwirkungen aus Kraftfahrzeugabgasen.

Abgesehen von Pflanzen, die in Straßennähe oder bestimmter Industrieumgebung gewonnen werden, konnte aber bei Lebensmitteln allgemein keine Bleizunahme festgestellt werden.

Pflanzen mit großer Oberfläche, wie Gras, Spinat oder Salat, zeigen in Straßennähe höhere Bleigehalte als sonst. Von Spelzen befreite Getreidekörner, enthülste Erbsen oder unterirdisch wachsende Pflanzen sind besonders wenig kontamieniert. Eine Vermehrung des Bodenbleigehaltes führt zu keiner Steigerung des Bleigehaltes der Pflanzen.

Bemerkenswert ist, daß die Untersuchung von Knochen und Haaren von Menschen früherer Jahrhunderte einen viel höheren Bleigehalt ergeben hat, als der Mensch von heute aufweist. Knochen und Haare des Menschen des 11. bis 14. Jahrhunderts enthielten durchschnittlich 25 Mikrogramm, aus dem 17. bis 18 Jahrhundert 52 und aus der Gegenwart bloß 3 Mikrogramm Blei pro Gramm Trockensubstanz. Dies ist auf die damals übliche Verwendung von bleihältigem Zinngeschirr, bleilässigen Steinzeugglasuren des Geschirrs und auf Bleirohre der Wasserleitungen, wie sie schon die Römer benutzten, zurückzuführen.

Bleivergiftungen kommen durch größere Bleizufuhren oder streßbedingte Aktivierung des in den Knochen abgelagerten Bleis zustande.

Cadmium

Cadmium ist wie Blei kein lebensnotwendiges Spurenelement. Bei der Geburt ist es noch gar nicht im Körper vorhanden. Von dem mit der Nahrung aufgenommenen Cadmium wird nur 5 Prozent resorbiert und vor allem in der Nierenrinde gespeichert. Dadurch enthält ein Mensch mittleren Alters ungefähr 20 bis 30 Milligramm Cadmium, davon 5 Milligramm in der Leber und 10 Milligramm in den Nieren.

Nach einer in den Jahren 1973 bis 1979 im Auftrag des Bundesministeriums für Gesundheit und Umweltschutz durchgeführten Forschungsarbeit wurde festgestellt, daß besonders Brot- und Backwaren Lebensmittel mit höheren Cadmiummengen sind. Interessant ist, daß die Cadmiummenge mit dem Roggenanteil steigt. 41 Prozent des in Österreich aufgenommenen Cadmiums stammt aus dem Schwarzbrot. Obst, Gemüse und deren Säfte zeigen hingegen eine geringere Belastung. Milch und Fleisch weisen, abgesehen von Innereien, äußerst niedere Werte auf.

Aufgrund dieser Untersuchungen wurde errechnet, daß in Österreich mit der Nahrung 2,02 Milligramm Cadmium pro Person und Monat aufgenommen werden. 1979 lag Österreich damit unter jenen Ländern, die überhaupt Cadmiumuntersuchungen machen, an der Obergrenze der Cadmiumbelastung, die von der Weltgesundheitsorganisation mit 1,6 bis 2,0 Milligramm pro Person und Monat als Richtwert angegeben wurde.

Als Ursache wird die Phosphatdüngung des Getreides und der Umstand, daß Cadmium als Begleitsubstanz aller Verbrennungsvorgänge auftritt, angesehen. Aufgrund der bei den Untersuchungen der letzten Jahre festgestellten rückläufigen Tendenz hat sich die gesamtösterreichische Situation zwar sicher gebessert, doch stehen Getreide und Mahlprodukte noch immer an erster Stelle der Cadmiumbelastung.

Cadmium wird hauptsächlich mit der Nahrung aufgenommen, es stammt aus der Düngung, aus Abgasen, Müll und Industrieemissionen. Bei übermäßiger Aufnahme mit der Nahrung kommt es zu Nierenfunktionsstörungen und Anaemie.

Nickel und Chrom

Diese beiden Schwermetalle sind erst in letzter Zeit ins Blickfeld gerückt. Sie kommen in der Natur in geringen Mengen ubiquitär vor, auch im Organismus von Mensch und Tier. In der Nahrung finden sie sich in einer Menge von etwa 0,02 bis 0,15 Milligramm pro Kilogramm. Während Nickel im Zentralnervensystem der Lunge und dem Herzen angereichert wird, wird Chrom im Organismus überhaupt nicht gespeichert. Beide Elemente werden vornehmlich über die Nieren ausgeschieden und führen je nach der chemischen Verbindung in Größenordnungen, die ungefähr beim hundertfachen Normalgehalt der Nahrung liegen, zu Stoffwechselstörungen und Vergiftung. Nickel ist erst durch einen Dermatologenkongreß vor einigen Jahren ins Blickfeld gekommen. Als Untersuchungswerte liegen nur amerikanische Normwerte vor, die sich aber auf sehr wenige Untersuchungen, jedenfalls weniger als die der Lebensmitteluntersuchungsanstalt der Stadt Wien, stützen. Das Wissen über diese Elemente ist noch sehr gering. Im Raum Wien wurden jedenfalls, von der Straße und der Industrie völlig unabhängig, Chrom- und Nickelwerte, die um die amerikanischen Durchschnittswerte schwankten, gefunden.

Quecksilber

Ernsthafte Gefahr durch Quecksilber droht durch Verschmutzung von Flüssen, Seen und Küstengewässern durch Abwässer chemischer und vor allem holzverarbeitender Industrien. Auch durch Saatgutbeize, Kohlen-, Öl- und Erdgasverbrennung kommt Quecksilber in die Umwelt. Durch Verbrennung sollen jährlich zirka 3 000 Tonnen Quecksilber die Umwelt belasten.

Quecksilber ist durch spektakuläre Vergiftungsfälle als Umweltgift bekannt geworden, so in Japan durch den Genuß von Fischen aus industrieverschmutzten Gewässern. Auch die in Kanada und Schweden aufgetretenen Fischverseuchungen waren trotz ihres Umfanges dennoch lokale Umweltkatastrophen, die leicht verhindert hätten werden können.

Durch Genuß von gebeiztem Saatgut sind in der Dritten Welt zahlreiche Menschen, vor allem Kinder, gestorben, allein im Irak gab es 500 Todesfälle. In Europa ist nach einer bundesdeutschen Statistik die Quecksilberbelastung gleichbleibend, eher fallend. Hauptsächlich deshalb, weil der Pro-Kopf-Verbrauch der Lebensmittel mit den höchsten natürlichen Quecksilberkonzentrationen, das sind Fische, Innereien, Wild und Pilze, ständig sinkt.

Bei Fischen wurde festgestellt, daß ältere Raubfische oft mehrere Milligramm pro Kilogramm vornehmlich Methylquecksilber enthalten. Die Untersuchung von Museumsexemplaren hat aber gezeigt, daß das früher auch schon so war. Die Weltgesundheitsorganisation gibt eine wöchentliche Quecksilberaufnahme von 0,3 Milligramm pro Person als Grenze an. Davon erreicht man in der Bundesrepublik nicht einmal ein Sechstel. Auch bei einem Jahresverzehr von 10 Kilogramm Thunfisch, 20 Kilogramm sonstige Fische und 10 Kilogramm Speisepilze könnte dieser Wert nicht erreicht werden.

Trotzdem hat man sich weltweit mit dem Quecksilbergehalt der Meere, der maritimen Nahrungsketten und der Fische intensiv befaßt. In Küstennähe ist der Quecksilbergehalt gegenüber den natürlichen Quecksilbermengen um fünf- bis zehnmal höher; vor allem in den Verklappungsgebieten, das sind jene Gebiete, in denen Chemikalien mit Schiffen abgeladen werden. Die bekanntesten sind die New Yorker Bucht mit 8,6 Millionen Tonnen pro Jahr, das Themse-Ästuar mit 4,5 Millionen Tonnen pro Jahr und die Nordsee mit über 4 Millionen Tonnen pro Jahr. Zu den Verklappungen, die natürlich auch erhebliche Mengen Quecksilber einbringen, kommen noch 22 Tonnen Quecksilber jährlich aus dem Rhein, auch die Elbe bringt nicht weniger.

Entlang der italienischen und französischen Mittelmeerküste sind die Werte ebenfalls nicht geringer. Das stärkst kontaminierte Meeresgebiet ist die Bucht von Fos vor Marseille. Das trifft vornehmlich die Muschelbänke und Küstenfischerei. Trotzdem ist für die Belastung der Fische mehr die geologisch bedingte Konzentration an Quecksilber im Meerwasser maßgeblich und die Anreicherung in der Nahrungskette über Plankton bis zu Raubfischen. Unbelastetes Meerwasser hat einen Quecksilberwert von unter 0,01 Mikrogramm pro Liter, in der Nordhemisphäre ist durch die Industrialisierung in USA, Japan und Europa ein Wert von 0,03 Mikrogramm pro Liter typisch.

Der Quecksilbergehalt von Fischen:

Fischart	mg HG	Fanggebiet
Kabeljau	0,05–0,15	
Sardine	0,006	Indischer Ozean
	0,03	Pazifik u. Atlantik
	0,25	Mittelmeer
Hering	0,03–0,09	
Sardelle	0,04	
Scholle	0,07–3,1	
Seezunge	0,07–0,1	
Flunder	0,05–0,8	
Heilbutt	0–3,5	
Makrele	0,005	Ind. Ozean
	0,07–0,25	Atlantik u. Pazifik
	0,33	Mittelmeer
Bonito	1,15–2,3	Mittelmeer
Weißer Thunfisch	0,26	Mittelmeer
Großer Thunfisch	1,0 (bis 6,3)	Mittelmeer
Riesenhai	2,1 (bis 4,0)	Nordatlantik
Heringshai	2,2 (bis 3,0)	Nordatlantik
Dornhai (Schillerlocke)	0,24	Nordatlantik
Eishai	0,5–2,0 (max. 4,5)	Grönland (77% der Fische)
	1,0–2,5 (max. 3,5)	Island (69% der Fische)
	1,5–3,0 (max. 5,0)	Faröer (70% der Fische)
Aal	0,93 (Maximalwert)	Elbe
Rote Meerbarbe	0,002–7,9	Mittelmeer

Quecksilbergehalte in Fischen werden im allgemeinen in Milligramm pro Kilogramm Naßgewicht Muskelfleisch angegeben. Die biologische Halbwertszeit von Quecksilber in Fischen beträgt 400 bis 1 000 Tage und liegt um eine Zehnerpotenz höher als beim Menschen. Das in den Fischen vorkommende Quecksilber ist zu etwa 90 Prozent das hochgiftige, an Eiweiß gebundene Methylquecksilber.

Die zum Teil sehr großen Unterschiede im Quecksilbergehalt der Fische ergeben sich aus dem Fanggebiet, der Fischart, Ernährungstype und dem Alter. Nicht völlig geklärt ist, warum aus dem Mittelmeer stammende Fische signifikant höhere Werte als gleichartige Fische aus dem Atlantik aufweisen.

Großwüchsige und langlebige Räuber (Großer Thunfisch, Schwertfisch, Heilbutt, Hai) sind am stärksten belastet, wobei ein Zusammenhang zwischen Körpergewicht und Quecksilbergehalt besteht. Das ist auch bei der deutschen Fischerei zu beobachten, 58 Prozent der angelandeten Heilbutte mit über 60 Kilogramm Einzelgewicht, 74 Prozent der Eishaie und 94 Prozent der Heringshaie überschreiten den Höchstmengenwert von 1 Milligramm Quecksilber pro Kilogramm. Beim Heilbutt, einem Bodenbewohner mit Gewichten über 300 Kilogramm, haben männliche Exemplare ab 18 Kilogramm und weibliche ab 60 Kilogramm überhöhte Quecksilberwerte. Haie und Rochen sind Knorpelfische, bei diesen liegen stets höhere Werte als bei Knochenfischen vor. Heringshaie haben meist zwischen 1,5 und 3,0 Milligramm Quecksilber pro Kilogramm. Wesentlich ist es, wovon sich Fische ernähren.

Beim Eishai, mit maximal 600 Kilogramm Gewicht, einem Räuber und Allesfresser, kommt es zu starker Quecksilberanreicherung, sodaß nur 14 Prozent der vor Grönland und 10 Prozent der bei den Faröer gefangenen unter 1,0 Milligramm Quecksilber aufweisen. Der Riesenhai mit bis zu 4 000 Kilogramm ist hingegen Planktonfresser, er kommt nur auf 0,1 bis 1,16 Milligramm Quecksilber pro Kilogramm.

Viele Staaten haben für verschiedene Fische Quecksilberhöchstwerte festgelegt, so die Bundesrepublik Deutschland mit 1,0 für Süß- und Meerwasserfische.

Auch Österreich hat seit 29. Juli 1987 eine Verordnung für Quecksilberhöchstwerte für Fische mit folgenden Höchstwerten:

1. Haifisch, ausgenommen Dornhai, Schwertfisch 1,0

2. Dornhai, Heilbutt, Steinbutt, Blauling 0,8
3. Thunfisch (einschließlich Bonito), ausgenommen Erzeugnisse oder Gerichte 0,8
4. Erzeugnisse aus oder Gerichte mit Thunfisch (einschließlich Bonito) gemäß § 1 0,5
5. Alle unter Z. 1 bis 3 nicht genannten Fische; Krusten- und Weichtiere 0,5

Die Untersuchungen zeigen, daß es praktisch nur bei Schwertfisch, Heringshai und großem Thunfisch zu Überschreitungen kommt. Der Handel macht sich die Korrelation von Größe und Quecksilbergehalt zunutze und kauft ab gewissen Größen Fische nicht.
Übrigens ist in Österreich der Fischkonsum pro Kopf gering, er beträgt:

> 3,6 kg Frische Fische
> 1,4 kg Fischkonserven
> 0,2 kg Fischwaren
> 5,2 kg insgesamt.

In Italien ißt man dagegen 13,2 Kilogramm, in Israel 14,8 Kilogramm, in Griechenland 16,5 Kilogramm, in Frankreich 24,3 Kilogramm und in Spanien 35,1 Kilogramm Fisch.
Quecksilbergefährdungen können daher in Österreich nur im lokalen Abwasserbereich bestimmter Industriebetriebe vorkommen. Thunfischkonserven werden seit Jahren überprüft, neuerdings auch große Meeresraubfische, letztere mit nur geringen Grenzwertüberschreitungen.

Bedauerlicherweise ist es weitgehend unbekannt, daß sich gerade Österreich sehr um die Erforschung der Schadstoffbelastung der Nahrung bemüht. Seit 1973 sammelt das Gesundheitsministerium Werte über Schwermetalle. Die Untersuchungen werden meist als Forschungsaufträge von Universitätsinstituten durchgeführt. Sie umfassen mit etwa 60 000 Einzelwerten die Metalle Blei, Quecksilber, Cadmium, Arsen, Mykotoxine, Perchloräthylen und Pestizide. Die Stadt Wien befaßt sich mit Pestiziduntersuchungen der Frauenmilch von 1972 bis 1978, ferner seit 1982 mit der Schwermetallbelastung von Schweinefleisch und Pestiziduntersuchungen, Schwermetalluntersuchungen, Nitrat-, Brom-, Bor- und Fungiziduntersuchungen von in- und ausländischem Gemüse, Obst und Getreideprodukten.

Blei- und Cadmiumbeanstandungen waren praktisch nur bei Getreide und Müsli festzustellen. Was man sicher nicht erwarten würde: Die Getreideprodukte wiesen auch die doppelte Pestizidbelastung (HCH und Heptachlor) wie Gemüse und Obst auf. Beim Nitrat waren überhöhte Werte hauptsächlich beim Glassalat zu finden, aus Belgien und Holland doppelt so häufig wie bei inländischer Ware.

Einige Arbeiten der Lebensmitteluntersuchungsanstalt der Stadt Wien

Pestizidgehalte der Muttermilch

Durchschnittliche Pestizidgehalte von Muttermilch im Raum Wien (1977/78):

Pestizid	Im Fett durchschnittlich 2,662% ppm	in der Milch ppm
HCB	1,737	0,042
DDT	0,811	0,020
DDE	1,766	0,044
DDD	0,310	0,007
Summe DDT	2,887	0,071
Gamma-HCH	0,025	
Heptachlorepoxid	0,010	
Dieldrin	0,011	

Die Mittelwerte des Pestizids HCB sowie der Summe DDT-Gehalte betrugen in der ersten Laktationswoche das Sechsfache der in der Schädlingsbekämpfungsmittelhöchstwerteverordnung für Kuhmilch mit 0,25 ppm für HCB und mit 0,5 ppm für Summe DDT festgesetzten Höchstwerte, während die übrigen Werte unter den für

Kuhmilch geforderten Grenzen lagen. Interessant ist, daß die ausgeschiedenen Pestizide im Verlauf der Laktationsperiode kontinuierlich abnehmen.

Blei- und Cadmiumbelastung an Straßen

Mit zwei Untersuchungen wurde die Belastung durch den Straßenverkehr mit Blei und Cadmium von Weizen und Roggen 1984 an einer stark befahrenen Straße durch Untersuchungen von Erde, Korn und Spelzen in Zehnmeterabständen bestimmt. Im Korn fielen dabei die gefundenen Bleikonzentrationen von 0,14 Milligramm mit zunehmender Entfernung zur Straße auf 0,05 Milligramm pro Kilogramm. Die Bleiwerte der Spelzen lagen dagegen zwischen 4,90 Milligramm pro Kilogramm und 1,60 Milligramm pro Kilogramm je nach der Entfernung von der Straße, in der Erde zwischen 0,64 Milligramm pro Kilogramm bis 0,22 Milligramm pro Kilogramm. Die Werte nahmen mit der Entfernung von der Straße ab, sodaß man mit einer Bleibelastung aus Abgasen in einem Bereich von 80 Metern beiderseits der Straße rechnen muß. In unmittelbarer Straßennähe wies also das geschützte Korn trotz hoher Bodenbelastung nur 20 Prozent des Richtwertes der WHO auf, während die Pflanzenoberfläche, die Spelzen, den zehnfachen Richtwert zeigten. Bleivergiftungen kommen schon bei langdauernder täglicher Aufnahme von 1 Milligramm Blei zustande. Der Schluß war, und damals bemühte sich der Gesundheitsminister gerade um das bleifreie Benzin, naheliegend: Bei einer Oberflächenbelastung von 5,0 Milligramm pro Kilogramm Blei von Erdbeeren, Spinat, Salat usw. müsse ein Schrebergärtner, der sich nur von der Fechsung neben der Straße ernährt, sukzessive eine Bleivergiftung bekommen. Zum Glück sind die Bleiwerte durch Einführung des bleifreien Benzins gesunken. Die Untersuchungen waren aber maßgeblich, daß im Auftrag von Bürgermeister Dr. Zilk an verschiedenen Straßen Wiens, nicht aus Lärmschutzgründen, sondern wegen der Schadstoffbelastung Schutzwände und in Straßennähe geschützte Kulturen (Glashäuser und Folientunnel) errichtet wurden.

In der Fasangasse im 3. Wiener Gemeindebezirk wurde vor einem

Geschäft in 2,50 Meter Abstand vom Straßenrand in einer Höhe von etwas mehr als einem halben Meter vom Boden marktfrischer Glashaussalat ohne Abdeckung drei Tage ausgelegt. Er wurde täglich untersucht. Erwartet wurde eine der Verkehrsdichte angepaßte Belastung mit Blei und Cadmium. Es konnte aber keine Kontamination festgestellt werden. Der Glashaussalat enthielt überhaupt wenig Schwermetalle, in dreitägiger Lagerung an der Straße kam es zu keiner meßbaren Vermehrung von Blei und Cadmium. Beim Cadmium zeigte sich außerdem, daß der Kopfsalat in den Außenblättern mehr Cadmium speichert als im Herz.

Trotzdem bleibt die These aufrecht, daß das Feilhalten von Lebensmitteln an der Straße natürlich hygienisch risikoreicher als unter Dach ist.

Wiener Gemüse Monitoring-Untersuchungsprogramm

Zu diesen Forschungsuntersuchungen und den amtlichen Lebensmittelkontrollen hat die Stadt Wien ein Monitoring-Untersuchungsprogramm der Wiener Gemüseanbauflächen entwickelt.

Die seit 1985 bestehenden Monitoringuntersuchungen des Wiener Gemüses werden seit August 1987 aufgrund einer Vereinbarung der Gemüsegenossenschaft LGV-Wien mit der Lebensmitteluntersuchungsanstalt der Stadt Wien, die auch die Grundlage für die Berechtigung der Führung des Stadtwappens ist, durchgeführt. Es ist eine zur normalen Lebensmittelkontrolle der Marktware zusätzliche strenge Kontrolle der Gemüseanbauflächen in Simmering, Kagran und Donaufeld. Es soll damit das konsumentengerechte Verhalten der Gärtner überprüft werden. Die Untersuchungsergebnisse werden ihnen bekanntgegeben, und sie werden aus Verbrauchersicht beraten. Gleichzeitig wird eine Umweltkontrolle ausgeübt. Die zweimal jährlich ermittelten Werte von gleichen Standorten und gleichen Produkten werden miteinander verglichen; durch die äußerst sensible Pflanze kann so eine Veränderung in der Schwermetall- und Schadstoffbelastung durch Industrie, Verkehr und Haushalt frühzeitig festgestellt und allenfalls Abhilfe geschaffen werden. Die Ergebnisse werden jährlich veröffentlicht und sowohl der Ge-

nossenschaft wie auch den Rathausdienststellen zugänglich gemacht. Die Proben werden vom Marktamt gezogen, und zwar für die Monitoring-Kontrolle 100 Salatproben (à 5 Häuptel) aus Glashäusern und vom Feld; für die anderen Untersuchungen 120 verschiedene Gemüsesorten verschiedener Produzenten.
Die Schwermetallbelastung hat sich in den vier Jahren der Untersuchung nicht wesentlich verändert, in keinem Fall wurden Richtwerte überschritten.

Blei: Die Bleibelastung ist treibstoffabhängig, eine weitere Verminderung ist erst bei völligem Weglassen von Blei im Benzin möglich. An sich ist die Bleimenge gegenüber früher geringer. Schutzwände und geschützte Kulturen haben sich bewährt.

Cadmium ist weitgehend düngungsabhängig. Es sind keine besonderen Veränderungen zu sehen, die Werte liegen alle zum Teil weit unter dem Richtwert.

Chrom und Nickel: In der Literatur sind amerikanische Normalwerte von 0,02 bis 0,05 Milligramm pro Kilogramm angegeben. Von den meisten Gärtnern werden diese Werte weit unterschritten, einige liegen knapp darüber. Es wird angenommen, daß dies mit dem Heizöl-Schwer, das die Gärtner verwenden, zu tun hat.

Bromide: Werden als Schimmelverhütungsmittel eingesetzt, der Grenzwert liegt bei 30 Milligramm pro Kilogramm. Gefunden wurden zwischen 1,1 und 8,9 Milligramm pro Kilogramm.

Spülwasser: Das Gemüse wird auf saure Niederschläge untersucht. Gefunden wurden nur Chloride in der Größenordnung der Trinkwasserwerte.

Nitrat: Die Werte sind düngungs-, feuchtigkeits- und lichtabhängig. Die Grenzwerte sind bei einer Einteilung der Gemüsepflanzen in vier Gruppen in jeweils zwei Wachstumsperioden verschieden hoch angesetzt. Im Jahr 1988 war bei einer Probe Rettich und zwei Proben Glassalat der Grenzwert knapp überschritten, sonst lagen die

Werte bei Glassalat zwischen 300 und 3 400 Milligramm pro Kilogramm und bei Feldgemüse zwischen 225 und 1 429 Milligramm pro Kilogramm.

Pestizide: Auf Rückstände von 39 Pflanzenschutz- und Schädlingsbekämpfungsmittel wurde untersucht. 1988 wurde überhaupt kein Pestizidrückstand gefunden, die letzte Überschreitung eines Grenzwertes war 1985.

Übersicht Wiener Gemüse Monitoring 1985 bis 1988 der Lebensmitteluntersuchungsanstalt der Stadt Wien (in mg/kg)

Raum Simmering – Schwechat

Richtwert	Feldsalat	1985	1986	1987	1988	
0,3	Blei	0,048	0,141	0,083	0,040	
0,05	Cadmium	0,020	0,028	0,034	0,018	
0,02–0,05	Chrom	0,002	0,015	0,044	0,018	
0,02–0,05	Nickel	0,013	0,006	0,059	0,017	
–	Anionen	–	–	–	0–42	Chlorid

	Glassalat	1985	1986	1987	1988	
0,3	Blei	0,023	0,117	0,021	0,054	
0,05	Cadmium	0,010	0,033	0,013	0,015	
0,02–0,05	Chrom	0,005	0,014	0,023	0,013	
0,02–0,05	Nickel	0,014	0,031	0,016	0,017	
–	Anionen	–	–	–	0–28	Chlorid

Raum Donaustadt

Richtwert	Feldsalat	1985	1986	1987	1988	
0,3	Blei	0,028	0,177	0,034	0,021	
0,05	Cadmium	0,020	0,029	0,022	0,043	
0,02–0,05	Chrom	0,003	0,010	0,019	0,004	
0,02–0,05	Nickel	0,011	0,003	0,012	0,008	
–	Anionen	–	–	–	0–45	Chlorid

	Glassalat	1985	1986	1987	1988	
0,3	Blei	0,024	–	0,013	0,014	
0,05	Cadmium	0,007	–	0,009	0,014	
0,02–0,05	Chrom	0,007	–	0,040	0,005	
0,02–0,05	Nickel	0,016	–	0,011	0,007	
–	Anionen	–	–	–	0–31	Chlorid

Die Ergebnisse zeigen, daß das Frischgemüse der Wiener Gemüse-genossenschaft, das etwa von 400 Gärtnern mit einer Anbaufläche von 450 Hektar, davon 110 Hektar geschützte Anbauflächen, in einer Menge von 33 000 bis 35 000 Tonnen produziert wird und rund 60 Prozent des Wiener Bedarfs ausmacht, nur eine sehr geringe Rückstandsbelastung aufweist. Auch die Freilandwerte liegen mit Abstand unter den Grenzwerten. Mißbräuchliche Verwendung von Pestiziden und Bromiden konnte seit Jahren nicht festgestellt werden.

Die durchschnittliche Nitratbelastung ist verhältnismäßig gering. Die in Wien produzierte Ware liegt mit manchen Werten günstiger als Importware und ist konstant in ihrer guten Rückstandsbeschaffenheit. Es ist dies nicht nur auf die unverhältnismäßig strenge Kontrolle zurückzuführen, sondern auch auf die ständige Aufklärung und Beeinflussung der Genossenschaftsmitglieder. Das Ziel dieser Aufklärungskampagne ist es, nicht nur beste Qualität, sondern auch geringste Rückstandsbelastung zu erreichen.

Mykotoxine – Schimmelpilze

Seit mindestens 2000 Jahren kennt man die sogenannte „Kribbelkrankheit" (Ergotismus). Es handelt sich dabei um ein Leiden, das sich durch Muskelschwäche, Zittern, Erbrechen, Schwindelanfälle und Delirien äußert. Im Spätstadium vertrocknen Finger und Zehen und fallen ab. Erst um 1670 erkannte man die Ursache dieser Krankheit, die auch hin und wieder epidemisch auftrat. Sie wird durch den Genuß von sogenannten Mutterkörnern verursacht, das sind übergroße, schwarze, besonders harte Roggenkörner, die ihre Gestalt durch Befall mit dem Pilz Claviceps purpurea erlangen.

Inzwischen kennt man rund 200 Schimmelpilzarten, die auf Mensch und Tier toxisch wirkende Substanzen bilden. Da praktisch jede Art Lebensmittel solchen Pilzen als Substrat dienen kann, müssen alle verschimmelten Lebensmittel als potentielle Mykotoxinträger angesehen werden. Unter der Vielzahl der verschiedenen Pilzgifte gilt heute besonders dem Aflatoxin, das offenbar weiter verbreitet ist, das Augenmerk.

Auf Aflatoxin wurde man erst 1960 aufmerksam, als in England in einer Massenvergiftung 100 000 Truthühner innerhalb einer Woche verendeten. Die Krankheit war durch schwere Leber-, Milz- und Nierenschädigung gekennzeichnet. Alle diese Tiere hatten ein stark mit gelbem Schimmelpilz (Aspergillus flavus) befallenes Futter erhalten. Das von diesem Pilz abgegebene Gift nennt man heute Aflatoxin. Man vermutet heute hinter manchen Magen- und Lebererkrankungen Mykotoxinvergiftungen.

Obwohl mykotoxinbildende Schimmelpilze auf fast allen Lebensmitteln wachsen können, zeichnen sich bestimmte Lebensmittel bei Pilzbefall durch besonders hohe Aflatoxinmengen aus: Erdnüsse, Weißbrot, Zitronen, Tomatenmark und Speck.

Die Aflatoxinmenge hängt auch von der Wachstumsaktivität der Pilze ab, diese ist bei +30° C und 75 Prozent relativer Luftfeuchtigkeit am größten. Unter den genannten Bedingungen ist in verschimmelten Lebensmitteln mit den höchsten Aflatoxinmengen zu rechnen. Da Mykotoxine in spontan verschimmelten Lebensmitteln enthalten sein können, sollen verschimmelte Lebensmittel nicht verzehrt werden. Im eigenen Haushalt hat es der Verbraucher selbst in der Hand, verschimmelte Lebensmittel wegzuwerfen, bei Erzeugern ist er auf deren Sorgfalt angewiesen. Dabei muß man bedenken, daß es mit dem Wegschneiden von sichtbaren Schimmelkolonien nicht getan ist. Das Myzel des Pilzes, erheblich größer als die sichtbaren Fruchtträger, bleibt im Lebensmittel, und wie weit die giftigen Pilzprodukte die Lebensmittel bereits durchdrungen haben, ist unsichtbar. Über verschimmelte Futtermittel, wie Erdnußschrot oder Heu, können entsprechende Toxinmengen auch in den tierischen Organismus kommen; sie werden im Fettgewebe eingelagert und über die Milch ausgeschieden. Vor einigen Jahren waren in der Schweiz solche Fälle verbreitet festgestellt worden.

Unter den Mykotoxinen gilt Aflatoxin als Leitsubstanz. Schon 1981 wurde nach diesen Erkenntnissen in der Futtermittelverordnungsnovelle für Aflatoxin B1 in Erdnußschrot und Erdnußkuchen ein Höchstwert festgelegt. Bei Einhaltung dieser Vorschrift sollte eine

Gefährdung des Verbrauchers durch Fleisch oder Milch weitgehend ausgeschaltet sein.

Rückstände in Lebensmitteln tierischer Herkunft

Antibiotika und Sulfonamide

Antibiotika und Sulfonamide hemmen das Bakterienwachstum. Als Medikamente werden sie bei zahlreichen bakteriell verursachten Erkrankungen angewendet, natürlich auch bei Tieren. Bei schlechter Dosierung oder vorzeitigem Abbruch der Behandlung kann es zu resistenten Bakterienstämmen gegen das Antibiotikum kommen. Gegen diese Bakterien wirkt dann das Antibiotikum nicht mehr. Solche Medizinalantibiotika brauchen etwa vier Tage zum Abbau und Ausscheiden mit Kot und Harn. Nach vier Tagen ist nichts mehr davon im Fleisch vorhanden. Bei Tierschlachtungen vor Ende dieser Absetzfrist (Notschlachtungen) enthält das Fleisch Antibiotika.

Antibiotika und Sulfonamide werden mit dem sogenannten biologischen Hemmstofftest nachgewiesen. In Wien werden jährlich zwischen 2 000 und 6 000 Tierkörper, meist Schweine, auf sogenannte Hemmstoffe untersucht, mit einer Trefferquote im Promillebereich. Auch bei Milch und Importeiprodukten (Trocken- und Flüssigei) ist diese Untersuchung wichtig. Hemmstoffhaltige Milch eignet sich nämlich nicht zur Käseherstellung. Außer der Resistenzbildung, etwa bei Salmonellen, können manche Antibiotika (Chloramphenicol oder Nitrofurane) aplastische Anaemie, eine Knochenmarkserkrankung und Krebs verursachen.

Natürlich dürfen Antibiotika und Sulfonamide in Lebensmitteln, ob das nun Fleisch, Milch oder Ei ist, nicht vorhanden sein. So war es wenigstens bis zum 1. Jänner 1989, bis dahin galt die sogenannte Null-Toleranz. Das bedeutete, daß Nachweise mit dem Hemmstofftest genügten, ein Lebensmittel als untauglich zu erklären, ohne daß Art und Menge dieser Stoffe im einzelnen nachgewiesen werden mußten.

Noch 1983 bezeichnete es der österreichische Vertreter im Experten-komitee in Straßburg als praxisgerecht, da keine geeigneten Untersu-chungsverfahren sonst zur Verfügung stünden, von dieser rasch durchführbaren Methode nicht abzugehen. Er war gegen den von den BRD-Vertretern vorgelegten Entwurf, nach welchem zur Bean-standung die Hemmstoffe qualitativ und quantitativ genau chemisch im Fleisch bestimmt werden sollten. Ab 1. Jänner 1989 hat sich aber Österreich der Bundesrepublik Deutschland und der EG angegli-chen. Seither muß zur Beanstandung der Rückstand chemisch nach-gewiesen werden, ebenso, daß die Menge die verordneten Toleranzen übersteigt. Damit ist praktisch eine Außerverkehrsetzung von Fleisch mit Antibiotika- oder Sulfonamidrückständen gar nicht mehr möglich. Qualitative Nachweise gibt es für etwa zehn Antibiotika und zwanzig Sulfonamide. Quantitativ läßt sich auch heute nur Chloramphenicol nachweisen. Einige positive Fälle bei Schlachttie-ren und Ei waren in den letzten Jahren zu verzeichnen. Wie nachtei-lig diese Regelung für die Verbraucher ist, mag ein Beispiel aus 1989 belegen. In amerikanischem Importfleisch wurde ein Hemmstoff deutlich von mehreren Untersuchungsanstalten nachgewiesen. Nach der Rechtslage bis Ende 1988 war das Fleisch in Österreich daher nicht verkehrsfähig, auch nicht importierbar, da der Mangel schon beim Import festgestellt worden war. Der die Bakterienhemmung verursachende Stoff konnte aber von mehreren Untersuchungsan-stalten nach eineinhalb Monaten nicht mehr identifiziert werden, ob-wohl er eindeutig vorhanden war. Möglicherweise war es ein Cock-tail von aufgesprühten geringen Mengen Desinfektions- und Konser-vierungsmitteln. Nach eineinhalb Monaten intensiver, aber erfolglo-ser Nachweisversuche mußte das Fleisch zum Import und Verkauf freigegeben werden. Für eine Identifikation reichten übrigens in ganz Österreich die Untersuchungseinrichtungen nicht aus. Heimi-sche Schlachttiere und Tonnen Importfleisch, die bisher untauglich waren, werden deshalb künftig unbeanstandbar sein.
Antibiotika finden auch in Futtermitteln als wachstumsfördernde Zusatzstoffe in der Kälber-, Schweine- und Geflügelmast weltweit Verwendung. Tatsächlich werden für diesen Zweck weit mehr Anti-biotika verbraucht als zur Behandlung von Infektionskrankheiten. Über den Wirkungsmechanismus der Wachstumsförderung beste-

hen mehrere Theorien. Die Wirkung ist seit der Nachkriegszeit bekannt und ausgenützt. Als man aber feststellte, daß damit Bakterienresistenzen gegen diese Antibiotika verursacht wurden, suchte man nach einem Ausweg. 1974-76 arbeitete die Lebensmitteluntersuchungsanstalt der Stadt Wien gemeinsam mit zwei Lehrkanzeln der Veterinärmedizinischen Universität Wien an dem noch jetzt angewendeten Hemmstofftest (Antibiotika-Sulfonamide-Rückstandstest). Es wurden 10 577 gesundgeschlachtete inländische und 1 700 ausländische Schweine, 1 329 inländische Kälber und 1 000 Hühner und etliche Rinder untersucht und folgendes gefunden: 1974 waren 41 Prozent der Kälber und 7 Prozent der Schweine hemmstoffpositiv, 1976 war die Zahl durch Umstellung auf nicht resorbierbare Antibiotika auf 0,07 Prozent abgesunken. Heute liegt die Zahl im Promillebereich. Man hatte Antibiotika mit guter Mastwirkung gefunden, die die Darmschranke nicht passieren. Das heißt, sie werden aus dem Darm nicht in das Blut und Gewebe des Körpers aufgenommen, sondern quantitativ mit dem Kot wieder ausgeschieden. Wie dann die Mastwirkung zustande kommt, weiß man nicht, aber es funktioniert. 1975 hat man fünf solcher nicht resorbierbarer Antibiotika als sogenannte Fütterungsantibiotika zugelassen. Alle anderen in der Human- und Veterinärmedizin verwendeten Medizinalantibiotika wurden als Mastmittel verboten. Diese Fütterungsantibiotika können daher nie im Fleisch vorkommen. Falls im Fleisch oder in den Nieren Antibiotika nachgewiesen werden, sind es unerlaubt angewendete Arzneimittel.

Antiparasitika

Trotz des massiven Einsatzes dieser Mittel sind die zur Verfügung stehenden toxikologischen Daten unzureichend. Brauchbare Analysenmethoden zum Rückstandsnachweis in Lebensmitteln fehlen.

Neuroleptika und Beta-Rezeptorenblocker

Sie werden zur Ruhigstellung von Schweinen beim Transport zur Schlachtung verwendet. Ihre Anwendung ist verboten. Trotzdem werden bei längeren Transporten derartige Injektionspräparate verabreicht. Schweine sind leicht erregbare Tiere, sie sterben bei Aufregung leicht an Herzversagen. Bei längeren Transporten ist daher, gesteigert durch die heutige züchterisch erworbene Empfindlichkeit, mit dem Tod einiger Tiere zu rechnen. Mit Beruhigungsmitteln wie Stresnil oder Herzstärkungsmittel wie Beta-Rezeptoren-Blockern soll dies verhindert werden.

Der Abbau von Stresnil geht so rasch vor sich, daß vier Stunden nach der Applikation nichts mehr nachzuweisen ist. Zwar gibt es bereits ein chemisches Nachweisverfahren, aber durch die rasche Ausscheidung kommt man regelmäßig zu spät. Die Beta-Rezeptoren-Blocker, die kancerogen wirken sollen, bemerkt man weder an einem schläfrigen Verhalten der Tiere, noch existiert eine Analysenmethode zum Nachweis im Fleisch.

Arsenverbindungen

Abgesehen von einer therapeutischen Verwendung werden Arsenverbindungen auch in Form der Arsanilsäure als Wachstumsförderer verwendet. Neben den bekannten toxischen Eigenschaften wirkt auch Arsen karzinogen.

Für die Beurteilung von Arsen-Rückstandsmengen in Lebensmitteln ist aber nicht nur die Menge, sondern auch die Wertigkeit maßgeblich. Da es in Seetieren zu einer Anreicherung von Arsen, ähnlich dem Quecksilber, kommt, ist die Verfütterung größerer Mengen von Fischmehlen unter Umständen problematisch.

Arsen zählt zu den giftigen Umweltstoffen, die durch Futter, Wasser und Luft von den Nutztieren aufgenommen werden. Zusätzliche Belastungen etwa durch Wachstumsförderer sollten daher unterbleiben.

Hormone

Bereits 1968 fanden sich erste Berichte in Massenmedien über die Anwendung von Hormonen in der Tiermast. 1980 wurde das Östrogen DES (Diäthylstilböstrol) sogar in Kindernahrungsmitteln gefunden.

In der Bundesrepublik Deutschland ist die Hormonverwendung zur Tiermast seit 1959, in Österreich seit 1975 verboten, ebenso in Italien. Der Nachweis von DES in Kindernährmitteln war Anlaß für die EG, bestimmte Stoffe mit hormonaler Wirkung und Stoffe mit thyreostatischer (schilddrüsenhormonaler) Wirkung zu verbieten. In der Therapie ist die Hormonanwendung nur bei „Fortpflanzungsprobleme" erlaubt. Dänemark und Großbritannien haben dieser Richtlinie nicht zugestimmt, Großbritannien hat beim Europäischen Gerichtshof Klage eingebracht.

Zur Mast geeignet sind:
- Östrogene
- Androgene
- Gestagene

Weltweite Anwendung finden diese Hormone (nach der Häufigkeit geordnet) bei:
- Rindern
- Schafen
- Ebermast vor der Schlachtung
- Geflügel
- Fischen

Die Gewichtszunahme beruht auf vermehrter Stickstoffretention und führt zu vermehrter Muskelausbildung, die Verwendung von Thyreostatika (Schilddrüsenhormonen) führt hingegen zu vermehrter Wassereinlagerung.

Die Wirkung ist geschlechtsspezifisch:

Tiergewicht		Östrogene	Androgene	Östrogene + Androgene	Gestagene
männlich	> 200 kg	− +	−	− +	?
Ochsen		+ +	− +	+ + +	?
weiblich		− +	+	+ +	+
	< 150 kg (Milchmast)	+	−	+ +	−

Die jeweils erzielten Gewichtszunahmen können bis zu 40 Prozent im Vergleich zu Kontrollgruppen betragen (z. B. bei Ochsen). Der vermehrte Proteinansatz (Muskelfleischansatz) ist nur ein zeitlich begrenzter Effekt und kann sich umkehren.

Geschätzt wird folgender Prozentsatz von Tieren, die mit Hormonen zur Maststeigerung behandelt werden:
- Großbritannien, Frankreich, Spanien: je 30 %
- Irland: 60 %
Ferner werden schätzungsweise in der Bundesrepublik Deutschland und den Beneluxländern je 30 000, in den USA 50 Millionen Behandlungsdosen pro Jahr verkauft.

Beurteilung der Hormonanwendung in der Tiermast:
Bei Kenntnis der Wirkungsweise und Toxizität, ständiger Kontrolle und Einhaltung der Absetzfristen können körpereigene Hormone gefahrlos angewendet werden. Die physiologische Tagesproduktion kann bei Rindern oft höher liegen als die zur Mast eingesetzte Hormondosis. Bei den körperfremden Hormonen ist ihre karzinogene Wirkung zu berücksichtigen.

Der Kälbermastskandal 1988 in der Bundesrepublik Deutschland beschäftigte nachhaltig alle Medien – auch in Österreich. In der Presse waren ausführliche, gut recherchierte Reportagen zu finden. Besonders lohnend ist die Verwendung weiblicher (östrogener) und männlicher (androgener) Sexualhormone als Muskelbildner bei Tieren mit geringer körpereigener Sexualhormonproduktion, also bei Mastochsen und Kälbern. Die von diesem „body-building" erzeugten konvexen Muskelpartien führen nicht nur zur rascheren Gewichtsvermehrung, sondern auch zu höherer Einstufung bei der Schlachttierkörperbewertung. Für geringe Präparatekosten erzielt man leicht fünf bis zehn Kilogramm mehr Fleischgewicht. Das ist in Mästerkreisen ein Anreiz, sich immer wieder über alle Bedenken hinwegzusetzen. Die Wirksamkeit von Verboten ist erfahrungsgemäß eine Frage der Kontrolle. Der Skandal in Nordrhein-Westfalen, vor allem in Gebieten an der holländischen Grenze, wo die Medikamente in großem Umfang eingeschmuggelt worden waren, zeigte, daß Kontrollen effektiv sein können. Daß sich Verbote auch in anderen EG-Ländern durchsetzen lassen, liegt im Interesse bundesdeutscher Agrarpolitiker, weil sonst erhebliche Wettbewerbsnachteile zu erwarten sind.

Die Illegalität liegt weniger in der Hormonanwendung überhaupt, sondern darin, daß nicht registrierte, nicht zugelassene, nicht deklarierte unbekannte Mittel in unbekannter Dosierung an nicht vorgesehenen Injektionsstellen und ohne Einhaltung von Wartezeiten an lebensmittelliefernde Tiere verabreicht wurden. Und das vielfach in Verbindung mit nicht entsprechender Haltung der Tiere.

Bis 1980 wurde die illegale Szene durch die synthetisch billig zu erzeugende östrogen wirksame Verbindung Diäthylstilböstrol (DES) beherrscht, die schlagartig mit Einführung des chemischen Nachweises von der Bildfläche verschwand. Es war vorauszusehen, daß die den illegalen Markt kontrollierende „Mafia" auf Alternativpräparate ausweichen würde. Nachdem die Anabolika 19-Nortestosteron und Medroxyprogesteronacetat den letzten Kälbermastskandal 1985 in Niedersachsen beherrscht haben, war der 1987 aktuelle Cocktail aus den synthetischen Estern natürlicher Hormone, nämlich aus Testosteronpropionat, Testosteroncypianat und Östradiolbenzoat, meistenteils kombiniert. Aber auch andere Kombinationen mit verschiedenen Lösungsmitteln sind am Schwarzmarkt und erschweren die Analytik und Risikoabschätzung.

Für die Gefährdung des Verbrauchers sind zwei Wirkungen zu berücksichtigen: die hormonale Wirkung und die krebserzeugende Wirkung bestimmter Präparate.

Für die *hormonale Wirkung* ist eine Mindestdosis Voraussetzung. Solche Dosierungen werden ausschließlich im Bereich der Injektionsstellen gefunden. Teile vom übrigen Tierkörper können beim Konsumenten sicher keine hormonalen Effekte hervorbringen. Illegale Anwendungen zeichnen sich aber häufig durch intramuskuläre Injektionsstellen aus, das heißt, daß sie sich in späteren Lebensmittelteilen befinden. Die verschiedenen Präparate haben zwar unterschiedliche Wirksamkeit, dennoch kann man auch den physiologischen Verbindungen eine biologische Wirkung nicht absprechen.

Eine Modellrechnung für Östradiolbenzoat, eine Komponente aus einem solchen Cocktail, zeigt dies. Die Spritze enthielt 250 Milligramm, nach zwei bis drei Wochen waren im Bereich der Injektionsstelle noch drei Milligramm nachweisbar. Bei einem Schnitzel von 200 Gramm aus diesem Bereich wären nach Leberpassage vielleicht zehn Prozent beim Konsumenten zur Wirkung gelangt. Das entspricht immerhin der zehnfachen Tagesdosis eines Vergleichspräparates der kontrazeptiven Pille. Die Wirkung solcher Hormongaben erfolgt praktisch erst bei mehrtägiger Einnahme. Daß jemand aber an mehreren Tagen Fleisch von Injektionsstellen ißt, hat nur eine äußerst geringe Wahrscheinlichkeit. Diese biologischen Wirkungen sind nur schwer nachzuweisen. Im empfindlichen pubertären Alter könnte es zu verstärkter Genitaldurchblutung, im Extremfall bei Frauen zu Zyklusstörungen mit Blutungen kommen. Entscheidend ist aber, daß der Verbraucher solche Rückstände in verkehrsfähigen Lebensmitteln nicht erwartet. Der Abbau in den Injektionsstellen erfolgt langsam, erst nach drei bis sechs Monaten ist mit dem Verschwinden zu rechnen. Die Hormone sind hitzestabil und werden durch Kochen nicht zerstört. Als fettlösliche Verbindungen gehen sie auch bei der Tierkörpermehlproduktion mit ins Futtermittel. Durch den Verdünnungseffekt verlieren sie sich allerdings als biologisch nicht wirksame Mengen.

Zu den Präparaten mit *krebserzeugender Wirkung* zählt Diäthylstilböstrol (DES), zusätzlich zu seiner Hormonwirkung. Eine krebsbegünstigende Wirkung tritt vor allem bei höheren biologisch wirksamen Dosen, wie sie als Anabolikum verwendet wurden, auf. Für verschiedene Präparate, wie Trembulon und Zeranol, wird zwar vermutet, daß sie keine solchen gentoxischen Wirkungen haben, genau bekannt ist es jedoch nicht. Trotzdem sind sie seit 1987 in den USA zugelasssen.

Weltweit zugelassen, ausgenommen in der Bundesrepublik Deutschland, Österreich und Italien, sind nur die physiologischen Verbindungen Östradiol und Testosteron, einschließlich ihrer einfachen Ester, bei vorgeschriebener Dosis und Setzung eines Depots an einer Körperstelle des Tieres, die mit Sicherheit der Verbraucher nicht bekommt. Stoffe, die bei vorschriftsmäßiger Anwendung bei Kalb oder Ochse geringer sind als die Eigenproduktion des Menschen und daher mit Sicherheit unbedenklich sind. Diese legale Anwendung in der Ochsen- und Kälbermast, mit 10 bis 15 Prozent Mehrzunahme in der Endmast, gilt in den Ländern, in denen sie erlaubt ist, als unverzichtbar. Da sie vollkommen transparent betrieben worden ist, kamen Mißbräuche gar nicht auf und es bestand bei den

Verbrauchern keine „Hormonphobie". Wie jüngst der Hormonskandal mit amerikanischem Fleisch in der BRD gezeigt hat, stößt man in den USA auf völliges Unverständnis bezüglich der hiesigen Situation. Man kann aufrechnen, daß jährlich zirka 100 Millionen legale Hormonbehandlungen bei Schlachttieren erfolgen, was einer Mehrerzeugung von einer Million Tonnen Fleisch entspricht.

Die Aufdeckung des überall diskutierten vorjährigen Hormonskandals in Nordrhein-Westfalen ist der Aufmerksamkeit der Fleischbeschautierärzte zu verdanken, die durch Einstichstellen und Veränderungen an den Genitalorganen Hinweise auf Behandlungen mit sexualwirksamen Anabolika fanden, welche durch Laboranalysen bestätigt worden sind.

Relativ einfach ist es, körperfremde Verbindungen nachzuweisen. Durch Harn- und Kotproben konnte man 1980 und 1985 den Einsatz von DES und Nortestosteron abstellen. Es gibt aber Stoffe, die sich im Fleisch von körpereigenen Hormonen nicht unterscheiden, lediglich an den Injektionsstellen sind sie noch nachweisbar. Professionelle illegale Anwender setzen die Injektionsstellen so, daß sie in den vermarkteten bzw. exportierten Tierkörperteilen nicht vorhanden sind. Das ist zwar für den Verbraucher vorteilhaft, für das Labor ist es aber das Ende der Nachweismöglichkeit. Um das Verbot wirksam zu überwachen, muß daher vor der Schlachtung, besser noch im Stall kontrolliert werden.

In der Szene ist mit Clenbuterol ein neuer, sogenannter beta-adrenerger Agonist aufgetaucht, ein Arzneimittel, das an den Organen, die mit Beta-Rezeptoren ausgestattet sind, ähnlich dem Nebennierenmarkhormon Adrenalin wirkt. Es ist daher auch ein gut wirksames Arzneimittel bei Bronchialerkrankungen. Beta-Rezeptoren sitzen aber auch im Fettgewebe. Diese mit dem Futter verabreichbaren Arzneimittel können daher in der Schweine- und Schafmast eine Fettreduktion bewirken, wobei die dabei erzielte Energieersparnis dem Muskelwachstum zugute kommt. Es gibt daher bei gleicher Futtermenge magere Tiere mit größeren Kotlettflächen. Das Mittel ist zur Mast nicht zugelassen, sondern nur als Arzneimittel gegen Jungtiererkrankungen, wird aber auch als Mastmittel von der Arzneimittelmafia vertrieben. Erfreulicherweise hat die Erzeugerfirma auch eine Anlaysenmethode zur Verfügung gestellt. Sie ist allerdings so aufwendig, daß ihre Anwendung eingeschränkt ist. Gleichwohl ist sie wenigstens vorhanden. Clenbuterol ist die erste solcher Verbindungen in der Szene, die unbedingt den Bedarf an Mastförderern decken will. Andere, vielleicht nicht nachweisbare Arten werden folgen.

Ein Totalverbot an Hormonmast durchzusetzen, bedeutet einen Kraftakt gegen eine „Mafia". Ohne Änderungen in der Erzeugerszene, die sich vielfach in den Beneluxländern befindet, erscheint er hoffnungslos.

Die Karikatur, die hinter jedes Kalb einen Polizisten stellt, ist gar nicht so abwegig. Kontrollen in den Betrieben, sorgfältigste Fleischbeschau vor allem der Kälber und enormer Untersuchungsaufwand in den Labors brachten zwar eine Effizienzsteigerung. Aber sensationelle Freisprüche führten zu keiner abschreckenden Wirkung. Das heißt, das Verbot des Hormoneinsatzes ist nicht durchzusetzen.

Bestrebungen eines Totalverbots sollten daher vielleicht zugunsten einer harmlosen legalen Anwendung aufgegeben werden. Skandalös sind ja nicht „die Hormone", sondern der illegale Vertrieb und die Anwendung bestimmter, gesundheitsschädlicher Hormone unter obskuren Mastbedingungen, die auch die Frage nach tiergerechter Kälberhaltung aufwerfen. Die kontrollierte Hormonanwendung, etwa in der Ochsenmast, ist für den Verbraucher nicht gleichermaßen schädlich wie die kriminellen Machenschaften der Mästerszene. Die legale Hormonverwendung in der Kälbermast in Nordfrankreich und den Beneluxländern wird mit anderen Präparaten vorgenommen als die illegale in Nordrhein-Westfalen. Die Ursachen für die Verwendung von Hormonen aber gleichen sich. Frankreich und Holland zählen zu den größten Hormonproduzenten Europas. Zudem gibt es dort Kälbermastbetriebe, die Tausende meist importierte Kälber mit Fremdfutter industriell mästen – eine landwirtschaftliche Betriebsart, die es in dem Umfang in den Alpengebieten Österreich, Bayern und Südtirol nicht gibt.

Österreichisches Kalbfleisch stammt vornehmlich aus bäuerlichen Kleinbetrieben: Es gibt 151 359 Rinderhalter. 1987 wurden 187 424 Kälber geschlachtet. Es gibt nur vier Betriebe mit rund je 300 Kälbern. Nach dem Viehwirtschaftsgesetz ist die Tierhaltung an die Größe der landwirtschaftlichen Flächen gebunden, danach sind 130

Mastkälber, 10 000 Legehennen, 22 000 Junghennen pro Betrieb erlaubt. Hormonkuren sind daher nicht so rentabel wie in der norddeutschen Massentierhaltung.

Seit 1983 müssen in Österreich die Kälber bei der Fleischuntersuchung enthäutet werden, so können bei jedem einzelnen Kalb Injektionsstellen gefunden werden. Seit Jahresbeginn 1988 werden in Österreich Laboratoriumsrückstandsuntersuchungen nach einer EG-konformen Verordnung zum Fleischuntersuchungsgesetz durchgeführt. Danach ist jedes tausendste Rind auf Antibiotika, Sulfonamide und Hormone (Östrogene und Thyreostatika) und jedes zehntausendste auf Schwermetalle, Pestizide und Chemotherapeutika zu untersuchen; ferner jedes tausendste Schwein auf Antibiotika und Sulfonamide sowie jedes tausendste Kalb auf Antibiotika, Sulfonamide und Hormone. Seit 1983 war nach Erlässen des Gesundheitsministeriums eine Untersuchungspflicht gegeben. Zur Untersuchung sind nur die Bundesanstalt für veterinärmedizinische Untersuchungen in Mödling und die Lebensmitteluntersuchungsanstalt der Stadt Wien, die gleichzeitig eine städtische verterinärmedizinische Untersuchungsanstalt ist, berechtigt und eingerichtet. Nach der Verordnung hätte die Lebensmitteluntersuchungsanstalt der Stadt Wien aufgrund der Schlachtungszahlen in Wien 34 Rinder, 281 Schweine und 1 Kalb – 316 Schlachttiere zu untersuchen gehabt, tatsächlich wurden 1987 bei der Schlachtung 101 Rinder, 281 Schweine und 8 Kälber – 390 Schlachttiere untersucht. Hiezu kommen noch Rückstandsuntersuchungen von 15 Importen und die Untersuchung von 529 Schlachttieren auf Antibiotika bei der Kontrolluntersuchung, 652 aus Importen und von 2 000 nach dem Lebensmittelgesetz.

Die Östrogenuntersuchungen sind aus dem Kot der Tiere, der bei der Schlachtung entnommen wird, durchzuführen. Angesichts der wenigen Kälberschlachtungen in Wien erfolgen daher die meisten Probenziehungen für Hormonuntersuchungen in den Zulieferländern für geschlachtete Kälber nach Wien, allen voran in Niederösterreich. Aus der Bundesrepublik Deutschland erfolgen keine Importe von Kälbern oder Kalbfleisch nach Österreich, wohl aber in der Fremdenverkehrssaison aus Holland. Weder bei Importen noch bei österreichischen Kälbern wurden abgesehen von zwei importierten Zuchtrindern und von Kälbern eines Tiroler Mästers (zweimal im Abstand eines Jahres) DES-Hormone gefunden. Die Fleischuntersuchung einschließlich der Kontrolluntersuchungen werden in Wien sehr penibel durchgeführt, ebenso die Rückstandsuntersuchungen, das ist bei allen nach Wien liefernden Produzenten und Händlern bekannt, was manche von krummen Wegen abhalten mag. Die Laboratoriumsrückstandsuntersuchungen in Wien machen ein Vielfaches der EG-konformen österreichischen Vorschriften aus. Bemerkenswert ist, daß Österreich diese EG-Vorschriften viel genauer einhält als so manche Mitgliedstaaten, die mangels entsprechender Einrichtungen oft gar keine Untersuchungen vornehmen.

6. Skandale

Gift in der Nahrung! Immer wiederkehrende Zeitungsmeldungen scheinen das Schlagwort zu bestätigen. Die Liste der Skandalberichte geht durch alle Lebensmittelbereiche, es gibt eine Fülle echter Skandale, bei denen man sich fragt, wie es überhaupt möglich ist, daß Menschen anderen aus Gewinnsucht so etwas antun können, umfangreiche Schlampereien, die so allgemein werden, daß sie zur Gefahr für viele werden, und auch pressemäßig hochgespielte Affären.

Die heutige Skandalisierung von Lebensmittel- und Umweltaffären hat mehrere Ursachen. Zum einen ist das Umweltbewußtsein der heutigen Menschen in den Industrienationen ungeheuer angestiegen und gibt die chemische und technische Industrie durch Umweltvergiftungsfälle, gegenüber denen der einfache Staatsbürger, offenbar aber auch der Staatsapparat, völlig hilflos ist, Grund genug zu aufkommender Unsicherheit und Angst, die den bislang geltenden Fortschrittsglauben in Frage stellen. Zum anderen versorgen die Medien die Menschen mit den begehrten Sensationen. Neuerdings werden Lebensmittelvorfälle nicht nur über Presseagenturen, sondern auch über Regierungsfernschreiber in der ganzen Welt ausgetauscht. Der Sinn ist, allenfalls sofort Kontrollen, Gegenmaßnahmen oder Warnhinweise zu veranlassen. Diese Vorfälle werden meist umgehend in einer skandalisierenden Berichterstattung von den Medien aufgegriffen. Eine profunde, vernünftige Berichterstattung oder gar eine positive Leistungsdarstellung wird von der Boulevardpresse gar nicht erwartet. Nur der Skandal selbst bleibt im Gedächtnis haften, der meist mit der normalen Tätigkeit und Kontrolle der Untersuchungsanstalten gar nichts mehr zu tun hat.

Aber lassen wir einige „Skandale" einmal Revue passieren.

Vor etwa zwei Jahrzehnten kamen bestürzende Meldungen aus Marokko. Kaufleute hatten Speiseöl mit Motorenöl gestreckt, mit der

Folge, daß Hunderte Personen erkrankt und viele gestorben sind. In den fünfziger Jahren waren schwerste und ausgebreitete Quecksilbervergiftungen durch Fischgenuß in Japan aufgetreten, und zwar durch die Abwässer einer PVC-Kunststoffabrik, die einen ganzen Meeresteil verseucht hatten. In Europa hat man danach nichts mehr von diesem schrecklichen Vorfall gehört, aber in die wissenschaftliche Literatur ist der Name der Bucht als „Minimata-Krankheit" eingegangen. Vor einigen Jahren kam spanisches Öl als Ursache einer geheimnisvollen Krankheit in die Zeitungen. Es war mit anilinhaltigem Material „gepanscht" und billig unter der Hand in Spanien verkauft worden, aber auch ins Ausland gelangt. Viele Menschen sind qualvoll gestorben, und noch heute leiden zahlreiche Personen an den Folgen. 1978 verwandelten sich südafrikanische Springböcke und Kudus, die von findigen österreichischen Wildbrethändlern importiert wurden, in heimische Hirsche und Rehe, die in Tausenden Tonnen in die Bundesrepublik Deutschland gingen.

Aus Holland wurde ein beim Zoll als Hundefutterzusatz deklariertes Mittel nach Österreich importiert und von den Vertretern eines Linzer Zusatzstoffhändlers als Wurstverfälschungsmittel vertrieben. Es bestand aus Hefeabfällen, Blutplasma, Sojamehl u. a. und wurde „Pikala" genannt. Damit konnte wenig und schlechteres Fleisch und mehr Wasser der Wurst beigemengt werden. Mehrere Jahre suchten staatliche Anstalten Nachweismöglichkeiten, bis der Lebensmitteluntersuchungsanstalt der Stadt Wien 1981 der Nachweis schließlich gelang. In der Fernsehsendung „Argumente" wurde der Wurstskandal publik gemacht. Am selben Tag ging das Labor der Untersuchungsanstalt in Flammen auf. Journalisten und der Autor dieses Buches erhielten Morddrohungen. Der Schaden betrug beiläufig 25 Millionen Schilling. Aber weder die Untersuchungstätigkeit der Anstalt noch die Verfolgung der Wurstfälscher wurde dadurch verhindert, die Wurstfälscher wurden letztendlich zur Strecke gebracht, die Brandstifter leider nicht.

Etwa zur gleichen Zeit suchte die Veterinärverwaltung eine über Rotterdam als Wildfleisch eingeschleuste Sendung von indischem Büffelfleisch, die in Österreich verschwunden war. Das Büffelfleisch war nicht zu finden, aber die damit eingeschleppte Maul- und Klauenseuche kostete Millionen Schilling.

Dann wurden spanische Muschelkonserven mit Saxitoxin importiert. Saxitoxin ist ein vor allem bei spanischen Pfahlmuscheln (Miesmuscheln) vorkommendes Gift, das während der sogenannten Algenblüte von Algen produziert wird. Bei Ernte während dieser Zeit können die Muscheln dieses Gift, das Taubheitsgefühl im Gesicht, in schweren Fällen auch Taubheit der Arme und Beine bis zu Muskelparalyse und Schock verursacht, enthalten. Als das Gesundheitsministerium in Österreich damals Untersuchungen der Muschelkonserven vornehmen ließ, beanstandete man sofort in Spanien österreichischen Exportkäse und behauptete, er wäre von minderer Qualität und nach dem Peroxydaseverfahren hergestellt, was offenbar auch gestimmt hat. Die Angelegenheit des Saxitoxins kochte weiter auf Sparflamme. Erst jetzt wird Österreich im Rahmen einer Fischverordnung das Saxitoxin mit einem Grenzwert von 400 Mikrogramm pro Kilogramm Muschelfleisch gleich der Bundesrepublik Deutschland regeln.

Die Affäre mit Diäthylenglykol (Weinskandal) war dagegen eine hausgemachte Skandalgeschichte, die aber vor allem in der Bundesrepublik Deutschland spielte, monatelang die Gazetten füllte und gerichtlich noch immer nicht zu Ende ist. Man hat aus bodenständigem Sauerampfer ein süffiges Tröpferl mit wohlklingendem Namen für die norddeutsche Damenwelt fabriziert und damit Vermögen gescheffelt. Krankgeworden ist von diesem Betrug aber hoffentlich niemand.

Daß übrigens Diäthylenglykol auch in Verpackungsmaterial und damit in Bonbons, Quargel, Käse und anderen Lebensmitteln gefunden wurde, hat kaum jemand wahrgenommen.

Viel gefährlicher waren die nach der Glykolweinaffäre verwendeten Konservierungsmittel Monobromessigsäure und Natriumacid – gesundheitsschädliche, verbotene Stoffe, die dem Wein zugesetzt wurden. Besonders gewissenlos war dann der Zusatz von Methylalkohol zu Wein in Italien. Aus reinem Steuerbetrug wurden die Konsumenten gefährdet und sind zahlreiche Personen verstorben.

Klein nehmen sich dagegen Skandälchen mit Pestiziden in holländischem Gemüse und Meldungen von Quecksilber in Thunfischen und anderen großen Meeresräubern aus. Erstere Meldungen haben die Grenzwertfestsetzung von Pestiziden beflügelt, letztere in der

Bundesrepublik Deutschland und in Österreich zu Quecksilber-
fischverordnungen geführt.

Mindestens zwei Jahre hindurch beschäftigten sich die Zeitungen
mit Salmonellose. Zahlreiche Erkrankungen und auch Todesfälle
traten in Spitälern, Schulen und Pensionistenheimen in Wien, Graz
und anderen Städten auf, da mit Ausscheidern und Geflügel Salmonellen in Küchen verschleppt wurden.

Im Dezember 1985 begann ein größerer Medikamentenskandal in
Niederösterreich mit der Verhaftung von Futtermittelvertretern. Sie
hatten jahrelang Bauern mit rezeptpflichtigen Arzneien, vor allem
Antibiotika, in großem Stil versorgt. Die Aufdeckung erfolge sicher
aus Konkurrenzgründen, aber Antibiotika und Sulfonamide wurden von uns im Schweinefleisch nachgewiesen. Wie bereits erwähnt,
gibt man Schweinen Beruhigungsmittel, wie Stresnil und Beta-Blok-
ker, so unfachgemäß mitunter, daß die Injektionsnadeln abbrechen
und im Fleisch stecken bleiben. Ein Stück Osso collo mit zerklopf-
ter Injektionsnadel befindet sich im „Kriminalmuseum" der Lebensmitteluntersuchungsanstalt der Stadt Wien. Ebenso eine Impf-
pistole, die von aufmerksamen Amtstierärzten in St. Marx gefunden
worden war. Sie enthielt chemisch nachgewiesene Reste von Stresnil. Obwohl sie angeblich herrenlos war, forderte der Schweine-Be-
sitzer ihre Retournierung . . .

1986 flog der illegale Medikamentenhandel eines Kärntner Drogi-
sten auf. Allein in Niederösterreich haben fünfzig Viehzüchter zu
seinen Klienten gehört. Auch hier konnten wir unter 6 000 untersuchten Schweinen einige von diesen Mästern mit Antibiotika nachweisen. Die Verfahren laufen noch immer und sind äußerst schwierig, weil alles abgestritten wird. Und schließlich ließ sich ein Groß-
schlachthofbesitzer einen eigenen Beschaustempel machen und
brachte das Fleisch der am Transport verendeten Tiere als tauglich
in den Verkehr.

In Amerika hat man eine Maschine erfunden, mit der man von
Knochen Restfleisch herunterpressen kann. Auch diese Maschine
sollte dazu dienen, dem Eiweißhunger der Dritten Welt abzuhelfen.
Mit dem Restfleisch geht aber auch Fett, Mark, Knochenöl und al-
les, was sich unter Druck durch kleine Sieblöcher pressen läßt, mit.
Das Material verdirbt sehr rasch, wenn es nicht schon zuvor verdor-

ben war, weil die Knochen zum Pressen oft erst gesammelt werden müssen. Solche Seperatoren tauchten auch in Österreich auf. Man hat auch Suppenhühner abgepreßt und den calciumreichen Materialbrei Würsten, aber auch Kindernährmitteln zugesetzt. Kindernährmittel werden, so heißt es, aus besonders sorgfältig ausgewähltem Material hergestellt. Ob damit diese abgemarterten Batteriehühner um ein bis zwei Schilling pro Stück gemeint waren? Das von zerbröselten Knochen stammende Calcium wurde beanstandet. Die Hersteller argumentierten, Calcium wäre für den Knochenaufbau der Kinder besonders gesund, auch die Milch wäre ja calciumreich. Es nützte das Gegenargument nicht viel, daß es Calcium auch in unverdaulicher Form gäbe, es wäre neu, daß die Kalkalpen für Kinder genießbar seien. Bei einer Kontrolle der Firma fehlte jede Spur von einem Separator. Die Sache wurde von den Behörden schließlich als fixe Idee der Untersuchungsanstalt abgetan. Später hörte man, daß zu den jeweiligen Produktionszeiten aus der Bundesrepublik Deutschland kurzfristig ein auf einem Auto montierter Separator gebracht wurde. Das Separieren ist inzwischen in Österreich von allein eingeschlafen. Ganz wenige Großfirmen verwenden noch Separatoren, bei den meisten anderen hat es sich nicht als rentabel erwiesen.

Wenig Aufsehen erregten Meldungen, nach denen der Genuß von Fischkonserven zu Histaminvergiftungen führte. Histamin ist ein biogenes Amin, das beim Eiweißabbau in Fischfleisch vor allem von Makrelen, Thunfisch, Sardinen und Sardellen entsteht. Es kann beim Menschen ab 100 Milligramm eine Vergiftung verursachen, die den Erscheinungen einer Alkoholvergiftung ähnelt. Seit August 1988 hat die Bundesrepublik Deutschland in einer Verordnung den Histamingehalt in Fischen mit 200 Milligramm pro Kilogramm (Einzelprobe) begrenzt. Auch Österreich wird eine diesbezügliche Verordnung herausbringen. Bisher wurde gezögert, weil Histamin auch in anderen gereiften Lebensmitteln, wie bestimmten Käsesorten, Salami, Sauerkraut, ohne zu Vergiftungen zu führen, vorkommt.

Zu den neueren Skandalaffären zählt der Nematodenskandal. Die schon Jahrhunderte bekannten Nematodenlarven – kleine, zirka ein Zentimeter lange und weniger als ein Millimeter dicke Würmer in der Bauchhöhle und auch im Fleich verschiedener Seefische, sind seit 1970 zu einem Problem geworden. Der Fischreichtum hat abgenommen. Besonders Heringe, Kabeljau und Seelachs sind stark dezimiert und werden an weit entfernten Stellen gefangen. Das bedeutet längere Schleppzeiten, doppelt große Netze, wodurch die Fische stundenlang an Deck liegen, bis sie von der reduzierten Besatzung geschlachtet, ausgenommen und beeist werden. Während dieser Zeit wandern Nematodenlarven aus der Bauchhöhle in die Fischmuskulatur. Die Weiterverarbeitung an Land hat sich geändert. Die hauptsächlich aus Haut bestehenden Bauchlappen des Fisches, die früher beim Filetieren weggeschnitten wurden und in denen sich die meisten Wurmlarven befinden, ließ man in den letzten Jahren aus Gewinngründen am Filet bzw. am Fisch. Den Fischstäbchen, die früher aus Fischfilet mit Bandsägen geschnitten worden sind, werden heute mit Grätenseparatoren gewonnene Anteile aus den grätenreichen sogenannten V-Schnitten und Bauchlappen (Krüger Cuxhaven), in denen sich Nematodenlarven befinden, zugesetzt. Schließlich werden von den Verbrauchern milde Heringsprodukte verlangt. Man wartet nicht mehr bis die Fische in der Lake salzgar werden, sondern bringt sie schon nach einigen Tagen auf den Markt, auch wenn sie noch lebende Nematodenlarven enthalten.

Während in Österreich Fischparasiten lebend oder tot als krass ekelerregend galten, was lebensmittelrechtlich gesundheitsschädlich bedeutet, war man sich in Norddeutschland nicht so eindeutig klar und eher geneigt, die Parasiten hinzunehmen. Aber auch dort waren und sind die Ansichten offenbar verschieden, während man sich in Cuxhaven streng wie in Österreich verhielt, war man in Bremerhaven toleranter.

Bis 1987 waren die Nematodenlarven bei uns in Österreich ein reines Bücklingsproblem, und zeitweise bekam man, weil keine Nematodenfreiheit bestand, keine Bücklinge. Dazu muß man wissen, daß Bücklinge unausgenommene, heiß-geräucherte Heringe sind. Beim Ausnehmen und Auswaschen wären die Parasiten größtenteils entfernt worden, das wollte man aber nicht machen.

In der Sauregurkenzeit 1987 wurde in der Bundesrepublik Deutschland eine Monitor-Sendung, die der Argumentesendung in Österreich entspricht, ausgestrahlt, die auch in Westösterreich empfangen wurde. Die Sendung war ausgezeichnet recherchiert. Das Problem wurde sachlich dargestellt, Nematodenlarven gezeigt, ein Patient dem ein Darmteil entfernt werden mußte, weil nach dem Genuß von Matjesheringen Nematodenlarven die Darmwand durchbohrt und entzündet hatten, samt den bei ihm gefundenen Parasiten gezeigt.

Für die Situation bezeichnend und unbegreiflich war der Eiertanz, den sich die Vertreter der Fischindustrie und des zuständigen Ministeriums leisteten. Beide stritten zuerst ab, daß es in der Bundesrepublik Erkrankungsfälle gäbe, dann sagten Fischindustrielle, mit dem Film konfrontiert, die Ursache müßten entweder ausländische Produkte oder nicht vorschriftsmäßig bearbeitete inländische sein, und das Ministerium räumte schließlich ein, daß es inzwischen doch von Erkrankungen erfahren habe.

Die Folge dieser Sendung war ein Abfall des Fischkonsums in der Bundesrepublik Deutschland bis zu 60 Prozent. Von diesem Debakel haben sich manche Firmen bis heute nicht erholt, kleine Betriebe sind zugrunde gegangen.

Um zu verhindern, daß in der Bundesrepublik Deutschland nicht mehr absetzbare Ware und mindere Produkte womöglich in Österreich landen, ist schon am 5. Dezember 1987 eine Fischnematodenverordnung erschienen. Grundsätzlich dürfen danach Seefische nur ohne Nematodenlarven importiert und verkauft werden, die Fische müssen schon beim Import ausgenommen und ohne Bauchlappen sein. Für Fischerzeugnisse wurden Gefrier- und Erhitzungstemperaturen sowie Salzkonzentrationen und 35-Tage-Marinierdauer vorgeschrieben. Ob der Fisch ausgenommen ist und die Bauchlappen entfernt sind, kann jeder Marktamtsbeamte erkennen und nicht entsprechende Ware in Beschlag nehmen. In der Bundesrepublik Deutschland war bis zum 8. August 1988 die Fischindustrie trotz der riesigen Verluste zum Nachgeben nicht bereit, sie war eher der Meinung, Gott hat uns die Heringe mit den Wurmlarven beschert, es sei Sache des Verbrauchers, damit fertig zu werden. Mit den nachgewiesenen Parasiten in Filets hatten wir bei Gericht zunehmend Schwierigkeiten. Zwar nicht mit den Parasiten, die mittels Durchleuchtungsplatten erkannt werden, sondern mit den Verteidigern der beschuldigten Fischhändler, die jedesmal behaupteten, man hätte sowieso alles überprüft, wäre ungeheuer sorgfältig gewesen, habe aber nichts entdecken können und der Gesetzgeber hätte nur den staatlichen Untersuchungsanstalten Durchleuchtungsgeräte vorgeschrieben, ihnen nur vorgeschrieben, daß sie Fische mit Nematodenlarven nicht in Verkehr bringen dürften. Solche Sprüche, und auch, daß ihnen bei klarer Gesetzesübertretung vor Gericht immer wieder stattgegeben wird, sind wir schon gewöhnt.

Großer Presseaufwand wurde 1988 in Österreich rund um den Per- und Trichloräthylenskandal mit Olivenöl aus Italien, Frankreich und Spanien getrieben. Aufgrund einer deutschen Pressemeldung, daß in naturreinem, feinstem und dergleichen bezeichnetem italienischem Olivenöl Per- und Trichloräthylen und in München auch in 23 Proben Chloroform nachgewiesen worden sei, erhielt die Lebensmitteluntersuchungsanstalt der Stadt Wien von der zuständigen Konsumentenstadträtin Christine Schirmer den Auftrag, diese Produkte sofort zu überprüfen. In der Zwischenzeit war in Italien und der Bundesrepublik Deutschland der Bär los. Behauptungen wurden aufgestellt, daß das Suchen dieser in größeren Mengen kanzerogenen Fettlösungsmittel, die überhaupt nicht in Lebensmitteln enthalten sein sollten, purer Unsinn sei. Es wäre die schlechte Luft, die ebenso große Per- und Trichloräthylenmengen enthalte, sodaß schon die Oliven am Baum etwas davon abbekämen. In Deutschland behauptete man gleich, daß von den benachbarten Putzereien und in Supermärkten das Per in die verschlossenen Olivenölflaschen komme. Die Italiener verstiegen sich zur Behauptung, die Deutschen machen das Olivenöl madig, um ihren Butterberg abzubauen. Als ob man Butter auf den Salat schütten könnte! Als wir aber festgestellt hatten, daß von 82 Olivenölen vorwiegend italienischer und französischer Herkunft, die als erste Pressung, Virgin, extra oder sonstwie bezeichnet waren, immerhin 44 Per- oder Trichloräthylen enthielten, war das Märchen von der Putzerei neben der Ölmühle nicht mehr aktuell. Es wurde in einer Sitzung im Bundeskanzleramt beschlossen, Öle mit über 0,1 mg/kg (Einzelstoff) als verdorben und hervorhebend bezeichnete, mit Mengen zwischen 0,01 und 0,1 mg/kg als falsch bezeichnet zu beurteilen. Es wurden daraufhin bis 17. Mai 1988 insgesamt 35 Olivenölproben beanstandet und sofort aus dem Verkehr gezogen, in ganz Österreich waren es 460 Proben mit 91 Beanstandungen. Ferner wurde in 3 Proben französischem Frischkäse und Brie Per- und Trichloräthylen festgestellt und befunden, daß es aus dem Lack der Aluminiumfolienumhüllung in den Käse gelangt ist. Daraufhin untersuchte inländische Käse, Margarine und Butter waren aber frei von Per- und Trichloräthylen. Als bekannt wurde, welche Öle die Lösungsmittel enthielten, wurde mit Amtshaftungsklage gedroht, weil die Produkte nur falsch bezeichnet, allenfalls verdorben, nicht aber gesundheitsschädlich seien.

Über Weisung von Bundesminister Löschnak waren Olivenöle, die bei den Untersuchungen stets frei von Per- und Trichloräthylen waren, auf Anfrage zu nennen. Beim Käse waren keine Maßnahmen notwendig, die Hersteller hatten sofort die Verpackung gewechselt. Über Weisung der Konsumentenstadträtin Schirmer vom 29. August 1988 sollten die Olivenöle nochmals überprüft werden, es war aber keine der im April beanstandeten Marken mehr in Wien aufzutreiben, sie hätten erst, wie eine Firma sinnigerweise sagte, wieder aus Italien importiert werden müssen.

Und wie ist das Fettlösungsmittel wirklich ins Olivenöl und in acht Proben deutsches Rüböl roh gekommen?

Die früheren Qualitätsbezeichnungen „Virgin“, „Jungfern“, „Erste Pressung“, die für Tropföl überreifer Früchte und erste Kaltpressung gegolten haben, stehen nur mehr in Nostalgiebüchern, und es wird auch bei diesen Qualitäten mit leicht verdampfenden Lösungsmitteln die Ausbeute der Pressung verbessert. Früher hat man das explosive Hexan, das bereits bei wesentlich niedrigeren Temperaturen verdampft und bei der Produktion keine Rückstände hinterläßt, verwendet. Als man zum billigeren Per- und Trichloräthylen, das auch nicht explosibel ist, überging, ergaben sich wegen der höheren Verdampfungstemperatur Rückstände, die man nicht beachtet hatte. Das ist das ganze Geheimnis. Nicht hervorhebend bezeichnete Öle werden raffiniert und dabei erhitzt, sodaß sie keine Lösungsmittelrückstände mehr enthalten können. Bei den Rohölen (Rüböl) zur Margarineherstellung dampfen bei der Produktion die Rückstände ab, die fertige Margarine war frei von Lösungsmitteln. Schon während der Untersuchungsaktion war bei den letzten Importen wesentlich weniger häufig Per- oder Trichloräthylen zu finden.

Das Rätsel war in zwei Richtungen hin lösbar: die Lösungsmittel nicht zu verwenden oder durch Erwärmen des Öls auszutreiben. Per- und Trichloräthylen ist nicht mehr nachzuweisen, raten Sie mal wieso?

Schon seit längerem wird in den Medien französischer Käse mit Erkrankungen und Todesfällen durch Listerien in Verbindung gebracht. Listerien sind weltweit verbreitete Bakterien, die im Erdboden und auf Pflanzen vorkommen. Einige Typen können bei Menschen und Tieren Infektionen verursachen. Das erste Mal wurden sie in Island in Silagefutter nachgewiesen. In Österreich wurde eine menschliche Erkrankung erstmals 1934 in Innsbruck publiziert. Beim Menschen treten Infektionen mit Listeria monocytogenes in sporadischen Fällen oder kleinen Epidemien auf. Viele Fälle verlaufen offenbar symptomlos. Das größte Problem stellt aber die Übertragung von der Mutter auf das ungeborene Kind dar, wobei es zu Abortus oder Frühgeburt kommen kann. Die Krankheit kann aber auch bei Neugeborenen erst nach der Geburt mit Erbrechen, Durchfällen oder Gehirnhautentzündung, den gleichen Symptomen wie auch bei geschwächten und alten Erwachsenen, auftreten. Untersuchungen in der Schweiz, die auch in Österreich Bestätigung finden, zeigen, daß die Zahl der Erkrankungen zunimmt. Die erste Epidemie ist 1981 in Kanada, durch Sauerkraut verursacht, aufgetreten. 1983 wurde in Massachusetts (USA) eine durch Milch verursachte Epidemie festgestellt, und schließlich erkrankten 1985 in Kalifornien mindestens 150 Personen, von denen 50 starben. Diese Epidemie wurde mit einem mexikanischen Weichkäse in Verbindung gebracht. In allen diesen Fällen war Listeria monocytogenes Typ 4 b die Ursache. Auch in Österreich werden in den letzten Jahren Listerienerkrankungen festgestellt, ein Zusammenhang mit Lebensmitteln konnte nicht nachgewiesen werden. Anders in Frankreich und der Schweiz, wo Weichkäsesorten als Ursache erkannt worden sind. Auch bei uns konnte in sogenannten Rotschmierkäsen vom Typ Achleitner Schloßkäse und Schlierbacher in der Schmiere an der Oberfläche Listeria monocytogenes nachgewiesen werden. Es war sehr schwierig, die Keime in der Käserei wegzubringen. Trotzdem in Österreich bisher nur wenige Fälle bekannt sind, soll man die Listerien nicht auf die leichte Schulter nehmen. Aus den USA wird berichtet, daß kaum eine Woche vergeht, in der nicht unpasteurisierte Milchprodukte aus dem Markt genommen werden müssen, das gleiche Schicksal erleiden Tonnen importierte französische Weichkäse, die aus schlecht oder nicht pasteurisierter Milch hergestellt werden und Listeria monocytogenes enthalten. Die größte wirtschaftliche Tragweite dürfte aber die Rücknahme von Millionen Litern Eiskremprodukten vom Markt gehabt haben. Obwohl in einer kalifornischen Klinik zwei Fehlgeburten infolge Listeriose durch Genuß roher Milch auftraten, gibt es kein Gesetz, das die Verbreitung unpasteurisierter Milch verbietet (Zit. Sonderheft Listerose, Möse, Hygieneinstitut Graz, Februar 1988). Rohe Milch und Rotschmierkäsesorten werden als Hauptursache der menschlichen Erkrankungen angesehen. Verhindern läßt sich die Erkrankung durch ausreichendes Pasteurisieren der Milch zum Genuß wie zur Käseherstellung und Vermeidung der Übertragung von Listerien im Betrieb mit der Schmiere. Die Käser klagen, daß damit das Aroma ihrer in alten Käsekellern gereiften Spezialitäten leidet, was Feinschmecker bedauerlich finden. Zu raten ist, daß schwangere Frauen, Kinder, Kranke und alte Leute jedenfalls nur gut pasteurisierte Milch trinken und von Rotschmierkäsen, wenn überhaupt, nur das weiche Innere essen, nicht aber die Rinde mit Schmiere.

Ein Skandal, der kaum an die Öffentlichkeit gekommen ist, war die Drohung eines Chemiestudenten, in Österreich das Trinkwasser mit Dioxin zu vergiften. Um seine Glaubwürdigkeit zu untermauern, lieferte er eine zwar veraltete, aber mögliche chemische Herstellungsrezeptur für Dioxin. Gegen Zahlung einer enormen Summe (400 Millionen Schilling) würde er freundlicherweise von seinem Anschlag Abstand nehmen, war der Österreichischen Botschaft in Brüssel mitgeteilt worden. In Österreich gibt es neben dem Wiener Hochquellwasser noch 300 größere und 1 000 kleinere Wasserversorgungseinrichtungen. Die Giftigkeit von Dioxin ist enorm, wie die fürchterlichen Folgen von Seveso zeigten. Es ist im Wasser schlecht löslich und bleibt auch an Gläsern und Leitungen haften. Ein Gramm Reinsubstanz kostet Millionenbeträge, es ist in größeren Mengen nicht erhältlich. Da mit Reinsubstanzen (allerdings in winzigen Mengen) bei der Untersuchung gearbeitet wird, ist diese Tätigkeit gefährlich. Es mußte eine für Wasser angepaßte routinefähige Methode nach den Angaben verschiedener Universitätsinstitute adaptiert und vorbereitet werden und verschiedene Geräte, Sicherheitseinrichtungen und Standards (Reinsubstanz, zum Nachweis notwendig) teilweise aus dem Ausland angeschafft werden. Kurzer Rede, langer Sinn, die Lebensmitteluntersuchungsanstalt der Stadt Wien war knapp nach einem Monat in der Lage, das nach Wien geleitete bzw. gepumpte Wasser regelmäßig so zu untersuchen, daß das Ergebnis bereits gemeldet werden konnte, ehe das Wasser die Stadt erreicht hatte. Bei positivem Ergebnis hätte jederzeit das entsprechende Reservoir gesperrt werden können. Die vorbeugenden Untersuchungen wurden so lange fortgeführt, bis der Erpresser verhaftet war.

Der letzte Aufschrei in den Medien galt dem „Wirbel um Gift-Trauben aus Chile: USA jetzt ohne Obst (AZ, 16. März 1989)" und „Gift im Gemüse. US-Studie versetzte Eltern in Panik (Austria Presse Agentur, 7. März 1989)".

Aufgrund anonymer Hinweise wurden bei einer Kontrolle chilenischen Obstes in Philadelphia Weintrauben, in die mit einer Injektionsspritze Zyankali gespritzt war, entdeckt. Sofort wurden in den USA, die 70 Prozent ihres Obstes aus Chile beziehen, in Kanada, Japan und der EG alles chilenische Obst aus dem Verkehr gezogen.

Bei uns wurde sofort untersucht, und die Ware konnte schon am folgenden Tag freigegeben werden. Die Chilenen rechnen mit einem Verlust von 800 Millionen Dollar. Passiert wäre nichts, denn die Giftmenge aller gefundener gespritzter Trauben war nicht einmal für die Vergiftung eines Kindes ausreichend. Auch bei uns hat es schon vor Jahren einen solchen Sabotage- oder Terroranschlag in einem Supermarkt in der Steiermark gegeben. Es war bei einer Limonadenflasche der Kronenkork abgehoben, ein Gift hineingegeben und der Kronenkork wieder aufgesetzt worden. Die Firma und die Behörde waren verständigt worden. Das Gift war wirklich in der Flasche, nur hätte es Gott sei Dank der Konsument unweigerlich erbrochen und wäre so wahrscheinlich mit dem Schrecken davon gekommen. Sicher war das kein „Skandal", aber eine Schweinerei gegenüber dem Verbraucher, ein beträchtlicher Schaden für die Firma, was offenbar beabsichtigt war, und eine tagelange Rennerei für die Lebensmittelpolizei.

7. Ernährung heute

Die natürliche Ernährung besteht heute fast für alle Menschen der Erde in einer gemischten, jedoch überwiegend pflanzlichen Kost. Große Bevölkerungsgruppen, z. B. in Südasien, ernähren sich heute noch fast ausschließlich von pflanzlicher Nahrung, nur wenige, etwa Eskimos und Massai, ausschließlich von tierischer Kost.

In den vergangenen hundert Jahren haben sich in den Industrieländern die Ernährungsgewohnheiten und körperlichen Aktivitäten grundlegend geändert. In einem entwicklungsgeschichtlich völlig unbedeutenden Zeitraum trat an Stelle der voluminösen, kohlenhydratreichen, vorwiegend pflanzlichen und ballaststoffreichen Nahrung eine konzentrierte, protein- und fettreiche Nahrung mit hohem tierischem Anteil, vielfach stark verarbeitet und ballaststoffarm. Diese rapide Nahrungsänderung stellt ein Gesundheitsrisiko dar, und die Akzeptanz durch Anpassung könnte nur im Verlauf vieler Tausender Generationen erreicht werden. Es wird sich also nicht der Organismus der veränderten Kost, sondern eher die Kost dem Organismus anzupassen haben.

Die Ernährung versorgt den Körper mit Brennstoffen zur Energiegewinnung und stellt zugleich alle sonstigen Stoffe bereit, die das Leben erhalten, das Wachstum fördern und der Fortpflanzung dienen. Sie beeinflußt die Entwicklung des Menschen schon vor der Geburt, denn der Embryo erhält über die Nabelschnur alle Nährstoffe von der Mutter.

Nach dem Verzehr werden Lebensmittel in Nähr- und Inhaltsstoffe zerlegt, in den Körper aufgenommen, mit dem Kreislauf transportiert und im Stoffwechsel verwendet. Der anhaltende Mangel bestimmter Nährstoffe führt zu Schäden, die tödlich sein können.

Mensch und Tier sind, im Unterschied zu den meisten Pflanzen, nicht imstande, mit Hilfe des Sonnenlichts verschiedene Zuckerarten, Fette und Eiweißstoffe aufzubauen. Der Mensch ist daher gezwungen, entweder direkt oder im Umweg über Tiere pflanzliche Kost aufzunehmen. Natürliche Lebensmittel sind immer Systeme aus Kohlenhydraten, Eiweiß, Fetten, Mineralstoffen, Vitaminen und anderen Stoffen. Zur Energiebevorratung kann der Körper Fettreserven anlegen, die bei Nahrungsmangel abgebaut werden. Vor einem ständigen Überangebot an Nahrung ist er aber nicht geschützt. Es kommt zu Übergewicht und Stoffwechselbelastung.

Inhaltsstoffe der Nahrung und ihre Aufgaben:

Nährstoffe		Wirkstoffe	Ballaststoffe	Aroma und Geschmacks- stoffe
Brennstoffe (Fett, Koh- lehydrate)	Baustoffe, Eiweiß, Was- ser, Mineral- stoffe	Vitamine, Mineral- stoffe	Zellulose, Pektin	ätherische Öle, organi- sche Säuren

Nahrungsbedarf

Der Nahrungsbedarf des Menschen hängt vom Lebensalter, dem Körperbau und der Arbeitsleistung ab. Die Nährstoffe liefern eine bestimmte Energiemenge, die in Kilokalorien (kcal) oder Kilojoule (KJ) angegeben werden.
1 Kilokalorie – 1 000 Kalorien
1 Kilojoule – 1 000 Joule
Kalorien kann man in Joule umrechnen: 1 kcal – 4.19 KJ

Die Nährstoffe liefern folgende Energie:

		kcal		KJ
1 g Eiweiß	=	4,1	=	17,2
1 g Fett	=	9,3	=	39,0
1 g Kohlenhydrat	=	4,1	=	17,2

Der Körper benötigt auch bei völliger Ruhe zur Erhaltung der Lebensvorgänge Energie, und zwar beim Erwachsenen pro Kilogramm Körpergewicht eine Kilokalorie in der Stunde. Das ergibt pro Tag bei einem Körpergewicht von 70 Kilogramm: 1 680 kcal – 7 039,2 KJ.

Diese Energiemenge nennt man *Grundumsatz*. Da der Körper aber Arbeit verrichtet, braucht er eine dieser angemessene Energie, die man Arbeitsumsatz nennt.

Der tägliche Energiebedarf eines 70 Kilogramm schweren Erwachsenen beträgt daher:

	kcal		KJ	
	männlich	weiblich	männlich	weiblich
leichte körperliche Arbeit: 25 Jahre	2 600	2 200	10 900	9 200
45 Jahre	2 400	2 000	10 000	8 400
65 Jahre	2 200	1 800	9 200	7 500
mittelschwere körperliche Arbeit	bis 3 600	bis 2 880	bis 15 120	bis 12 000
schwere körperliche Arbeit	bis 4 800	über 2 880	bis 20 160	über 12 000
Schwangere ab 6. Monat		2 600		10 900
Stillende		2 800		11 700
Säugling: bis 6 Monate	600		2 500	
7–12 Monate	900		3 800	
Kinder: 1–3 Jahre	1 200		5 000	
4–6 Jahre	1 600		6 700	
7–9 Jahre	2 000		8 400	
10–12 Jahre	2 400	2 100	10 000	8 800
13–14 Jahre	2 700	2 400	11 300	10 000
Jugendliche: 15–18 Jahre	3 100	2 500	13 000	10 500

Alte Menschen haben durch Nachlassen der Aktivitäten einen geringeren Nahrungsbedarf, die Kost soll eiweiß-, mineralstoff- und vitaminreich sein. Kinder brauchen hingegen mehr Nährstoffe als Erwachsene; je jünger das Kind ist, desto mehr Energie pro Kilogramm Körpergewicht braucht es. Auch Kindernahrung soll reichlich Eiweiß, Mineralstoffe und Vitamine enthalten. Dasselbe gilt für den geistig arbeitenden Menschen.

Nährstoffgehalte wichtiger Lebensmittel:

100 g	Eiweiß g	Fett g	Kohlen- hydrate g	kcal	KJ
Rindfleisch mager	21	5	–	140	586
Schweinefleisch mager	20	7	–	155	649
Fisch mager	18	2	–	95	398
Hühnerei (Dotter und Klar)	13	11	1	168	704
Vollmilch	3,5	3,6	5	66	275
Käse 45% F. i. Tr.	21	25	3	334	1 400
Butter	1	83	1	775	3 244
Margarine	1	80	1	761	3 186
Schwarzbrot	8	1	48	253	1 059
Semmeln	7	–	58	278	1 164
Reis	7	–	79	368	1 540
Zucker	–	–	100	394	1 649
Honig	–	–	80	300	1 256
Kartoffeln	2	–	15	68	285
Bohnen	21	2	57	349	1 461
Kohl	4	–	5	46	193
Tomaten	1	–	3	18	75
Karotten	1	–	7	35	147
Erbsen grün	7	–	13	87	364
Äpfel	–	–	12	50	209
Orangen	1	–	12	54	226

Die tägliche Nahrung des gesunden Erwachsenen soll aus einem ausgewogenen Verhältnis von Eiweiß, Fett und Kohlenhydraten bestehen:

Eiweiß	15 %
Fett	30 %
Kohlenhydrate	55 %

Bei leichter Arbeit sind das:

Eiweiß	70 - 85 g
Fett	60 - 80 g
Kohlenhydrate	280 - 380 g

Eiweiß

Eiweiß ist nach dem Hühnereiweiß benannt. Es besteht aus Kohlenstoff, Wasserstoff, Sauerstoff und Stickstoff, meist auch aus Schwefel und Phosphor. Diese Grundstoffe sind zu komplizierten Eiweißbausteinen, den Aminosäuren, zusammengesetzt. Es gibt 22 verschiedene Aminosäuren, acht davon kann der menschliche Organismus nicht selbst aufbauen. Diese acht lebensnotwendigen (essentiellen) Aminosäuren müssen mit der Nahrung zugeführt werden, bei ihrem Fehlen kann kein körpereigenes Eiweiß gebildet werden. Eiweißmoleküle aus mehreren Aminosäuren nennt man Proteine, sind noch andere Stoffe daran beteiligt, heißen sie Proteide.
Die essentiellen Aminosäuren sind in den Nahrungsmitteln in recht unterschiedlicher Menge und damit von unterschiedlicher Wertigkeit für den menschlichen Körper enthalten. Es kommt also nicht nur auf die Menge, sondern auch auf den Wert des Eiweiß in der Nahrung an. Biologisch hochwertig ist Eiweiß, das viel essentielle Aminosäuren enthält. Die biologische Wertigkeit entspricht der Anzahl von Gramm körpereigenem Eiweiß, die aus 100 Gramm Nahrungsmitteleiweiß aufgebaut werden kann.

Biologische Wertigkeit von Eiweiß:

Eier	94 %
Milch	86 %
Fisch	80 %
Fleisch	76 %
Sojabohnen	72 %
Kartoffeln	67 %
Nüsse	50 %
Mehl	35 %
Hülsenfrüchte	30 %

Die wichtigsten Eiweißstoffe:

Einfache Eiweißstoffe	Vorkommen	Eigenschaften
Albumine	Milch, Fleisch, Fisch, Ei, Getreide, Kartoffel, Gemüse	wasserlöslich, gerinnt bei 70° C, setzt sich beim Kochen als grauer Schaum ab
Globuline	Milch, Fleisch, Fisch, Ei, Hülsenfrüchte, Nüsse	wasserunlöslich, löslich in schwachen Salzlösungen, Quellung durch Säuren, gerinnt bei 70° C
Kleber	Getreide	wasserunlöslich, gerinnt bei 70° C, bindet das Doppelte des Gewichtes an Wasser, das es beim Erhitzen wieder abgibt
Kollagen	Knorpel, Sehnen, Unterhaut, Schwarte	erst bei längerem Kochen wasserlöslich, Gelatinherstellung
Keratin	Haare, Nägel, Federn	für die Ernährung wertlos, unlöslich
Zusammengesetzte Eiweißstoffe		
Phosphorproteide Casein	Milch, Käse	gerinnt durch Säure oder das Enzym Lab
Chromoproteide Hämoglobin	roter Blutfarbstoff	an Eisen gebunden, Sauerstoffaufnahme und -abgabe im Blut und Gewebe
Myoglobin	roter Muskelfarbstoff	an Eisen gebunden, Sauerstoffaufnahme und -abgabe im Blut und Gewebe
Chlorophyll	grüner Pflanzenfarbstoff	an Magnesium gebunden, regelt den Pflanzenstoffwechsel

Im Getreidekorn ist das im Keimling und der Aleuronschicht enthaltene Eiweiß höherwertiger als das im Mehlkörper befindliche Klebereiweiß. Damit besitzen Vollkornmehle nicht nur mehr, sondern auch höherwertiges Eiweiß. Spinat und Salat enthalten zwar nur sehr wenig Eiweiß, aber selbst das im Spinat ist höherwertig als das Eiweiß im Salat. Tierisches Eiweiß ist im allgemeinen höherwertig als pflanzliches. Aus diesem Grund soll die Hälfte des Eiweißbedarfes aus tierischem Eiweiß gedeckt werden.

Eiweiß wird vom Körper nicht gespeichert, es muß täglich mit der Nahrung aufgenommen werden. Langanhaltender Eiweißmangel führt zur Abmagerung, Erschöpfung und Krankheit. Überschuß wird als Energie verwendet.

Eiweiß ist ein für den Körper unentbehrlicher Baustoff, es ist Bestandteil der Zellen und des Blutes. Als einziger Nährstoff enthält es Stickstoff und kann daher durch keinen anderen Nährstoff ersetzt werden.

Täglich sollen 15 Prozent des Energiebedarfes durch Eiweiß gedeckt werden, pro Kilogramm Körpergewicht sind das 1 bis 1,2 Gramm, bei Kindern 2 bis 2,5 Gramm, bei alten Menschen 1,5 Gramm, die benötigt werden.

Fette

Fette werden von Pflanzen und Tieren aus einem Molekül Glyzerin und drei Molekülen Fettsäuren gebildet. Fettsäuren sind verschieden lange Ketten aus Kohlenstoffatomen, an die Wasserstoffatome gebunden sind.

Bei gesättigten Fettsäuren sind an jedes Kohlenstoffatom zwei Wasserstoffatome gebunden, bei ungesättigten Fettsäuren fehlen ein oder mehrere Paare Wasserstoffatome. Die Zahl der Kohlenstoffatome und der Grad der Sättigung der Fettsäuren bestimmen die Art des Fettes, seinen Schmelzpunkt, die Konsistenz und Streichfähigkeit. Langkettige Fettsäuren ergeben harte, kurzkettige streichfähige Fette, langkettige und gleichzeitig ungesättigte Fettsäuren ergeben Öle.

Wichtige gesättigte Fettsäuren:

Trivialnahme	Brutto-formel	Schmelz-punkt °C	Vorkommen
Buttersäure	$C_4H_8O_2$	–8	2,5–4,5% in Kuhbutter
Capronsäure	$C_6H_{12}O_2$	–3,4	1–2% in Kuhbutter, Spuren in Palmen-kernfett
Caprylsäure	$C_8H_{16}O_2$	16,3	1–2% in Kuhbutter, 6–8% in Cocosfett
Caprinsäure	$C_{10}H_{20}O_2$	31,3	in Milchfett von Säu-getieren, in Samenfet-ten von Palmen
Laurinsäure	$C_{12}H_{24}O_2$	43,5	in Samenfetten von Lorbeergewächsen, Palmen, in Kuhbutter
Myristinsäure	$C_{14}H_{28}O_2$	54,5	in vielen tierischen und pflanzlichen Fet-ten, in Milchfetten, Samenfetten von Pal-men
Palmitinsäure	$C_{16}H_{32}O_2$	62,9	in fast allen Naturfet-ten
Stearinsäure	$C_{18}H_{36}O_2$	69,6	in Körperfetten von Landtieren, in Milch-fetten, tropischen Sa-menfetten
Arachinsäure	$C_{20}H_{40}O_2$	75,4	in Spuren weit ver-breitet, in Erdnußöl etwa 3%
Behensäure	$C_{22}H_{44}O_2$	79,9	in Erdnuß- und Raps-öl in Mengen unter 1%
Lignocerinsäure	$C_{24}H_{48}O_2$	84,2	in Erdnuß- und Raps-öl in Mengen unter 3%
Cerotinsäure	$C_{26}H_{52}O_2$	87,7	Spuren in Pflanzenfet-ten

Wichtige ungesättigte Fettsäuren mit einer Doppelbindung:

Trivialname	Brutto-formel	Säurezahl	Vorkommen
Caproleinsäure	$C_{10}H_{18}O_2$	330	Milchfett
Myristoleinsäure	$C_{14}H_{26}O_2$	248	Fisch- und Spermwal-kopföle
Palmitoleinsäure	$C_{16}H_{30}O_2$	221	Fisch- und Walöle, Milchfett
Ölsäure	$C_{18}H_{34}O_2$	199	am weitesten verbreitete Fettsäure, Hauptfettsäure zahlreicher Pflanzen und Tierfette
Vaccensäure	$C_{18}H_{34}O_2$	199	Milchfett, Tierkörperfett
Erucasäure	$C_{22}H_{42}O_2$	166	Samenfette der Cruciferenarten (Raps)

Wichtige ungesättigte Fettsäuren mit zwei und mehr Doppelbindungen:

Trivialname	Brutto-formel	Säurezahl	Vorkommen
Sorbinsäure	$C_6H_8O_2$	500,38	Früchte
Linolsäure	$C_{18}H_{32}O_2$	200	weitverbreitet in Pflanzenfetten
Linolensäure	$C_{18}H_{30}O_2$	202	Leinöl, Sojaöl u. a.
Arachidonsäure	$C_{20}H_{32}O_2$	184	Tierkörperfett, Phosphatide
Clupanodonsäure	$C_{22}H_{34}O_2$	170	Seetieröle

Tierische Fette enthalten überwiegend gesättigte, pflanzliche mehrfach oder einfach ungesättigte Fettsäuren. Diese ungesättigten Fettsäuren sind wichtig, denn sie kann der Körper nicht selbst aufbauen – es sind lebenswichtige (essentielle) Fettsäuren. Das gilt vor allem für die Linolsäure, die im Körper auch zu anderen ungesättigten Fettsäuren umgebaut werden kann. Fette dienen der Energiegewinnung und transportieren fettlösliche Vitamine ins Blut.

Bleibt der Mensch längere Zeit ohne Nahrung, dann nutzt er die Fettreserven zur Energiegewinnung. Das Depotfett liegt hauptsächlich unter der Haut und im Bauchraum. Das Fettgewebe schützt vor Kälte, Verletzungen und Druck, daher sind empfindliche Organe wie Herz, Leber, Nieren im sogenannten Organfett eingebettet. Der normale Fettanteil des Körpers beträgt bei Männer zirka 10 bis 20 Prozent, bei Frauen 20 bis 30 Prozent des Körpergewichtes, bei Übergewicht steigt der Fettanteil. Für den Körper unverzichtbar sind zirka sechs Kilogramm Bau- und Organfett.

Die Verdauung der Fette beginnt im Magen, dort können aber nur kurzkettige, fein emulgierte Fette durch Lipase gespalten werden. Solche emulgiert aufgenommene Fette sind daher leichter verdaulich, das trifft z. B. auf Milch zu. Aber auch die leichtere Verdaulichkeit von fein homogenisierter Extrawurst gegenüber Würsten mit gestücktem Fettgewebe, wie z. B. Polnischer, ist damit erklärbar. Das meiste Fett muß aber erst im Dünndarm durch Gallensäure zu kleinen Fettröpfchen emulgiert werden, damit es von der Lipase in Fettsäure und Glyzerin gespalten werden kann. Bereits in der Darmwand werden aus den Bausteinen neue Fette gebildet, und die Leber wandelt Glyzerin in Blutzucker um. Bei der Energiegewinnung aus Fetten sind rote Blutkörperchen und Nervenzellen ausgenommen, sie sind auf Glukose (Traubenzucker) angewiesen.

Fette bleiben lange im Magen, sie sättigen daher nachhaltig. Fette mit einem Schmelzpunkt von über 37° C (Talg) werden von der Gallensäure nur schwer emulgiert, deshalb vom Körper schwer aufgenommen und zum Teil mit dem Kot wieder ausgeschieden. Alle Fette haben mehr als doppelt soviel Energiegehalt als Eiweiß und Kohlenhydrate.

Der Anteil von Nahrungsfetten an der Gesamtnahrungsenergie soll nicht mehr als 30 Prozent betragen, das sind 75 bis 90 Gramm Fett täglich. Bei Schwerarbeit kann der Fettanteil der Nahrung höher, im Alter und bei Schwangerschaft soll der Fettanteil hingegen geringer sein.

Fett kommt in der Nahrung entweder sichtbar oder als „verstecktes Fett" vor. Bekanntlich enthalten Ölsamen, Nüsse, Getreidekeime, Käse und feinhomogenisierte Wurst verschieden große Mengen an nicht isoliert erkennbarem Fett.

Fettsäureanteil von Fetten und Ölen in Prozent:

	Gesättigte Fettsäuren	einfach ungesättigte Fettsäuren	mehrfach ungesättigte essentielle Fettsäuren (Linolsäure)	andere mehrfach ungesättigte Fettsäuren (Linolsäure)
Tierische Fette				
Milchfett	60	37	3	–
Talg	54	43	3	–
Schweinefett	43	49	8	–
Pflanzenfette und -öle				
Kokosfett	92	6	2	–
Olivenöl	19	73	8	–
Palmöl	46	44	10	–
Erdnußöl	19	50	31	–
Baumwollsaatöl	25	25	50	–
Sojaöl	14	24	54	8
Maiskeimöl	14	29	57	–
Sonnenblumenöl	8	27	65	–
Distelöl	10	15	75	–

Arten und vorkommen der Fette:

Art	Vorkommen	besondere Eigenschaften
Tierische Fette	Butter, Butterschmalz, Gänsefett, Schweineschmalz	weiche Fette, die bei Körpertemperatur schmelzen, am leichtesten verdaulich ist Butter, schwerer Schweineschmalz
	Fischtran	wird nur bei billiger Margarine verwendet
	Rinder und Hammeltalg	harte, schwer verdauliche Fette, schmelzen erst über 40° C
Pflanzliche Fette	Öle aus Samen und Früchten	flüssige, leicht verdauliche Fette
	Kokosfett	hartes, schwer verdauliches Fett, schmilzt erst über 40° C
Fettmischungen	Margarine	weiches, aus verschiedenen Fetten hergestelltes, teilweise gehärtetes, emulgiertes, gefärbtes und aromatisiertes Fett (nachgemachte Butter). Die besseren Sorten werden nur aus pflanzlichen Fetten und Ölen hergestellt.
	Kunstspeisefette	Fettmischungen mit höherem Schmelzpunkt, nicht emulgiert, nicht gefärbt und nicht aromatisiert. Spezialfette (z. B. Fritierfette, Ziehfette etc.)

Daraus ersieht man, daß es auch pflanzliche Fette und Öle gibt, die nur einen geringen Anteil an mehrfach ungesättigten Fettsäuren enthalten. Neben seiner Funktion als Energieträger steigert Fett auch den Geschmack.

Fettähnliche Stoffe, die im Fett gelöst sind und daher mehr oder weniger in jedem Speisefett vorkommen, sind die *Lipide*. Bekannte Lipide sind das Lecithin, Carotin und Cholesterin.

Cholesterin im Blut

Für viele lebenswichtige Vorgänge, etwa zum Aufbau der Hormone, des Vitamin D, der Produktion der Gallensäure oder zur Verwertung der Fette, braucht der Körper Cholesterin, das er dazu auch selbst bildet. Für das mit der Nahrung aufgenommene Cholesterin versucht der Körper einen Ausgleich zu schaffen, indem er weniger produziert oder mehr ausscheidet. Der Körper produziert jedenfalls mehr Cholesterin selbst, als mit der Nahrung aufgenommen wird. Bei Gesunden ist der Cholesterinspiegel des Blutes relativ konstant und soll bei Erwachsenen unter 200 (LDL-Cholesterin unter 130) betragen. Erhöhter Cholesteringehalt des Blutes, wie er bei Stoffwechselkranken vorkommt, erhöht das Risiko von Herz- und Gefäßkrankheiten beträchtlich. Der Gehalt an Fett und Cholesterin in der Nahrung soll dann gesenkt werden, und innerhalb des Fettes soll der Anteil an ungesättigten Fettsäuren erhöht werden.

Die Diskussion um das Übergewicht großer Teile der Bevölkerung und die auch damit im Zusammenhang stehende hohe Rate an Herz- und Kreislauferkrankungen hat die Ärzte voll erfaßt, der Fett- und Lipidstoffwechsel und unser Fett- und Cholesterinkonsum in der Nahrung wird von der Warte der Herz- und Gefäßkrankheiten aus unter scharfen Beschuß genommen. Bei genauer Überprüfung der Kalorien- und Fettkonsumvorstellungen der Kardiologen ist allerdings zu bemerken, daß sie offenbar in der Erkenntnis, daß wir allesamt zu kalorienreich und fettreich essen und sowieso ärztliche Reduktionsempfehlungen übertreten, schon bei der Normalkost für Gesunde von etwas niedrigeren Werten, als sie sonst in der Literatur genannt sind, ausgehen. Ihre Normalempfehlungen sind daher, auf Dauer genossen, leichte Reduktionsempfehlungen.

Kohlenhydrate

Kohlenhydrate sind die häufigsten organischen Substanzen. Pflanzen nützen das Sonnenlicht mit Hilfe des Chlorophylls in ihren Blättern, um aus dem Kohlendioxyd der Luft und Wasserstoff einfache Zucker zu bilden, die sie in Stärke verwandeln und in Samen und Knollen speichern. Der tierische Organismus baut nur Milchzucker und Glykogen auf.

Im natürlichen Nährstoffverband sind Zucker anders zu beurteilen als Blutzucker und isolierter weißer Zucker, wie er im Haushalt verwendet wird.

Je nach der chemischen Zusammensetzung unterscheidet man:

Einfachzucker (Monosaccharide):
- Traubenzucker (Glucose)
- Fruchtzucker (Fructose)
- Schleimzucker (Galaktose)

Doppelzucker (Disaccharide):
- Rohr- oder Rübenzucker (Saccharose)
- Malzzucker (Maltose)
- Milchzucker (Lactose)

Vielfachzucker (Polysaccharide):
- Glykogen
- Dextrin
- Pflanzliche Stärke
- Cellulose

Die Süßkraft verschiedener Zucker:

Rüben- und Rohrzucker:	100 %
Fruchtzucker:	120 %
Traubenzucker:	50 %
Malzzucker:	60 %
Milchzucker:	28 %
Stärke:	14 %

Verdauung der Kohlenhydrate: Vielfachzucker müssen zunächst durch die Verdauung in Einzelzucker gespalten werden, denn nur diese können ins Blut gelangen und im Stoffwechsel Energie liefern. Die Verdauung beginnt im Mund. Die im Speichel befindliche Amylase zerlegt die Stärke in Malzzucker. Die weitere Spaltung findet mit dem Bauchspeicheldrüsenenzym in der Dünndarmschleimhaut statt. Der menschliche Körper enthält nur wenig Kohlenhydrate, insgesamt zirka 600 bis 700 Gramm. Als Baustoff in Knochen, Knorpeln und Schleimstoffen, als Brennstoff zirka 200

Gramm in der Muskulatur, 100 Gramm in der Leber und 5 Gramm im Blut.

Kohlenhydrate liefern schnell Wärme und Kraft, sie sind leichter verdaulich als Fett. Traubenzucker geht sofort unverdaut ins Blut über.

Eigenschaften, Vorkommen und Verwendung von Kohlenhydraten:

Einfachzucker	Eigenschaften	Vorkommen und Verwendung
Traubenzucker (Glucose)	schmeckt süß und ist in Wasser leicht löslich; Traubenzucker kann unverändert durch die Darmwände dringen und sofort vom Blut aufgenommen werden; da er nicht weiter abgebaut zu werden braucht, liefert er dem Körper sofort Energie	in Früchten, insbesondere in Weintrauben; im Honig. Traubenzucker liegt als Baustein in fast allen Mehrfachzuckern vor. Sportler nehmen Traubenzucker zur kurzfristigen Leistungssteigerung; bei der künstlichen Ernährung Kranker wird eine Traubenzuckerinfusion durchgeführt
Fruchtzucker (Fructose)	Fruchtzucker hat von den Einfachzuckern die größte Süßkraft, er ist in Wasser leicht löslich	in Früchten, zusammen mit Traubenzucker im Honig und im Rohrzucker, Süßmittel für Zuckerkranke
Schleimzucker (Galaktose)	schmeckt wenig süß und ist in Wasser nur schwer löslich	zusammen mit Traubenzucker in der Milch als Milchzucker, außerdem in verschiedenen Schleimstoffen

Doppelzucker	Eigenschaften	Vorkommen und Verwendung
Rohrzucker, Rübenzucker (Saccharose)	weniger süß als Fruchtzucker, aber süßer als die anderen Einfach- und Doppelzucker; gut löslich. Im Stoffwechsel kann er	als Reservestoff der Pflanzen in vielen Früchten, Knollen usw. z. B. Zuckerrohr, Zuckerrübe;
1 Molekül Traubenzucker + 1 Molekül Fruchtzucker	zu leichtverdaulichen Einfachzuckern abgebaut werden. Bei trockenem Erhitzen entsteht Karamel	industriell gewonnen als Gebrauchszucker für den Haushalt (Kristallzucker, Staubzucker, Kandis)
Malzzucker (Maltose)	wie Rohrzucker, jedoch weniger süß	tritt in keimendem Getreide durch die Spaltung von Stärke auf;
2 Moleküle Traubenzucker	wichtig für die Herstellung von Bier und Malzbonbons	
Milchzucker (Lactose)	geringe Süßkraft und in Wasser nur schwer löslich	in der Milch
1 Molekül Traubenzucker + 1 Molekül Schleimzucker		wichtig in der Säuglings- und Krankenkost

Vielfachzucker	Eigenschaften	Vorkommen und Verwendung
pflanzliche Stärke	in kaltem Wasser unlöslich, bei etwa 70° C quell- und verkleisterungsfähig; neutral im Geschmack, verkleisterte Stärke erstarrt nach dem Erkalten zu einer Gallerte, die bei erneutem Erhitzen wieder flüssig wird	als Reservestoff der Pflanzen in Früchten, Knollen usw.; z. B. Kartoffeln, Hülsenfrüchte, Getreide; Bindemittel für Speisen aller Art (z. B. Suppen, Soßen, Flammeris)

Glykogen	kann vom Körper bei Bedarf zu Traubenzuk-ker abgebaut und an-das Blut abgegeben werden	als Reservestoff in der Leber und in Muskel-zellen
Dextrin	schwerlöslich in Was-ser, schmeckt etwas süß, zu Dextrin abge-baute Stärke verliert an Bindefähigkeit	als Abbauprodukt pflanzlicher Stärke bei trockenem Erhitzen in Gebäckkrusten
Cellulose	für den Menschen un-verdaulich, als Füll-stoff (Ballaststoff aber sättigend und verdau-ungsfördernd)	Gerüststoff der Pflan-zen
Inulin	aus Fruchtzucker auf-gebauter Vielfachzuk-ker	als Reservestoff in be-stimmten Pflanzen wie Artischocken, Topi-nambur, Ausgangspro-dukt für die Frucht-zuckerherstellung

Kohlennydrate sollen den täglichen Energiebedarf zu 55 Prozent decken, das sind zirka 4 bis 6 Gramm Kohlenhydrate pro Kilo-gramm Körpergewicht. Überschüssige Kohlenhydrate werden zu ge-ringen Anteilen in der Leber als Glykogen und in den Muskelzellen gespeichert, der Hauptanteil wird in Fett umgewandelt und unter der Haut als Depotfett gelagert. Eine kohlenhydratfreie Nahrung führt zu Stoffwechselstörungen. Fettsäuren können nicht mehr voll-ständig abgebaut werden, Aceton wird gebildet, und es kommt zu einer Übersäuerung des Organismus. Die bekannteste Stoffwechsel-krankheit ist die sogenannte Zuckerkrankheit, bei der das Blut zu-viel Zucker enthält. Die Bauchspeicheldrüse produziert dabei zu we-nig oder gar kein Insulin, das die Zuckerverbrennung im Körper re-gelt. Vitamin B1 wird bei der Kohlenhydratverbrennung benötigt. Während Einfachzucker verdaut werden, ist dies bei Cellulose für den menschlichen Körper nicht möglich, sie ist unverdaulich. Sie ist aber der wichtigste Ballaststoff, der ein Sättigungsgefühl hervorruft und mechanisch die Tätigkeit der Verdauungsorgane fördert.

Wasser

Wasser ist natürlich kein Nährstoff, aber ohne Wasser ist kein Leben. Wasser besteht aus zwei Teilen Wasserstoff und einem Teil Sauerstoff, und es enthält je nach der Bodenbeschaffenheit Mineralstoffe.

Die Menge der im Wasser gelösten Karbonate bestimmt den Härtegrad des Wassers. Mineralwässer enthalten mehr als ein Gramm Mineralstoffe je Liter. Quellwässer sind vom Ursprung her frei von Verunreinigungen und kommen mit Kohlensäure, die den Geschmack verbessert und konserviert, in den Handel. Manche Mineralwässer mit besonderer Mineralisation werden auch als Heilwässer verwendet.

Wasser löst Stoffe, z. B. Zucker und Salz, es laugt auch Stoffe aus, z. B. Kaffee und Tee, es läßt Nahrungsmittel aufquellen. In heißem Wasser oder Dampf garen Speisen, quellen und werden verdaulich. Allerdings laugt auch das Kochen Speisen aus, weshalb das Einweich- und Kochwasser mitverwendet werden soll. Wasser ist für den Körper, der selbst aus zirka 65 Prozent Wasser besteht, unentbehrlich. Es ist notwendig zum Aufbau der Zellen und zur Bildung der Körpersäfte Blut, Speichel und Magensaft. Es löst die Nährstoffe, transportiert sie zu den Zellen und führt auszuscheidende Stoffe zu den Nieren, dem Darm und der Haut. Schließlich regelt das Wasser durch Verdunsten von Schweiß und dadurch bedingtem Wärmeentzug die Körpertemperatur. Der Bedarf an Wasser wird nebst den Getränken auch durch den Wassergehalt der Nahrung bedingt.

Der täglich zu ergänzende Wasserverlust beträgt zwei bis zweieinhalb Liter, bei vermehrter Schweißabsonderung auch mehr.

8. Lebensmittel

Pflanzliche Nahrungsmittel

Getreide

Getreide ist das wichtigste Grundnahrungsmittel der Menschheit. Seit Beginn der Jungsteinzeit vor rund 10 000 Jahren wird Weizen angebaut. Roggen, Gerste, Hafer, Reis, Hirse und Mais folgten erst im Laufe der Zeit. Getreide und Getreideerzeugnisse liefern auch heute noch mehr als die Hälfte der Nahrungsenergie und auch fast die Hälfte des Nahrungsproteins. Bis vor 200 Jahren war das auch in Mitteleuropa der Fall. Heute liefert Getreide bei uns nur noch ein Fünftel der Nahrungsenergie.

Als Vollkorn ist Getreide auch eine wichtige Vitamin-, Mineralstoff- und Ballaststoffquelle. Der Mehlkörper im Inneren besteht größtenteils aus Stärke und Proteinen. Er wird von der proteinreichen Aleuronschicht umgeben, die auch Vitamine, Enzyme und Minerale enthält. Der Keimling enthält vor allem Proteine und Fette. Die Fruchtschale ist Ballaststoff.

Weizen: Unter den Getreiden wird am meisten Weizen angebaut. Er stammt vermutlich aus Vorderasien, wo heute noch Wildformen wachsen. Man unterscheidet Weichweizen mit hohem Klebergehalt, der sich zum Backen von lockeren Teigen eignet, und Hartweizen (Durum), aus dem Grieß und Teigwaren, die nicht abkochen, hergestellt werden. *Dinkel* ist ein anspruchsloser, winterharter Weichweizen, der schon seit der Jungsteinzeit gebaut wird, er ist weniger ertragreich und wird auf kargen, steinigen Böden in Vorarlberg, Tirol und dem Waldviertel angebaut. Milchreif geerntet, über Holzfeuer gedarrt, mit nußartig-pikantem, rauchigem Geschmack verwendet man ihn zu Suppen, Aufläufen, als Grünkern und zu Backwaren.

Roggen: Roggen wurde vermutlich als Unkraut des Weizens aus dem Kaukasus nach Europa eingeschleppt, er wurde vor ungefähr tausend Jahren kultiviert. Er gedeiht in gemäßigten und kälteren Klimazonen und stellt an Boden und Düngung geringere Ansprüche als Weizen. Roggen wird wesentlich weniger als Weizen angebaut, ist aber in Nord- und Osteuropa als Brotgetreide eine wichtige Nahrungspflanze. Er enthält weniger Kleber als Weizen; seine Backfähigkeit beruht auf besonderen Quell- und Schleimstoffen, die erst bei Säuerung ihre volle Wirkung entfalten. Roggensauerteigbrot hat ein herzhaftes Aroma, hält die Feuchtigkeit länger im Teig und ist durch Säuerung gegen Schimmel etwas geschützt. Für feine Backwaren eignet sich hingegen Roggen nicht.

Gerste: Auch die Gerste stammt aus Vorderasien, schon vor 5 000 Jahren haben die Sumerer das anpassungsfähige, anspruchslose Getreide angebaut.
In Altbabylon war Gerste Grundlage der Ernährung. Später galt sie als Armeleutekost. Als Brotgetreide baut man sie heute nur mehr in Entwicklungsländern mit Extremklima an. Bei uns werden spezielle Gerstensorten für Futterzwecke mit hohem Proteingehalt und Braugerste mit hohem Stärkegehalt gebaut. Sie wird auch in geringer Menge als Rollgerste verwendet.

Hafer: Wilder Flughafer gelangte vermutlich als Unkraut aus Asien nach Mitteleuropa. Der älteste Nachweis von Saathafer stammt aus der Bronzezeit. Damals verdrängte er in Mitteleuropa sogar den Weizen und war als Haferbrei Hauptnahrung. Er wurde erst durch die Kartoffel verdrängt. Der Hafer enthält mehr Eiweiß und Mineralstoffe als die anderen Getreide. Seine charakteristischen Schleimstoffe bilden auf der Magen-Darmschleimhaut eine Schutzschicht, daher eignet er sich besonders in der Kranken- und Kinderkost. Hauptsächlich aber wird Hafer als Pferdefutter verwendet.

Hirse: ein Sammelbegriff für verschiedene Getreidepflanzen mit kleinen runden Körnern. In Europa baut man vorwiegend Rispenhirse; Kolbenhirse wird als Vogelfutter verwendet. Perlhirse ist im Sudan und Vorderindien die wichtigste Getreidepflanze. Sorghumhirse ist Hauptnahrung in weiten Teilen Afrikas und wird als Nahrungsmittel, Futtermittel und Industrieprodukt in Amerika angebaut. Beim Kochen nimmt Hirse reichlich Wasser auf und quillt sehr stark.

Reis: Für mehr als die Hälfte der Erdbevölkerung ist Reis das Grundnahrungsmittel. Vermutlich wurde er bereits um 5000 v. Chr. in China kultiviert. Er breitete sich zunächst in Japan, Indien und Persien aus und gelangte um 1000 n. Chr. an die afrikanische Küste. Er wird seit dem 15. Jahrhundert in der Po-Ebene angebaut, nördlich der Alpen gedeiht er nicht. Von den Spaniern und Portugiesen schließlich wurde der Reis nach Amerika gebracht. Die Grundsorten sind Langkorn, Mittelkorn- und Rundkornreis, die sich durch verschiedene Kocheigenschaften unterscheiden. Beim weißen Reis wird außer den Spelzen und dem Keim die Fruchtschale, das sogenannte Silberhäutchen, durch Schleifen und Polieren entfernt. Es verbleiben nur ungefähr zehn Prozent des Vitamin- und Mineralstoffgehaltes. Wird Rohreis vor dem Entspelzen und Schleifen gedämpft, geht ein Teil des Mineralstoff- und Vitamingehaltes in das Korninnere. Dieser parboiled Reis hat also eine Zwischenstellung zwischen braunem und weißem Reis.

Wird weißer Reis, der ohnehin nur ein Zehntel des Vitamin B1-Gehaltes des ganzen Korns beinhaltet, gewässert oder mit viel Wasser gekocht, geht praktisch der ganze Vitamin B1-Gehalt verloren. Beri-Beri, eine Vitamin-B1-Mangelerkrankung, ist bei der ärmeren Bevölkerung asiatischer Länder eine Folge des fast ausschließlichen Genusses von poliertem Reis. Reis ist fett- und eiweißärmer, dafür aber stärkereicher als andere Getreide. Er ist leicht verträglich, schleimbildend und stopft leicht, deswegen eignet er sich auch bei Magen-Darmerkrankungen und in der Säuglingsernährung.

Mais liegt nach Weizen an zweiter Stelle in der Welternährung. Allerdings werden fast drei Viertel in der Viehfütterung, Stärke- und Ölgewinnung sowie Alkoholbrennerei verwendet.

Auch Mais wurde schon 5000 v. Chr. in Mexiko angebaut und war ein Grundnahrungsmittel. Er kam mit Kolumbus nach Europa und verbreitete sich von hier über den Balkan, Rußland nach Indien und China. Mais ist relativ fettreich und enthält Karotin. Maisprotein ist von geringer biologischer Wertigkeit. Das wasserlösliche Vitamin Niacin wird durch Erhitzen in kalkhältigem Wasser, so bei der traditionellen mexikanischen Tortillazubereitung, gelöst und für den Menschen verwertbar. Mais wird größtenteils industriell verarbeitet: Maisstärke, Maiskeimöl, Maisgrieß, Cornflakes. Polenta ist zu Brei gekochter Maisgrieß. Unreifen Zuckermais ißt man als Gemüse.

Mehl

Getreide wurde seit jeher vermahlen. Schon vor 2000 Jahren versuchte man, aus dem Mahlprodukt die Randschichten des Korns zu entfernen. Vor 200 Jahren gelang es mit der modernen Mühlentechnik, durch Hintereinanderschalten mehrerer Walzenstühle und Sichten die Schalen und Keime abzutrennen und hellere Mehle zu gewinnen. Die Mehltype gibt den Mineralstoffgehalt der Mehltrockensubstanz an, je niederer er ist, desto geringer ist der Nährstoffgehalt des Mehles. Der Feinheitsgrad hat mit dem Ausmahlungsgrad nichts zu tun.

Zusammensetzung von Mehl	Eiweiß	Fett	Kohlen-hydrate	Vitamin B_1
Weizenbrotmehl Type 1 600	12%	2%	71%	0,4 mg/100 g
Weizenauszugs-mehl Type 480	11%	1%	74%	in Spuren
Haferflocken	14%	7%	66%	0,4 mg/100 g

Energiegehalt:
Weizenmehl   100 g = 370 kcal = 1 549 KJ
Haferflocken   100 g = 402 kcal = 1 684 KJ

Roggenmehl ist ähnlich zusammengesetzt wie Weizenmehl.

Teigwaren

Teigwaren werden in Europa fast ausschließlich aus Weizen hergestellt, in Asien vielfach aus Reis. Verwendet werden Weizengrieß
und Weizendunst. Hartweizen eignet sich besonders für die Teigwa-
renherstellung, weil sie weniger abkochen. Eierteigwaren enthalten
pro Kilogramm Mehl mindestens zwei Eier.

Brot

Brot wird aus Roggen- oder Weizenmehl, häufig auch aus beiden
hergestellt. Als Flüssigkeit wird meist Wasser, seltener Milch verwendet. Das Teiglockerungsmittel ist bei Schwarzbrot Sauerteig
oder Hefe, bei Weißbrot wird nur Hefe verwendet. Gewürze sind
üblicherweise Salz, Kümmel, auch Fenchel, Anis und Koriander.
Nach der Teigbereitung und zweimaligem Gehenlassen wird das
Brot ausgeformt, nach nochmaligem Gehenlassen und Bestreichen
mit Wasser wird bei Temperaturen von 200 bis 250° C gebacken, dabei gerinnt im Teig das Eiweiß und die Stärke verkleistert. Das Lok-
kerungsmittel gibt Kohlensäure ab und lockert den Teig. Außen bekommt durch die Hitze das Brot eine wohlschmeckende Kruste, die
ein Austrocknen der Brotkrume verhindert.
Schwarzbrote sind nährstoffreicher, haben einen höheren Sättigungswert und sind schmackhafter als Weißbrote. Vollkornbrot regt
durch den Ballaststoffgehalt die Darmtätigkeit an, ist aber schwerer
verdaulich. Gelagertes Brot ist leichter verdaulich und ausgiebiger
als frisches Brot, weil man es gründlich kauen muß.

Brotsorten:
Roggenbrot besteht aus Roggenmehl, Roggenmischbrot vorwiegend
aus Roggenmehl. Weißbrot wird aus Weizenmehl der Type 700 hergestellt, ebenso Semmeln. Toastbrot ist in Scheiben geschnittenes
Weißbrot, das mit Milch und etwas Fett gebacken wurde. Weizen-
mischbrot wird vorwiegend aus Weizenbrotmehl hergestellt. Knäk-
kebrot ist aus Weizen- oder Roggenschrot, Milch oder Wasser mit
oder ohne Hefe bei hohen Temperaturen schnell gebacken, es ist
lange haltbar und leicht verdaulich. Vollkornbrot enthält alle Be-

standteile des Korns, einschließlich Schale und Keimling. Pumpernickel, Steinmetz-, Simons- und Grahambrote sind Vollkornbrote, die nach Spezialverfahren hergestellt werden. Geschnittenes, verpacktes Brot darf chemisch konserviert werden, es gibt aber bereits unkonservierte, pasteurisierte Schnittbrote.

Zusammensetzung einiger Brotsorten:

	Eiweiß	Fett	Kohlen-hydrate	Vitamin B₁ mg/100 g	kcal/100 g	KJ/100 g
Schwarzbrot	8%	1%	48%	0,2	253	1 059
Semmeln	7%	1%	58%	0,1	278	1 164
Knäckebrot	10%	1%	78%	0,2	382	1 600

Kartoffeln

Die Kartoffel wurde in den zentralen Anden wahrscheinlich schon vor der Zeitwende gezüchtet und wurde in Bolivien und Peru bis in 4000 Meter Höhe als Hauptnahrungsmittel angebaut.
Die Spanier brachten die Kartoffel im Laufe des 16. Jahrhunderts nach Europa. Mitteleuropa erreichte die Kartoffel über Italien, worauf auch der Name hinweist: Er kommt vom italienischen „tartufolo", was eigentlich Trüffel heißt. Anfangs pflanzte man die Kartoffel bei uns wegen der Blüten und dem Blattwerk – sie war eine Rarität in botanischen Gärten. Ihren Wert als Volksnahrungsmittel entdeckte man im 17. Jahrhundert in Irland. In Deutschland hat sich Friedrich der Große nach Abschaffung der Dreifelderwirtschaft durch persönliches Beispiel um die Einführung des Kartoffelanbaues verdient gemacht. Die neue Feldfrucht lieferte doppelt so viel Stärke und gleich viel Eiweiß pro Fläche wie Getreide. Die Hungersnöte des 19. Jahrhunderts, aber auch nach den beiden Weltkriegen konnten mit der Kartoffel gemildert werden. Im vorigen Jahrhundert wurde sie schließlich in West-, Mittel- und Osteuropa und Teilen Nordasiens zum Hauptnahrungsmittel.

Mit steigendem Wohlstand ist der Kartoffelverbrauch in den letzten Jahrzehnten wieder gefallen. Mitte der fünfziger Jahre wurden im Durchschnitt noch pro Person 100 Kilogramm Kartoffeln verzehrt, heute werden es zirka 75 Kilogramm sein. Ein erheblicher Teil geht in die Schweinemast. Kartoffeln werden zu Alkohol, Stärke und Klebstoff verarbeitet und in der Textil- und Papierindustrie verwendet.

Die Kartoffel ist ein Nachtschattengewächs wie Tabak und Tomate. Als Nutzpflanze dienen nicht die giftigen grünen Früchte, sondern die Knollen. Kartoffeln (ohne Schale) enthalten 2 Prozent Eiweiß, Spuren von Fett, 19 Prozent Kohlenhydrate und 80 Prozent Wasser. Das Eiweiß ist vollwertiges Albumin. An Mineralstoffen enthalten sie Kalium, Calcium, Phosphor und Eisen. Sie sind reich an Vitamin B und C und haben einen Energiegehalt von 85 Kilokalorien – 356 Kilojoule pro 100 Gramm.

Man unterscheidet feste, vorwiegend feste und mehlige Kartoffeln, wobei sich die festen für Salate besonders eignen. Nach der Reifezeit unterscheidet man Früh- und Winterkartoffeln. Heurige müssen im selben Jahr geerntet worden sein, was bei Importen nicht immer zutrifft.

Kartoffeln dürfen nur sortenrein verkauft werden, Sorte und Beschaffenheit sind anzugeben. Die Sorteneinheitlichkeit kann durch serologische Untersuchung des Eiweiß, das sortenspezifisch ist, festgestellt werden. Einige Zeit hat man alles als „Sieglinde" verkauft, weil sie die bekannteste feste Kartoffelsorte war. Als die Sorte wegen Ertragsschwierigkeiten durch andere immer mehr ersetzt wurde, blieb man einfach bei dieser Bezeichnung. Die richtige Bezeichnung und der sortenreine Verkauf haben sich in den letzten beiden Jahren nach einigen Kontrollen und Anzeigen durchgesetzt.

Feste Kartoffelsorten: Kipfler, Sieglinde;
vorwiegend feste Kartoffelsorten: Bintje, Sirteme;
mehlige Kartoffelsorten: Ackersegen, Saturna, Linzer Rose.

Gemüse

Unsere Nahrung wäre ohne die Vielfalt an Gemüse, die heute das ganze Jahr über angeboten wird, weniger schmackhaft und gesund. Die meisten Gemüsepflanzen stammen aus fernen Ländern: der grüne Salat aus Kleinasien, die Auberginen kamen mit den Arabern nach Spanien. Gurken und Linsen stammen aus slawischen Ländern, nach der Entdeckung Amerikas brachten die Spanier außer den Kartoffeln auch Tomaten und Paprika nach Europa. Durch Zuchtauswahl haben Gärtner zahlreiche neue, wohlschmeckende und ertragreiche Sorten gezüchtet.

Je nach dem verwendeten Pflanzenteil unterscheidet man
- Wurzelgemüse: Karotten, Petersilienwurzel, Schwarzwurzel, Sellerie, Rote Rüben, Rettich, Radieschen, Kren;
- Stengelgemüse: Lauch, Knoblauch, Kohlrabi, Zwiebel, Fenchel, Rhabarber, Spargel;
- Blattgemüse: Kopfsalat, Endiviensalat, Kochsalat, Zichorie (Chicoree), Kohl, Kraut, Sprossenkohl, Chinakohl, Spinat;
- Blütengemüse: Karfiol, Broccoli, Artischocken;
- Frucht- und Samengemüse: Paradeiser, Gurken, Kürbis, Zucchini, Auberginen (Melanzani), Paprikaschoten, junge Erbsen, Schnittbohnen (Fisolen);
- Wildgemüse: Brennessel, Sauerampfer usw.

Aus den Mittelmeerländern stammen:
- Artischocken: Blütenköpfe der distelartigen Artischockenpflanze,
- Broccoli: dunkelgrüne lockere Blütenstände (karfiolähnlich), auf derben genießbaren Stielen;
- Fenchel: knollenartig verdickte blättrige Stengel von besonders aromatischem Geschmack;
- Melanzani, Eierfrüchte, Auberginen: violette, glänzende, gurkenähnliche Früchte mit glatter Schale;
- Chicoree, Zichorie: verdickte weißgelbe, fest geschlossene Blätter mit leicht aromatisch-bitterem Geschmack;
- Zucchini: kleine, unreif geerntete grüne und gelbe Gemüsekürbisse.

Gemüse enthält 1 bis 4 Prozent Eiweiß, Fett nur in Spuren, 1 bis 7 Prozent Kohlenhydrate, 1 bis 2 Prozent Zellulose und reichlich

Wasser. Einen höheren Eiweißgehalt besitzen grüne Erbsen mit 7 Prozent; sie haben auch einen höheren Kohlenhydratgehalt, nämlich 13 Prozent, ebenso wie Schwarzwurzeln mit 16 Prozent. Während Gemüse durchschnittlich einen Energiegehalt pro 100 Gramm von 20 bis 40 Kilokalorien – 85 bis 170 Kilojoule aufweisen, haben Erbsen und Schwarzwurzeln per 100 Gramm 80 Kilokalorien – 335 Kilojoule.

Carotin (Provitamin A) ist besonders reich in folgenden Gemüsen vertreten: Karotten, Tomaten, Gurken, grüne Erbsen, Schnittbohnen, Broccoli.

Vitamin C ist in den meisten Gemüsen reichlich enthalten. An Mineralstoffen sind enthalten: Kalium, Natrium, Calcium, in grünen Gemüsen Magnesium und Eisen.

Wegen seines hohen Gehaltes an Vitaminen und Mineralstoffen sollte Gemüse ein Hauptbestandteil der Nahrung sein, die Zellulose spielt als Füllstoff eine günstige Rolle. Außer Kohl und rohen Gurken sind die Gemüsearten alle leicht verdaulich. Gemüse können auch vielseitig haltbar gemacht werden durch Überwintern, Sterilisieren, Tiefgefrieren, Trocknen, in Essig einlegen und durch milchsaure Gärung (Kraut und weiße Rüben).

Pilze

Im weitesten Sinn zählen auch die Speisepilze zum Gemüse. Die meisten von ihnen wachsen wild. Unter den kultivierten sind die verschiedenen Zuchtchampignons am beliebtesten, neuerdings auch der ebenfalls sehr schmackhafte Austernseitling. Im Gegensatz zu anderen Pflanzen fehlt Pilzen das Chlorophyll und die Stärke. Sie sind auf die Aufnahme organischen Materials durch weitverzweigte unterirdische Mycelien angewiesen. Sie vermehren sich durch Sporen. Wegen ihres Wohlgeschmackes sind Pilze sehr geschätzt, obwohl ihr Nährwert gering ist. Die unterirdisch wachsenden, besonders aromatischen schwarzen Trüffel sind eine hochgeschätzte Delikatesse.

Pilze enthalten 1,5 bis 3 Prozent Eiweiß, Spuren von Fett, 3 bis 6 Prozent Kohlenhydrate und reichlich Wasser. Ihr Energiegehalt beträgt für 100 Gramm im Durchschnitt 30 Kilokalorien – 125 Kilo-joule. An Mineralstoffen sind vor allem Kalium, Phosphor und Eisen enthalten, Vitamin B, etwas Vitamin C und D.

Pilze enthalten eine Gerüstsubstanz aus Chitin. Chitin ist schwer verdaulich und macht Speisepilze für Krankenkost ungeeignet. Durch den hohen Wassergehalt verderben Pilze rasch, sie sollten da-her bald nach dem Sammeln zubereitet werden. Die rasch eintre-tende Zerstörung der Eiweißstoffe kann auch zur Bildung von Gift-stoffen führen. Nach der Speisepilzverordnung dürfen nur rund 45 Pilzarten in den Handel gebracht werden. Verschiedene Pilzarten dürfen nicht vermischt werden, und es dürfen nur ganze Pilze ver-kauft werden, damit die Pilzart erkennbar ist.

Wichtige Speisepilze:
Blätterpilze: Champignon, Eierschwamm (Pfifferling), Parasol, Brätling, Täubling
Röhrenpilze: Herren- und Steinpilz, Birkenpilz, Rotkappe, Gold-röhrling
Kugelpilze: die weiße Fruchtmasse von Bovisten
Schlauchpilze: Morchel, Trüffel

Hülsenfrüchte

Hülsenfrüchte sind getrocknete Samen von Bohnen, Erbsen, Lin-sen, Kichererbsen, Sojabohnen und Erdnüssen. Sie sind reich an Ei-weiß, Stärke und Ballaststoffen. Sojabohnen und Erdnüsse enthal-ten auch Fett und werden zur Fettgewinnung genützt. Sie sind schwer verdaulich, was für Diabetiker vorteilhaft ist, weil dadurch die Kohlenhydrate sehr langsam ins Blut gelangen. Neben den Nährstoffen enthalten sie auch Mineralstoffe und die Vitamine E, B1 und B6. Außerdem enthalten alle Hülsenfrüchte mit Ausnahme der grünen Erbsen unerwünschte hitzelabile Begleitstoffe und sind daher zu kochen. Die Sprosse von den keimfähigen Samen können jedoch roh verzehrt werden, sie enthalten die Nährstoffe, Enzyme und Vitamine (B2) bereits in verwertbarer Form.
Am bekanntesten von den etwa 500 verschiedenen Bohnensorten ist

die Garten- oder Stangenbohne. Sie stammt vermutlich aus den südamerikanischen Anden, wird aber heute auf der ganzen Welt kultiviert. Auch Erbsen werden in etwa 250 Sorten in einem Großteil der Welt angebaut. Linsen waren schon im alten Ägypten und in Kleinasien bekannt. Anbaugebiete sind heute vor allem Osteuropa, Spanien und Chile. Die Sojabohne wurde schon 3000 v. Chr. in China kultiviert. Ihre Samen enthalten bis zu 50 Prozent hochwertiges Eiweiß, aber auch reichlich Fett mit vielen essentiellen Fettsäuren. Sojabohnen werden heute vor allem in den USA, Ostasien, Brasilien, Kanada und der Sowjetunion angebaut und in großem Maßstab in der Tiermast verwendet. Aus Sojaöl wird Margarine produziert. Sojamilch wird mit Bakterienkulturen zu Sojakäse (Tofu), Sojaquark und Sojajoghurt verarbeitet. Sogenanntes Sojafleisch wird aus gelöstem Sojaeiweiß hergestellt, es wird durch Spinndüsen gepreßt, gehärtet, versponnen und mit Aroma und Farbstoffen versehen. Die Keimlinge der kleinen grünen Mungbohne werden irrtümlich als Sojasprossen bezeichnet, sie werden für Salate und Gemüse verwendet. Die Sojabohne ist infolge ihres Protein- und Fettreichtums und ihrer ausgedehnten Verwendungsmöglichkeiten eines der wichtigsten zukünftigen Grundnahrungsmittel der Erde.

Gewürze, Salz und Essig

Diese Produkte runden den Eigengeschmack der Speisen ab, regen die Absonderung der Verdauungssäfte an und machen die Speisen abwechslungsreicher. Küchenkräuter spielen vor allem in der kochsalzarmen Diät eine große Rolle, weil mit ihrer Hilfe die Kochsalzverwendung vermindert werden kann, ohne daß die Speisen an Schmackhaftigkeit einbüßen.
Gewürzgemüse sind Zwiebel, Knoblauch und Kren.
Die bekanntesten Küchen-(Gewürz-)kräuter sind: Basilikum, Bohnenkraut, Borretsch, Beifuß, Dill, Estragon, Kerbel, Kresse, Lauch, Liebstöckel, Majoran, Petersilie, Pfefferminze, Rosmarin, Salbeiblätter, Sauerampfer, Schnittlauch, Selleriekraut, Thymian und Zitronenmelisse.
Gewürze sind getrocknete Pflanzenteile, die ätherische Öle und andere Aromastoffe enthalten.

Bekannte Gewürze und ihre Anwendung sind:

Anis: Backwaren, Liköre.

Cayennepfeffer (Chillies): sehr scharfe Paprikaart aus Afrika, Japan und Südamerika; Fleischgerichte, Soßen.

Fenchel: Mittelmeergebiete; Backwaren, Fischgerichte, Tee.

Gewürznelke: aus Sansibar und Madagaskar; zu Essigbeizen und Essigfrüchten, Gebäck und Kompott.

Ingwer: aus Indien, Japan, Jamaika; zu Essigfrüchten, Fleischgerichten, Gebäck, Konfekt, kandiert, Marmelade.

Kapern: Knospen des Kapernstrauches, in Essig oder Salz konserviert; aus den Mittelmeergebieten; Fleisch- und Fischgerichte, Soßen.

Kardamom: aus Indien; Gebäck, Lebkuchen, Liköre.

Koriander: aus Mittel- und Osteuropa; Backwaren.

Kurkuma: stark gelb färbend (Gelbwurz), Bestandteil von Curry.

Kümmel: Brot, Fleisch- und Gemüsegerichte.

Lorbeerblätter: aus den Mittelmeergebieten; Essigbeize, Soßen, Fleischspeisen.

Mohn: Backwaren.

Muskatblüte (Macis): getrocknete Samenhülle der Muskatnuß aus Westindien; Gebäck.

Muskatnuß: aus Westindien; Suppen, Soßen, Gemüsegerichte.

Neugewürz (Piment): aus Jamaika; Fleisch- und Fischgerichte, Gebäck.

Paprika: milde und sehr scharfe Sorten aus den Paprikaschoten gewonnen, neben dem Gewürzpaprika auch Schoten als Gemüse; Fleisch- und Fischgerichte und Soßen.

Pfeffer: schwarzer Pfeffer – getrocknete unreife Pfefferkörner; weißer Pfeffer – aus reifen getrockneten und geschälten Pfefferkörnern, milder; grüner Pfeffer – unreife, durch Erhitzen in Salzlake konservierte Körner; aus Indien, Java, Madagaskar; Fleischbeizen, Brühe, Fleisch- und Fischspeisen, Gemüse, Salate, Wurst, Soßen.

Safran: getrocknete Blütennarbe der Safranpflanze aus den Mittelmeergebieten; stark gelbfärbend, Backwaren, Reisgerichte.

Senfkörner: aus Mittel- und Südosteuropa; Essigbeizen, Einlegen von Gurken, Senfmehl zur Senfherstellung.

Vanille (Vanilleschoten): aus Mexiko und Java; der Aromastoff der

Vanilleschote ist Vanillin, der Vanillinzucker enthält künstlich hergestelltes Vanillin; Süßspeisen, Gebäck.

Wacholder: Sauerkraut, Essigbeize, Schnaps, Wildgerichte.

Zimt: Rinde aus China und Indien; Süßspeisen, Glühwein, Essigfrüchte, Gebäck.

Kochsalz: Verbindung von Natrium und Chlor. Salz wird im Bergbau seit der Bronzezeit abgebaut (Steinsalz), aus salzhaltigen Lösungen durch Verdampfen gewonnen (Sudsalz) oder in Salzgärten durch Verdampfen aus dem Meerwasser gewonnen. Es kommt feiner oder gröber vermahlen in den Handel. Die Salzgewinnung ist in Österreich Staatsmonopol. Zur Zeit sind vier Salzbergbaue und drei Salinen in Betrieb. Allgemein wird in Österreich Vollsalz mit einem Zusatz von Jod gegen Kropferkrankungen verkauft, nicht jodiertes Kochsalz darf nur über ausdrücklichen Wunsch der Käufer abgegeben werden.

Viehsalz ist mit Eisenoxyd gekennzeichnet. Es wird auch zu industriellen Zwecken verwendet.

Gewürzmischungen, Gewürzsoßen, Glutamat: Im Handel werden für verschiedene Speisen und Verwendungszwecke zusammengestellte Gewürzmischungen angeboten.

Einige aus dem Ausland stammende Standardgewürzmischungen und -soßen:

Curry: aus Indien stammende scharfe Gewürzmischung aus Pfeffer, Ingwer, Kardamom, Zimt, Kurkuma und anderen Gewürzen, für Fleisch-, Geflügel-, Fisch- und Reisspeisen.

Tomatenketchup: Würzsoße aus England, bestehend aus Tomatenmark, Zwiebeln, Knoblauch, Essig, Zucker, Salz und verschiedenen Gewürzen, für gegrillte Fleischspeisen.

Chutneys werden heute noch häufig in englischen Haushalten hergestellt. Es sind Würzpasten von marmeladeähnlicher Konsistenz, deren Grundlage Zucker, eingekochte Tomaten oder verschiedene einheimische Früchte wie Äpfel, Marillen, Stachelbeeren oder Mangos – Mangochutney – sind. Weitere Zutaten sind Zwiebel, Knoblauch, Essig, Senfmehl, Pfeffer, Cayennepfeffer, Ingwer u. a. Gute Chutneys enthalten Fruchtstücke. Chutneys werden zu Fleisch- und Fischspeisen gegessen.

Worcestersoße und ähnliche scharfe Gewürzsoßen sind ebenfalls englischen Ursprungs. Sie enthalten Pfeffer, Ingwer, Nelken, Soja, Senf, Paprika, Knoblauch, Salz, Essig, Zucker u. a. Sie dienen zum Würzen von Pasteten, Geflügel, Fleisch- und Fischspeisen, Suppen oder Gemüse.

Glutamat: ist das Natriumsalz der Glutaminsäure, einer Aminosäure. Glutamat ist selbst fast geschmacklos, in geringen Mengen Fleischspeisen zugesetzt intensiviert es deren Geschmack und wirkt als Geschmacksverstärker.

Suppen- und Speisewürzen: werden durch Behandeln mit Säuren aus eiweißreichen tierischen oder pflanzlichen Stoffen (Casein, Keratin, Hefe, Soja) hergestellt. Sie sind flüssig, gekörnt als Paste oder Würfel im Handel. Soweit sie reichlich Kochsalz enthalten, ist eine sparsame Verwendung geraten.

Essig: In zwei Arten – Gärungsessig und Säureessig – ebenfalls ein Würzmittel. Gärungsessig entsteht durch Fermentation alkoholischer Flüssigkeiten. Man unterscheidet:
- Weinessig
- Obstessig aus Obst und Beeren
- Spritessig aus Äthylalkohol

Wein- und Obstessig werden auch als Verschnitt mit Spritessig in Verkehr gesetzt. Der Gehalt an Essigsäure beträgt mindestens 5 Prozent. Kräuter- oder Gewürzessig sind aromatisierte Essige.

Säureessig wird durch Verdünnen aus Essigsäure hergestellt. Essigsäure wird durch Erhitzen von Holz unter Luftabschluß gewonnen. Auch Essigessenz ist erhältlich, mit einem Mindestgehalt von 15,5 Prozent Essigsäure.

Obst

Obst und Gemüse waren vermutlich die ersten Lebensmittel, von denen der Mensch sich ernährt hat. Aus Wildformen sind allmählich die Kulturformen entwickelt worden.

Wildfrüchte: Heidelbeeren, Preiselbeeren, Hagebutten, Sanddornbeeren u. a. spielen insgesamt nur eine untergeordnete Rolle.

Die *Kulturobstsorten* sind saftige, fleischige zuckerhaltige Früchte, die reichlich Fruchtsäuren und Pektin enthalten, oder öl- und stärkehaltige Samen (Nüsse).

Man unterscheidet: Steinobst, Kernobst, Beerenobst, Schalenobst und Südfrüchte.

Steinobst: Pfirsich, Marillen, Mirabellen, Kirschen, Zwetschken u. a., sie haben in der Regel weiches saftiges Fruchtfleisch und enthalten meist weniger Vitamin C als allgemein gedacht wird.

Kernobst: Apfel, Birne, Quitte u. a., ihre Samen liegen in einem Kerngehäuse. Der Gehalt an Vitamin C ist unterschiedlich und sortenspezifisch.

Beerenobst: Weintrauben, Ribisel, Stachelbeeren, Heidelbeeren, Himbeeren, Brombeeren, Erdbeeren u. a. sind ausgesprochenes Frischobst. Sie sind besonders reich an Vitamin C.

Schalenobst: Walnuß, Haselnuß, Edelkastanie, Mandel u. a. sind besonders energiereiche Obstsorten, aber wasserarm.

Südfrüchte: Orange, Mandarine, Zitrone, Grapefruit, Ananas, Banane u. a. werden aus wärmeren Ländern importiert. Sie enthalten besonders viel Vitamin C.

Der Energiegehalt von Obst besteht vor allem aus Frucht- und Traubenzucker, der aber bei Genuß ganzer Früchte langsamer resorbiert wird als isolierter Zucker. Einige Obstsorten enthalten reichlich Vitamin C und Carotin. An Ballaststoffen liegt hauptsächlich Pektin vor. Zur Nährstoffversorgung des Körpers trägt Obst wenig bei, man ißt es in erster Linie wegen des guten Geschmacks.

Zucker und Honig

Zucker ist reines Kohlenhydrat. Man unterscheidet Rübenzucker, Rohrzucker, Milchzucker, Traubenzucker, Malzzucker und Fruchtzucker.

Gewinnung von Rübenzucker: Die Zuckerrüben werden gewaschen, gereinigt, geschnitzelt und mit Wasser ausgelaugt. Der Rohsaft enthält zirka 14 Prozent Zucker, er wird durch Kochen mit Kalkmilch von Zellulose und Eiweißresten gereinigt. Die Kalkmilch wird als Kalk ausgefällt, der Saft eingedickt, bis eine zähflüssige

Masse entsteht, in der sich beim Erkalten Zuckerkristalle bilden – der Rohzucker. Er wird nochmals aufgelöst, gereinigt und kristallisiert, das Produkt ist Weißzucker oder Raffinadezucker. Zucker ist reiner Brennstoff, der rasch und ohne Belastung der Verdauungsorgane Kraft spendet.

Honig wird von den Bienen aus zuckerhältigen Säften in ihrem Honigmagen bereitet und in den Waben gespeichert. Er enthält vor allem Trauben- und Fruchtzucker, etwas Wasser, Ameisensäure, Mineral- und Duftstoffe.

Honig ist wegen seines Nährwertes und seiner leichten Verdaulichkeit besonders geschätzt. Da er größtenteils aus Traubenzucker und Fruchtzucker besteht, belastet er die Verdauungsorgane nicht, sein Zucker geht aber sehr rasch ins Blut über und ist ein sehr geschätztes Kräftigungsmittel. Für Diabetiker ist er ungeeignet.

Kunsthonig, ein nachgemachter Honig, wird aus Rübenzucker durch Kochen mit Säuren hergestellt. Er kommt auch geschmacklich an echten Honig nicht heran.

Tierische Nahrungsmittel

Milch und Milchprodukte

Milch ist neben Eiern und Honig ein natürliches Nahrungsmittel. Muttermilch wird in den Milchdrüsen erzeugt und bildet die einzige Nahrung junger Säuger nach der Geburt. Nur der Mensch nutzt die Milch verschiedener Tierarten für seine Ernährung über das Säuglingsalter hinaus, ursprünglich verwendete er Ziegen- und Schafmilch, heute wird unter „Milch" Kuhmilch verstanden.

Milch ist, obwohl sie zu 87,5 Prozent aus Wasser besteht, ein flüssiges Nahrungsmittel, das genau genommen schluckweise getrunken werden sollte. Da das Casein Magensäure bindet und zusätzlich Wasser benötigt, ist Milch nicht eigentlich ein durststillendes Getränk. Für Kinder ist sie ein außerordentlich wichtiges und gesundes Lebensmittel.

Vollmilch enthält im Durchschnitt 3,3 Prozent Protein, 3,5 Prozent Fett, 5 Prozent Kohlenhydrate und 0,7 Prozent Mineralstoffe.

Milcheiweiß ist biologisch hochwertig und eine der billigsten tierischen Eiweißquellen. Es besteht aus Albumin, Globulin und Casein. Casein wird durch Labenzym oder Säuren verdaulicher. Milchfette sind leicht verdaulich und werden schon bei Körpertemperatur flüssig. *Homogenisieren* ist ein Vorgang, bei dem die unterschiedlich großen Fettkügelchen unter Hochdruck durch feine Düsen gepreßt und so zerteilt werden, daß sich das Fett nicht mehr als Rahm absetzen kann: Die Homogenität der Emulsion Milch wird so gesichert. Gesundheits- oder ernährungsphysiologische Bedeutung kommt dem Vorgang nicht zu, er erhöht jedoch die Verdaulichkeit der Milch. Milchfett enthält Cholesterin. Da aber seine Verdauung bereits im Magen beginnt, gelangt ein großer Teil der Fette direkt zur Leber und nicht erst über die Lymphbahnen ins Blut.

Das Kohlenhydrat der Milch ist der Milchzucker. Er dient bei der Gärung den Milchsäurebakterien und Hefen als Nahrung, die daraus Milchsäure bilden. Viele Erwachsene vertragen Milch nicht, weil sie Milchzucker nur unzureichend verdauen können. Sauermilch und Käse hingegen werden ohneweiters vertragen. Allerdings soll man Sauermilchprodukte nicht in Übermaß zu sich nehmen und Säuglingen in den ersten Monaten überhaupt nicht verabreichen.

Calcium ist reichlich in Milch enthalten; es ist für die Bildung von Knochen und Zähnen wichtig und kommt in allen Organen und im Blut vor. Milch kann zwar Fleisch und Eier in der Nahrung ersetzen, sie selbst aber kann wegen ihres Calciumgehalts umgekehrt durch kein anderes Lebensmittel ersetzt werden. Milch ist reich an Vitamin B2, B12, A und E, die Vitamine B1 und C sind dagegen nur in Spuren enthalten.

Milch ist ein vorzüglicher Bakteriennährboden. Deshalb gibt es nach der Milchverordnung, dem Milchcodex und Anordnungen des Milchwirtschaftsfonds strenge Bestimmungen für die Milchgewinnung und molkereimäßige Behandlung der Milch. Sie wird in den Molkereien zunächst in Zentrifugen gereinigt, wobei Schmutzteilchen entfernt werden. Dann wird sie in dünner Schicht *pasteurisiert,* das heißt kurz auf 72 bis 85° C erhitzt. Dadurch wird Milch zwar nicht völlig keimfrei, aber es werden zirka 99 Prozent der Keime abgetötet, ein notwendiger gesundheitlicher Effekt, wenn man an die

Übertragung der Tuberkulose und neuerdings der Listeriose und Brucellose hauptsächlich durch rohe Milch denkt. Danach wird die Milch sofort auf $+2$ bis $+4°$ C abgekühlt. Ferner wird sie auf einen Fettgehalt von 3,6 Prozent eingestellt.

Handelssorten sind:
- Vollmilch mit 3,6 Prozent und Extra-Vollmilch mit 4,5 Prozent Fettgehalt,
- pasteurisierte Frischmilch-Baby: wird aus Rohmilch hergestellt, die von besonders sauber geführten, unter tierärztlicher und amtsärztlicher Kontrolle stehenden Betrieben stammt. Sie besitzt den natürlichen Fettgehalt von zirka 4 Prozent, wird schon wenige Stunden nach dem Melken pasteurisiert und darf als Babymilch nur noch am Tag darauf verkauft werden. Das Datum dieses Tages ist auf der Packung angegeben.
- Magermilch ist nahezu völlig entrahmte Milch.
- H-Milch wird homogenisiert und in eigenen Apparaten ultrahocherhitzt, das heißt, ganz kurz auf 140 bis 150° C erhitzt. Sie ist in ungeöffneten Packungen bis zu fünf Monate haltbar. Bei ihr ist die Schädigung der Vitamine wesentlich geringer als bei sterilisierter Milch, auch die Geschmacksveränderungen sind geringer. Im übrigen wird sie mit Fettgehalten von 3,6, 2,5, 1,0 und 0,1 Prozent hergestellt.
- Sterilmilch ist durch Erhitzen auf über 100° C haltbar gemachte Vollmilch. Sie ist zwar lange haltbar, aber die Vitamine sind stark geschädigt und der Geschmack verändert sich.

H-Milch oder Sterilmilch sollte man nur dann verwenden, wenn Frischmilch nicht zur Hand ist.

Sauermilch ist mit Milchsäurebakterien gesäuerte Milch.

Joghurt ist durch Erwärmen und Zusatz von Joghurtbakterien gesäuerte Milch. Joghurt und Sauermilch sind leicht verdaulich und regen die Darmtätigkeit an, ähnlich wirkt auch *Buttermilch*, die bei der Sauerrahmherstellung anfällt.

Kondensmilch ist unter Wasserentzug sterilisierte Milch, gezuckert oder ungezuckert mit einem Fettgehalt von 7,5 bis 10 Prozent.

Trockenmilch wird aus Vollmilch oder Magermilch hergestellt und entweder auf heißen Walzen getrocknet oder in heißer Luft versprüht.

Obers oder Rahm wird durch Entrahmen der Milch hergestellt, es gibt süßen Rahm (Schlagobers, Sahne), das weniger fettreiche Kaffeeobers und sauren Rahm.

Weitere Erzeugnisse aus Milch sind Topfen (Quark) und Käse.

Topfen (Quark)

Topfen wird durch Zugabe von Milchsäurebakterien und Lab zur Milch und Erwärmen auf 20° C hergestellt. Es gibt im Handel Magertopfen, der fast kein Fett, dadurch aber auch kein Vitamin A und D enthält, und Topfen in den Fettgehaltsstufen 10, 20, 30 und 40 Prozent in der Trockensubstanz.

Die bei der Topfenherstellung entstehende leicht grünliche Flüssigkeit ist die *Molke.* In ihr sind Albumine, Globuline und ein Teil der Mineralstoffe und des Milchzuckers enthalten.

100 Gramm Topfen enthalten etwa die gleiche Eiweißmenge wie drei Eier oder 100 Gramm Fleisch, ist aber billiger.

Topfen	Eiweiß %	Fett %	Kohlen-hydrate %	kcal/ 100 g	KJ/ 100 g
Magertopfen	17	1,0	3,0	88	368
Topfen 40% F. i. T.	12	12,0	2,0	166	695

Magertopfen eignet sich daher bei Schlankheitsdiäten. Topfen 40 % F. i. T. ist noch kein fettreiches Nahrungsmittel, er enthält 12 Absolutprozent Fett.

Käse

Käse wird aus geronnener Milch hergestellt, er enthält also grundsätzlich die Nährstoffe der Milch. Es gibt ungefähr 4 000 Käsesorten.

Man unterscheidet:
- nach der Milchart: Kuhmilchkäse, Ziegenmilchkäse, Schafmilchkäse;
- nach der Herstellungsart: Labkäse, Sauermilchkäse, Schmelzkäse;
- nach der Beschaffenheit: Hartkäse, feste Schnittkäse, halbfeste Schnittkäse, Weichkäse, Frischkäse.

Die einzelnen Käsesorten werden in verschiedenen Fettgehaltsstufe.., die in Prozenten der Trockenmasse als F. i. T. angegeben werden, hergestellt.

Folgende Fettgehaltstufen gibt es:

Doppelrahmkäse	mind. 65% F. i. T.
Rahmkäse	mind. 55% F. i. T.
Vollfetter Käse	mind. 45% F. i. T.
Dreiviertelfetter Käse	mind. 35% F. i. T.
Halbfetter Käse	mind. 25% F. i. T.
Viertelfetter Käse	mind. 15% F. i. T.
Magerkäse	4% F. i. T.

Ferner sind für die einzelnen Käsesorten Höchstwassergehalte vorgeschrieben:
100 Gramm Emmentaler mit 45 % F. i. T. weist demnach einen Höchstwassergehalt von 38 Prozent auf, Trockenmasse daher: 62 Prozent – 62 Gramm, davon: 45 Prozent – 28 Gramm.
In 100 Gramm Emmentaler 45 % F. i. T. sind also mindestens 28 Gramm Milchfett enthalten, der Käse besteht daher zu zirka 31 Prozent aus Milchfett.

Tatsächliche Zusammensetzung einiger Käsesorten:

	Eiweiß %	Fett %	Kohlen-hydrate %	in 100 g	
				kcal	KJ
Emmentaler 45% F. i. T.	27	31	3	417	1 745
Camembert 55% F. i. T.	16	29	2	343	1 435
Camembert 45% F. i. T.	18	23	2	300	1 257

Die Käseherstellung:
Labkäse werden stets gereift. Man unterscheidet Hartkäse, Schnittkäse, halbfeste Schnittkäse und Weichkäse. Aus 9 bis 11 Liter Milch erhält man 1 Kilogramm Käse. Die Milch wird durch Milchsäurebakterien und Lab zum Gerinnen gebracht. Die geronnene Milch

wird zerkleinert, ein Teil der Molke abgeschieden, das Produkt wird Käsebruch genannt. Für Hart- und Schnittkäse wird der Bruch auf 40 bis 50° C erwärmt und die Molke abgepreßt. Bei Weichkäse wird der Bruch nicht erwärmt und die Molke nur wenig abgepreßt. Die Reifung wird durch Bakterien, mitunter auch durch Hefen und toxinfreie Kulturschimmel bewirkt. Die Reifung erfolgt in Reifungskellern bei sortenspezifischen Temperaturen, sie dauert Wochen bis Monate. Gasbildende Bakterien bilden Gärlöcher, das Aroma wird durch teilweisen Eiweißabbau bewirkt. Die meisten Käsesorten sind Labkäse.

Als Sauermilchkäse werden nur Frischkäse und gereifte Weichkäse hergestellt. Beim Frischkäse erfolgt nur eine Milchsäuregerinnung. Er ist von frischem säuerlichem Aroma, es erfolgt kein Eiweißabbau. Beim gereiften Weichkäse kommt es zu einer bakteriellen Reifung wie beim Labkäse.

Schmelzkäse werden aus Hart-, Schnitt- oder Weichkäse durch Erhitzen mit Schmelzsalzen hergestellt, oft unter Beimischung von Gewürzen und anderen Lebensmitteln.

Bekannte Käsesorten sind:
Sauermilchkäse:
- Frischkäse: Hütten- oder Cottagekäse, Gervais.
- gereifter Weichkäse: Quargel, Harzer, Graukäse.
Labkäse:
- Hartkäse: Emmentaler, Bergkäse, Parmesan.
- feste Schnittkäse: Edamer, Geheimratskäse, Tilsiter.
- halbfeste Schnittkäse: Mondseer, Danablu, Gorgonzola.
- Weichkäse: Butterkäse, Camembert.
- mit Bakterienschmiere: Romadur, Limburger Schloßkäse.
Liptauer heißt nach der Landschaft „Liptau" in der Slowakei, wo der Brimsen herstammt. Es ist ein Gemisch von Brimsen (Schafmilchweichkäse) mit Butter und Gewürzen. Wenn statt Butter Margarine verwendet wird, heißt das Produkt Margarinestreichkäse. Brimsen ist auch heute noch ein ausschließlich aus der Slowakei stammender Schafmilchkäse. Es gibt insgesamt bloß zwei Käsereien, die den Brimsen herstellen. Die Schafmilch stammt von großen Wanderschafherden in der Niederen Tatra. Sie wird durch

Milchsäuregärung zum Gerinnen gebracht. Der Bruch heißt dort Klumpkäse; er ist in Tüchern zu Klumpen gepreßt, wenn er eingesammelt und in die Käserei gebracht wird. Dort wird die Molke abgepreßt, die Käsemasse zerbröselt, mit grobem Salz vermischt und für das Inland wie die Butter in Alufolie eingeschlagen. Für den Export nach Österreich und Ungarn wird der Brimsen in die bekannten Weichholzfäßchen gefüllt.

Eier

Das Hühnerei enthält wertvolle Nährstoffe. Durch die Massentierhaltung ist es ein billiges Lebensmittel.

Die poröse Eischale besteht aus Kalk. Eiklar ist eine wässrige Eiweißlösung (Albumin, Globulin), die von den Hagelschnüren durchzogen wird und den Dotter in der Mitte des Eies schwebend hält. Am Dotter befindet sich die Keimscheibe, aus der sich im befruchteten Ei durch Brüten das Küken entwickelt. Die Farbe des Dotters hängt von der Fütterung ab, sie wird durch Grünfutter oder einen carotinhältigen Farbstoff gelb. Am stumpfen Ende des Eies liegt die Luftkammer, die mit zunehmendem Alter durch Verdunsten größer wird.

Das gesamte Ei enthält 13 Prozent Eiweiß, 11 Prozent Fett, 1 Prozent Kohlenhydrate, in 100 Gramm 168 kcal – 704 KJ.

Eiklar enthält 11 Prozent Eiweiß, 1 Prozent Kohlenhydrate, in 100 Gramm 55 kcal – 230 KJ.

Eigelb enthält 16 Prozent Eiweiß, 32 Prozent Fett, in 100 Gramm 377 kcal – 1578 KJ.

Das Ei enthält alle fettlöslichen Vitamine.

Für Eier gilt in Österreich eine Qualitätsklassenverordnung. Demnach gibt es die Qualitätsklassen Extra und I bis III sowie Gewichtsgruppen.

Klasse Extra und Klasse I sind vollfrische Eier. Sie dürfen nicht älter als zwei Wochen sein, die Luftkammerhöhe muß unter 5 Millimeter liegen. Eier der Klasse Extra dürfen nur den Gewichtsgruppen 1 bis 3 angehören, müssen von einem Erzeugungsbetrieb stammen und gleichfärbig sein. Der Verpackungstag ist zu deklarieren.

Klasse II sind frische Eier, sie dürfen nicht älter als vier Wochen sein, die Luftkammerhöhe muß unter 7 Millimeter liegen, auch hier ist der Verpackungstag zu deklarieren.

Klasse III sind Kocheier, Luftkammerhöhe über 7 Millimeter. Sie dürfen leicht verschmutzt, konserviert oder leicht fehlerhaft sein, jedoch frei von schlechtem Geruch, Verfärbung und Fremdkörpern. Bei Importeiern muß das Ursprungsland deklariert werden. Eier, die vom Erzeuger direkt an Verbraucher verkauft werden, unterliegen nicht der Qualitätsklassenverordnung.

Enteneier wurden früher in geringen Mengen verkauft. Sie enthalten bisweilen Salmonellen. Es gibt eine eigene Verordnung, nach der Enteneier nur deklariert feilgehalten werden dürfen. Sie sind vor dem Verzehr mindestens acht Minuten durchzukochen.

Fleisch und Innereien

Unter Fleisch versteht man im gewöhnlichen Sprachgebrauch die genießbaren Teile eines Tieres. Im engeren Sinn verwendet man den Begriff Fleisch für Muskulatur im Gegensatz zu Fett, Knochen, Bindegewebe und Innereien. Das Fleisch pflanzenfressender Tiere wird jenem der Fleischfresser vorgezogen, weil es keinen aufdringlichen, unangenehmen Geruch und Geschmack hat.

In den engbesiedelten Gebieten der Industrieländer sind freilebende Wildtiere und Süßwasserfische nur mehr in unzureichender Menge vorhanden und bilden keine Ernährungsgrundlage mehr. Die zwar ebenfalls schon stark verminderten Seefische bilden hingegen vor allem in Küstenländern noch einen bedeutenden Faktor in der Eiweißversorgung. Die ergiebigste natürliche Eiweiß- und Fleischquelle sind ansonsten die Haustiere.

Die Fleischproduktion der Welt beträgt etwa 65 Millionen Tonnen jährlich, rund 30 Prozent mehr als vor dem Zweiten Weltkrieg. Sie setzt sich aus 53 Prozent Rindfleisch, 40 Prozent Schweinefleisch und 7 Prozent Lammfleisch zusammen. Die Hauptproduzenten für Rind- und Schweinefleisch sind die USA, für Lammfleisch Australien und Neuseeland.

Obwohl die Menschen weltweit mehr als hundert Tierarten zu Nahrungszwecken nutzen, sind in den meisten Ländern doch Schwein, Rind, Schaf und das Haushuhn die Hauptfleischlieferanten. In der Bundesrepublik Deutschland steht Schweinefleisch mit 56,5 Prozent des Fleischkonsums an erster Stelle, gefolgt von Rindfleisch mit 22 Prozent, Geflügel mit 10,9 Prozent, Kalbfleisch mit 1,7 Prozent und Schaf- bzw. Ziegenfleisch mit knapp einem Prozent.

Grundlage des Fleisch- und Fleischwarenkonsums in Österreich sind rund 2,5 Millionen Rinder und 3,2 Millionen Schweine, die in durchwegs bäuerlichen Betrieben gehalten werden. Geschlachtet werden rund 620 000 Rinder, 190 000 Kälber und 5 Millionen Schweine jährlich, das ergibt unter Berücksichtigung der Fleischimporte und Qualitätsfleischexporte einen Pro-Kopf-Verbrauch von rund 89,3 Kilogramm Fleisch. Damit liegt Österreich im Spitzenfeld der Fleischverbrauchsländer. Bei Rindfleisch liegt eine Überproduktion von 25 Prozent vor, bei Kalbfleisch ein Minus von 10 Prozent (Fremdenverkehr), bei Geflügel ein Minus von 15 Prozent. Die Schweinefleischproduktion unterliegt einem Zyklus, ist aber bedarfsdeckend.

Die Ansprüche der Verbraucher an die Fleischnahrung wandeln sich laufend. Seit Jahrzehnten geht der Trend zum mageren Fleisch. Die Fleischwirtschaft wünscht größere Fleischfülle des Tierkörpers und Verringerung des Fettgewebsanteiles sowie ein Hervortreten der wertvolleren Fleischteile gegenüber den weniger wertvollen, z. B. stärkere Bemuskelung des Schlögels. Der Verbraucher wünscht bessere und zartere Fleischqualität und weniger Fettgewebe. Daß es schwierig ist, diese Wünsche nach Ertragssteigerung durch mehr Fleisch und weniger Fettgewebe mit jenen der Konsumenten nach besserer und zarterer Fleischqualität zu vereinigen, ist bekannt.

Schwedische Schweine, besonders mager und um ein bis zwei Wirbel, damit um ein bis zwei Kotelett länger, wurden in unsere Schweinerassen eingekreuzt. Sie haben zwar mehr und fettärmeres Fleisch gebracht, aber gleichzeitig den Dieb im Kochtopf beschert: das Fleisch schrumpft. Gerade bei den besten Fleischteilen, dem Karree und Schlögel, kommt diese genetische Abweichung immer wieder vor, wodurch sie eine ausgesprochen mindere Beschaffenheit erlangen. Man nennt diesen Effekt PSE (Pale, Soft und Exudative), das heißt bleich, weich und wässrig; in erhitztem Zustand ist es

288

bleich, hart, geschrumpft und trocken. Bislang gab es nur sehr langsame Fortschritte bei der Verdrängung des PSE-Elements aus der Zucht und der Schlachtung der Schweine in immer jüngerem Alter. Und es wird noch lange dauern, bis wir auf diesem Weg eine namhafte Verbesserung des Schweinefleisches erreichen werden. Daß diese Fehlentwicklungen zu vermeiden wären, zeigen verschiedene Hybridzuchtprogramme, wie „Styria" in Österreich oder andere in der Bundesrepublik, deren Fleisch als Spezialität nur geringfügig teurer auf den Markt kommt. Diese Schweine haben rotes Fleisch, das im Kochtopf nicht schwindet, und butterzart, aromatisch und wohlschmeckend ist. Sie brauchen bei der Mast keine Wachstumsförderer und beim Transport keine Beruhigungsmittel.

Fleisch enthält vor allem biologisch vollwertiges Eiweiß (Albumin, Globulin). Das Fleischeiweiß kann vom menschlichen Körper besonders gut ausgenützt werden, da es in seiner Zusammensetzung dem Körpereiweiß am nächsten steht. Der Fettgehalt ist je nach Tierart und Fleischsorte verschieden hoch. In Knochen, Sehnen und der Unterhaut bzw. Schwarte des Schweines ist Kollagen enthalten. Kohlenhydrate weist Fleisch nur in Spuren auf, denn das im lebenden Muskel enthaltene Glykogen wird bei der Fleischreifung abgebaut. An Mineralstoffen enthält es Kalium, Natrium, Phosphor, Calcium, Eisen und Vitamin B.

Die Zusammensetzung des Fleisches ist vom Fettgehalt abhängig:

	% Eiweiß	% Fett	% Wasser	kcal	KJ
Rindfleisch mager	21	5	73	140	584
Rindfleisch fett (fetter Riedhüfl)	17	20	62	260	1 100
Schweinefleisch mager	20	7	72	155	649
Schweinefleisch fett (fettes Bauchfleisch)	15	30	54	335	1 410
Kalbfleisch	22	1	76	105	439

Fettes Fleisch hat hohen Sättigungswert. Durch seine Geschmacksstoffe wirkt Fleisch appetitanregend.

Innereien:

Innereien enthalten ebenso vollwertiges Eiweiß, aber geringeren Fettgehalt und mehr Mineralstoffe und Vitamine als Muskelfleisch. Sie sind wichtig für die Mineralstoff- und Vitaminversorgung. Die Innereien von Kalb und Schwein sind in der Regel höherwertig und für feinere Speisen geeigneter als die Innereien des Rindes.

Hirn ist reich an Cholesterin (2000 mg/100 g nach Souci-Kraut-Fachmann 1986) und muß von Personen mit erhöhtem Cholesterinspiegel gemieden werden.

Zunge ist fettreich. Rindszunge enthält 16 Prozent, Schweinszunge 18 Prozent Fett. Lunge, vor allem Kalbslunge, wird zu Beuschel verarbeitet. Herz wird entweder mit der Lunge verarbeitet oder als sehr dichter kompakter Muskel vielseitig verwendet.

Bries ist die Thymusdrüse des Kalbes, die beim erwachsenen Rind rückgebildet ist. Es hat einen hohen Gehalt an Purinbasen und ist daher für an Gicht leidende Personen ungeeignet.

Leber wird von Kalb und Schwein verwendet.

Durchschnittliche Zusammensetzung der Leber:
- Eiweiß 20 Prozent, Fett 4 Prozent, Glycogen (Kohlenhydrat) 5 Prozent.
- 100 Gramm – 146 Kilokalorien – 610 Kilojoule.
- Leber ist besonders reich an Eisen, Vitamin A, Vitamin B (vor allem B12) und Vitamin C.

Milz ist im Nähr- und Wirkstoffgehalt der Leber ähnlich.

Nieren haben wie alle Innereien höhere Purinwerte.

Weitere Innereien sind das Kalbsgekröse, es ist der sorgfältig geputzte Dünndarm des Kalbes; es wird am Land wie Beuschel zubereitet; das Schweinsnetz ist oft von Fettadern durchzogen und wird als Umhüllung für Netzbraten und Saumeisen verwendet; Rindervormagen (Pansen) verwendet man für Kuttelflecksuppe, Kälbermagen zur Labgewinnung für die Käserei und Schweinemägen als Wursthülle für Preßkopf; Kuheuter verwendet man zum Backen oder Kochen und das Mark der Röhrenknochen als Suppeneinlage.

Blut enthält vollwertiges Eiweiß. In der Regel wird nur Schweineblut, und zwar als frisches Vollblut, zu Blutwürsten verarbeitet. Ansonsten wird es als Tierfutter und technisch genützt. Der Genuß von Blut wird von vielen Menschen abgelehnt. In der Bundesrepublik Deutschland ist die Verwendung von Blut und Trockenblut-plasma zu Würsten einfacher Sorte erlaubt und wird auch reichlich als Bindemittel verwendet. In Österreich ist die Verwendung von Blutplasma zu Würsten (Ersatz von Fleischeiweiß) verboten.

Aspik wird aus Knochen von Kalbs- und Schweinsfüßen sowie Schwarten mit Wurzelwerk hergestellt, gesäuert und mit Eiklar geklärt. Es ist eine aus Kollagen bestehende gallertige Masse. Gelatine wird ebenfalls aus Knochen hergestellt, es sind eiweißhaltige Leimstoffe. Daraus hergestellte „Gelees" dürfen nicht als Aspik bezeichnet werden.

Därme verwendet man als Wursthülle (z. B. Frankfurter, Debreziner, Knackwürste). Sie werden von der Schleimhaut befreit und nach umständlichen Reinigungsprozessen getrocknet oder gesalzen. Auch die Harnblasen dienen als Wursthülle.

Der Pro-Kopf-Verbrauch an Innereien lag 1987 in Österreich bei 4,5 Kilogramm.

Grundsätzlich muß man sagen, daß von den Schlachttieren *alles* als Lebensmittel oder technisch verarbeitet wird.

Der Genußwert von Fleisch hängt von vielen Faktoren ab. Von der Rasse, dem Geschlecht, dem Alter und dem Gesundheitszustand des Tieres, ferner ob das Tier bewegungsreich aufgezogen worden ist, ob es abgehetzt zur Schlachtung kam und ob es bei der Schlachtung Glycogenreserven aufgewiesen hat, so daß eine gute Fleischsäuerung und Reifung eintreten kann. Erst die Fleischsäuerung und Reifung bewirkt, daß das anfangs strohige, geschmacklose, schwer verdauliche Fleisch durch Quellung des Bindegewebes und Auflockerung des Muskeleiweißes zu einem aromatisch säuerlichen Wohlgeschmack kommt und weich, kaubar und leicht verdaulich wird. Das trifft vor allem auf Rindfleisch, wesentlich weniger auf Schweine- und Kalbfleisch zu. Gereiftes Fleisch behält Fingereindrücke. Gerade auf diesem Gebiet der Fleischbehandlung wird viel gesündigt, indem häufig nicht entsprechend gereiftes Fleisch im Kochtopf landet. Nicht viel weniger hängt der Genußwert der Fleischspeise von der küchenmäßigen Zubereitung und der Auswahl der passenden Fleischstücke für die zahlreichen Zubereitungsarten ab. Dazu gehören Sieden, Braten, Englischbraten, Backen, Dünsten, Rösten oder Kurzbraten, Grillen und Brühen. Der Trend von den schweren fettgebratenen und gebackenen Gerichten zu den gedünsteten und weniger erhitzten besteht zwar bei der „Neuen Küche" und jungen Leuten, nicht aber bei der Hausmannskost. Die österreichische Küche ist nur um das Rösten und Grillen, zu dem sich nur besonders hochwertiges, sehnenarmes, gut abgelagertes Bratfleisch eignet, bereichert worden. Gerichte mit langdauernder umständlicher Zubereitung werden zugunsten der schnellen Küche und Geflügelgerichten zurückgestellt.

Allgemein wird vor allem von der Medizin und Diätetik der Fleischkonsum als zu hoch angesehen. Der Ballaststoffmangel bei Fleischkost wird kritisiert. Tierische Fette bestehen zum größten Teil aus gesättigten Fettsäuren, sie enthalten wenig Linolsäure und viel Cholesterin. Mit Fleisch, besonders aber mit Innereien nimmt der menschliche Körper Purine auf, die in Harnsäure umgewandelt werden. Bei erblich gefährdeten Personen oder übermäßigem Fleischverzehr steigt der Harnsäurespiegel im Blut an, was zu Gicht führen kann.

Die Ablehnung von Schweinefleisch ist im wesentlichen im hohen Fettgehalt begründet. In der Regel werden die Fettgehalte dem Tabellenwerk Souci-Fachmann-Kraut entnommen. Diese Werte bedürfen jedoch der Kritik. Die Züchtung fettärmerer Tiere hat die Zusammensetzung im Laufe der Jahre geändert. Die Aussagen über den Fettgehalt gehen aber öfter auf ältere Untersuchungsergebnisse zurück. Auch geht aus den Tabellen nicht hervor, ob tatsächlich der eßbare Anteil oder bloß die Rohware untersucht wurde. Es ist falsch, lediglich den prozentuellen Anteil des Abfalles festzustellen, nicht aber seine Zusammensetzung, die sich in vielen Fällen vom eßbaren Anteil unterscheidet, zu berücksichtigen. Da bei Fleisch ein nicht unbedeutender Teil des Abfalles aus Fett besteht, kann der eßbare Anteil beträchtlich weniger Fett aufweisen als die eingekaufte Rohware. Es wird auch nicht berücksichtigt, wieviel Fett vom eßbaren Anteil gar nicht verzehrt wird, sondern in den Abfall kommt.

Gehalte einiger wichtiger Inhaltsstoffe im genießbaren Teil von 100 Gramm Ware (nach J. Leibetseder):

	Protein g	Fett g	Eisen mg	Choleste-rin mg	KJ
Brathuhn	15,2	4,1	1,3	60	429
Keule	15,4	2,3	1,3	60	364
Brust	16,4	0,6	0,8	43	318
Pute	16,3	5,0	1,1	60	479
Keule	16,6	2,9	1,6	61	407
Brust	21,4	0,9	0,9	53	416
Kaninchen	16,4	6,0	2,8	72	529
Schwein (ganze Hälfte)	12,1	21,8	1,8	60	1 040
Kotelett	14,1	15,2	1,4	56	825
Rind (ganze Hälfte)	15,2	11,1	2,1	53	699
Rostbraten	14,5	12,9	1,6	60	745
Kalb (ganze Hälfte)	15,1	0,7	1,7	51	297
Schlögel	16,1	1,3	1,8	60	336
Ei	11,3	9,9	1,8	482	586

Änderungen der Zusammensetzung des Schweinskoteletts und des reinen Muskelfleisches in Prozenten des eßbaren Anteiles nach Souci-Fachmann-Kraut der Jahrgänge 1971, 1981 und 1986:

		Wasser	Eiweiß	Fett	Mineral-stoffe
Kotelett	1971	58,0	16,4	24,5	0,87
	1981	62,3	17,6	19,0	0,87
	1986	66,9	19,0	13,0	1,00
reines Muskelfleisch	1971	74,3	21,1	3,25	1,13
	1986	74,7	20,9	2,95	1,15

Fettgehalt der Muskulatur des Schweines in Prozenten bei den Handelsklassen (nach Schön 1979):

	Kotelett	Schale
C	1,84	1,18
I	1,99	1,54
II	2,53	1,69
III	3,99	1,77

Diese Untersuchungen zeigen, daß Pauschalurteile über den Fettgehalt von Schweinefleisch oder auch anderem Fleisch falsch sind. Letztlich kommt es wohl darauf an, was der Konsument tatsächlich zu sich nimmt, und nicht darauf, was in der Auslage eines Fleischerladens zu sehen ist. Durch die Auswahl des Fleischteiles, dessen Zurichtung, Zubereitung und des tatsächlich verzehrten Anteiles kann der Verbraucher selbst den Fettanteil bestimmen, den er zu sich nimmt.

Fettsäurengehalt des Schweinefettes in Prozenten:

Fettsäuren		Kohlenstoff	%
Gesättigte Fettsäuren	Myristinsäure	C 14	1,5
	Palmitinsäure	C 16	24,8
	Stearinsäure	C 18	12,8
einfach ungesättigte Fettsäuren	Palmitoleinsäure	C 16 : 1	4,5
	Ölsäure	C 18 : 1	48,5
mehrfach ungesättigte Fettsäuren	Linolsäure	C 18 : 2	6,4
	Linolensäure	C 18 : 3	1,5

Die Lipidforschung ist noch lange nicht abgeschlossen, sie ist in Bewegung. Waren noch bis vor kurzem die einfach ungesättigten Fettsäuren mit den gesättigten in einen Topf geworfen worden und nur die mehrfach ungesättigten Fettsäuren, allen voran die Linolsäure, wegen ihrer den Blutcholesterinspiegel senkenden Wirkung akzeptiert worden, ist man nun zur Auffassung gelangt, daß einfach ungesättigte Ölsäure ebenfalls einen Serum-Cholesterinspiegel senkenden Effekt hatt (H. Kaspar, Med. Univ. Klinik Würzburg), eine Tatsache, mit der die niedrigen Serum-Cholesterinkonzentrationen und niedrigen Herzinfarktraten der Mittelmeerländer mit ihrem traditionell hohen Verzehr von Olivenöl erklärt werden.

Und zu allerletzt heißt es, daß auch die Linolsäure nicht unbegrenzt, sondern nur in einer täglichen Aufnahmemenge von bis zu 7 g verzehrt werden soll.

Die ernährungsphysiologische Beurteilung des Fettes im Schweinefleisch bedarf einer differenzierteren Beurteilung als bisher, denn es muß beachtet werden, daß sich die Stearinsäure (C18, 12,8 Prozent im Schweinefett) hinsichtlich der Beeinflussung des Cholesterinspiegels im Blut neutral verhält.

Im Zusammenhang mit dem als zu hoch bewerteten durchschnittlichen Fettkonsum der Bevölkerung ist aber die Aufnahme von Fett mit küchenmäßig zubereitetem Fleisch viel weniger kritisch zu beurteilen als jene mit Fleischwaren, Fertiggerichten und anderen Lebensmitteln.

Mit wachsendem Ernährungsbewußtsein der Bevölkerung nimmt neben berechtigten Beschwerden über den Genußwert von Fleisch, insbesondere von Schweinefleisch, eine generell ablehnende Haltung gegenüber Fleisch zu. Zwar wird dadurch der Fleischkonsum im Gesamten nicht wesentlich vermindert werden, doch eine weitere Steigerung ist nicht zu erwarten. Aus ernährungsphysiologischer Sicht wäre dies auch gar nicht wünschenswert. In Zukunft sollte der Konsument, ob gesund, gefährdet oder krank, umfassender und nicht nur über negative Aspekte informiert werden. An Negativem bleibt außer dem Fettgehalt und den Purinbasen für Gichtkranke nicht viel zu bemängeln über, der Fettgehalt ist zweifelsohne in den Griff zu bekommen, und Gichtkranken und -anfälligen ist allgemein nur durch purinarme Nahrung zu helfen. Es fehlen vielfach entsprechende Informationen über die positive ernährungsphysiologische Bedeutung der Lebensmittel tierischer Herkunft, über deren Proteingehalt, insbesondere wichtige essentielle Aminosäuren, Spurenelemente, besonders Eisen und Vitamine (etwa B1 im Schweinefleisch).

Fleischwaren

Rund die Hälfte des Fleisches wird in Österreich zu Fleischwaren weiter verarbeitet, und zwar in Roh- und Kochpökelwaren und in Würste. Allein Würste dürften ungefähr 40 Prozent des Fleischkonsums ausmachen. Es steht eine große Vielfalt zur Auswahl. Österreich ist gegenwärtig das Land mit der höchsten Wurstproduktion pro Kopf. Man unterscheidet Brätwürste, die aus einer Emulsion von Muskelfleisch und Wasser mit Speck bestehen (Speck ist nicht sichtbar), Fleischwürste, die sichtbare Fleisch- und Speckstücke enthalten, die durch Brät zusammengehalten werden, Innereien-, Blut- und Sulzwürste und streichfähige und schnittfeste Rohwürste. Die Würste werden bei der Herstellung gebrüht, geräuchert, gebraten, aus vorgekochtem Material hergestellt, getrocknet oder roh gereift. In Österreich besteht ein strenger Codex für Fleischwaren mit einem Rezepturteil für die Hersteller und Grenzwerten für die Kontrolle. Dadurch konnte eine Qualitätsstabilisierung, eine Verminderung der Wasserzugabe zum Brät, der Stärkezugabe in Ostösterreich und eine Fettgehaltsbeschränkung insbesondere in den westlichen Bundesländern erreicht werden. International gesehen hat Österreich gegenwärtig die strengsten Qualitätsrichtlinien, deren Einhaltung gerichtlich abgesichert ist.

Erfreulich ist, daß die Qualität der meisten im Handel befindlichen Fleischwaren über den Codexgrenzwerten liegt. Gewerbe und Industrie sind ernsthaft bestrebt, die hohe Qualität österreichischer Fleischwaren zu erhalten, nicht nur den verwöhnten Ansprüchen der Österreicher zuliebe, sondern weil ein beträchtlicher Anteil an Qualitätsfleischwaren in der Fremdenverkehrsgastronomie Verwendung findet.

Laufende Produktionsveränderungen in der Technologie und Zusatzstoffchemie der Fleischwaren bringen Vor- und Nachteile für den Verbraucher. Besondere Schneide-, Zerkleinerungs- und Homogenisierungseinrichtungen, wie Kutter, Vakuumkutter, Kolloidmühlen, gibt es schon lange. Das Tumbeln als Pökelschnellverfahren, Weichseparatoren zum Entsehnen von Fleisch, Hartseparatoren zum Abpressen von Restfleisch und Fettgewebe von Knochen sind wie Räucher- und Brüheinrichtungen, die auch mit gefiltertem und benzpyrenarmem Rauch-Dampfgemisch arbeiten, neueren Datums. Solche Verfahren ermöglichen auch die Unterbringung von mehr Wasser oder Bindegewebe bzw. die Verwendung von Fleisch mit schlechter Bindekraft. Zu solchem Fleisch wird manchmal Fremdei-weiß als verbotenes Bindemittel zugesetzt. Solche Manipulationen in Grenzen zu halten und die Qualität zu bewahren, ist eine der Aufgaben des Codex und der damit arbeitenden Kontrolle.

Sicher kommen mitunter mißbräuchliche Verwendungen von Hormonen und Arzneimitteln auch in Österreich vor, ein Gesundheitsrisiko der Bevölkerung resultiert im allgemeinen jedoch daraus nicht. Nach wie vor stellt die mikrobielle Kontamination von Lebensmitteln das größte Gesundheitsrisiko dar. Im Ernährungsbericht 1984 der Bundesrepublik Deutschland heißt es daher wörtlich: „Während Medien und Buchveröffentlichungen ständig angebliche Gefahren beschwören, die durch Rückstände in Lebensmitteln sein sollen, finden die wirklichen Gefahren relativ wenig Beachtung."

Versteckte Fette

Unter versteckten Fetten versteht man Fettanteile in Lebensmitteln, die man nicht sieht, der Menge nach nicht abschätzen kann und die man daher unbewußt zu sich nimmt. „Versteckte Fette" sind in Mayonnaise, Soßen, Feinkostsalaten, Schokolade, Cremeeis und Fettfischen in hohem Ausmaß vorhanden, weniger und sehr unterschiedlich in den diversen Käsesorten und Wurstwaren.

Wenn aber von „Versteckten Fetten" geredet wird, werden zuallererst Würste angeführt, wohl deshalb, weil man über die Fettgehalte von Würsten von allen Lebensmitteln am wenigsten Bescheid weiß, das trifft auf alle Bevölkerungskreise, Ärzte, Diätassistentinnen und Verbraucher gleichermaßen zu.

Das Sprichwort „Was in der Wurst ist, weiß nur der liebe Gott allein" hat noch immer weitgehend seine Richtigkeit. Selbst bei Fleisch und Würsten mit sichtbarem Fettanteil wird oft die Menge des Fettanteiles vollkommen falsch eingeschätzt.

Nicht sichtbar ist das Fettgewebe in Brätwürsten, Streichwürsten und streichfähigen Rohwürsten (Mettwurst). Bei den Fleischwürsten und schnittfesten Rohwürsten ist das Fettgewebe sichtbar. Fleischer haben seit jeher gelernt, den tierischen Körper so vollständig wie möglich zu genießbaren Lebensmitteln zu verarbeiten. Da

Schlachttiere nicht nur aus Schnitzeln bestehen, sind Würste einerseits willkommene gastronomische Kreationen, andererseits werden bei billigeren Wurstsorten dann die vom Tierkörper anfallenden, für den Fleischverkauf nicht geeigneten bindegewebe- und fettreicheren Teile verwendet. Die Wurstproduktion ist in den letzten 150 Jahren rapide angewachsen und vielfältig geworden, entsprechend dem Anstieg des Schweinefleischkonsums, der vor 150 Jahren erst bei zirka 10 Kilogramm pro Kopf lag. Zahlreiche Wurstsorten waren früher der „Braten des kleinen Mannes", im Volksmund „Beamtenforelle".

Diese gewachsenen Rezepturen können nur bei Brätwürsten grundlegend geändert werden, bei den anderen Sorten würde dadurch eine völlige Veränderung des Produktes, technologische Mängel und eine Minderung des Genußwertes eintreten. Eine magere Salami kann es nicht geben. Auch ist es nicht notwendig, alle Produkte in Magerversionen herzustellen. Während kaum jemand ein Viertelkilo Salami mit 47 Prozent Fettgehalt auf einmal zu essen vermag, trifft dies aber bei derselben Portion Cremeeis, fetttriefenden Pommes frites oder Käse mit mehr Fett als in der Salami ohneweiters zu.

Nährwert-Tabelle für Wurstwaren 1988
(erstellt von der Lebensmitteluntersuchungsanstalt der Stadt Wien)

Wurstsorte	Fett %	Eiweiß %	Stärke %	Nährwert/100 g KJ	kcal
fettarm unter 10% Fett					
Schinkenwurst	4,6	20,8	1,0	545	129
Toastblock	5,1	18,6	0,7	522	123
Krakauer	5,8	19,2	0,8	560	132
Aufschnittwurst	6,8	17,2	–	551	130
Champignon-wurst	9,4	13,1	–	580	137

zwischen 10 und 20% Fett
Extrawurst

»Leicht«	13,1	13,5	–	727	172
Pariser ohne Mehl	16,2	11,6	–	813	192
Kalbspariser	16,9	12,6	–	856	203
Putenfrankfurter	17,5	11,6	–	862	204
Putenfleischkäse	17,7	14,1	–	912	216
Göttinger	19,0	18,7	–	1 040	246
Pariser	19,7	10,9	0,8	948	224
Pikantwurst	19,7	11,4	0,9	958	227
Feine Extra	19,8	11,4	0,9	960	228
Lyoner	20,0	13,8	–	995	235
Schinkenleber-käse	20,0	19,0	2,4	1 124	266

zwischen 20 und 30% Fett

Dampfwürstel	20,7	10,5	2,0	999	237
Meisen geselcht	21,1	15,9	–	1 072	254
Mährische	21,8	21,0	–	1 185	280
Käswurst	22,0	20,2	–	1 179	279
Knackwurst	22,1	11,7	1,6	1 066	252
Frankfurter	23,6	11,5	1,0	1 121	265
Beskiden	24,0	18,1	–	1 220	288
Bratwürstel	24,2	15,4	–	1 181	279
Käsekrainer	24,2	21,8	–	1 290	305
Extra rund	24,4	10,6	1,5	1 133	268
Oderberger	24,5	14,5	2,5	1 220	289
Wiener	24,9	19,1	–	1 271	301
Leberkäs ohne Speck	24,9	14,6	1,6	1 294	306
Grillwürstel	25,2	15,5	0,3	1 226	290
Debreziner	26,0	15,2	–	1 246	295
Florentiner	26,0	14,5	–	1 235	292
Weißwürste	26,2	11,7	2,0	1 229	291
Leberkäs	26,8	14,6	1,6	1 294	306
Braunschweiger	27,6	16,1	1,9	1 354	320
Tiroler	27,7	20,0	–	1 459	345
Waldviertler	27,9	18,5	–	1 375	326
Wiener Spezial	28,2	22,1	–	1 447	342
Klobasse	28,8	14,6	1,6	1 370	324
Polnische	29,2	18,8	–	1 429	338
Kräuterstreich-wurst	29,3	14,2	–	1 355	320
Mortadella	29,5	14,9	–	1 374	325

zwischen 30 und 35% Fett

Blutwurst	30,0	12,0	4,0	1 412	334
Leberpastete	30,1	14,2	–	1 385	328
Burenwurst	30,5	14,6	1,8	1 437	340
Jausenwurst	31,0	17,6	–	1 477	349
Krainer	31,2	16,3	–	1 463	346
Dürre Kranz	33,2	15,8	2,0	1 564	370

besonders fettreich über 35 % Fett

Speckwurst	61,2	11,8	3,0	2 577	610
Ung. Salami	47,2	26,0	–	2 236	529
Kantwurst	46,1	21,4	–	2 116	501
Haussalami	45,7	26,5	–	2 187	517
Cabanossi	39,8	23,6	–	1 914	453
Mettwurst	37,2	15,0	–	1 669	395
Rauchwurst	37,6	17,2	–	1 721	408
Kalbsstreichwurst	36,1	14,7	–	1 622	384

Die genannten Werte sind Durchschnittswerte der im Jahr 1988 von der Lebensmitteluntersuchungsanstalt der Stadt Wien untersuchten Würste, der einwandfreien wie auch der beanstandeten, also von Wurstwaren, die im Raum Wien für jeden Verbraucher erhältlich waren – keine Soll-, sondern Ist-Werte.

Daraus wird ersichtlich, daß allgemein bekannte gewerbsübliche Würste wie die Schinkenwurst, Krakauer und Aufschnittwurst mit außerordentlich geringem Fettgehalt schon lange im Handel sind. Die genannten Würste enthalten in 100 Gramm bloß 4 bis 7 Gramm Fett.

Weitgehend unbekannt ist, daß die vergleichbaren Wurstwaren in Österreich um 5 bis 10 Prozent fettärmer als in der Bundesrepublik Deutschland sind. Angaben in der deutschen Literatur zu diesem Thema sind auf österreichische Ware nicht immer übertragbar.

Schon vor Jahren wurden sogenannte „Leichtwürste" mit einem Fettgehalt von unter 15 Prozent und ohne Stärke ausgearbeitet, codifiziert und seither produziert. Aus technologischen Gründen sind dies Feine Extrawürste und Aufschnittwürste mit einem besonders fleischigen Wohlgeschmack. Diese Produkte wurden entwickelt, um eine nachweisliche Begrenzung des versteckten Fettgehaltes zu bewirken. Sie haben nur ein begrenztes Käuferpublikum angesprochen. Obwohl die fettärmere Beschaffenheit sogar auf der Wursthülle auffällig deklariert ist, sind ihre gesundheitlichen Vorteile oft nicht einmal den Ärzten und Diätassistentinnen bekannt. Ansonsten ist emulgiertes Fett in Brätwürsten wesentlich verträglicher und besser verdaulich als gestücktes Fettgewebe in Fleisch- und Rohwürsten.

Geflügel

Geflügel wird heute fast ausschließlich in Großbetrieben, d. h. in Massentierhaltung gezüchtet und in Geflügelschlachthöfen geschlachtet. Es kommt entweder frisch mit einer Haltbarkeit von etwa fünf Tagen in den Handel oder wird als Junghuhn, auch in Teilstücken, verpackt und frisch oder tiefgekühlt verkauft.

Die Anbotsformen „Poularde" für junge, gemästete Hennen von etwa einem Kilogramm, „Poulet" für Junghühner von ein bis eineinhalb Kilogramm und „Kapaun" für junge, kastrierte und gemästete Hähne sind in Österreich nicht mehr üblich. Legehennen und Zuchttiere werden aufgemästet als „Suppenhühner" verkauft bzw. verwendet.

	Eiweiß %	Fett %	Chole-sterin	Gesamt-purine	kcal	KJ/100 g
Junghühner	20–21	4–6	60–100	100–170	142	595
Suppenhühner und gemästete Hühner	10–20	8–15	60–100	100–170	228	956
Gans	16	30 und mehr	–	–	346	1 450
Ente	18	15 und mehr	–	–	232	972
Pute	20–22	4–7	60–100	100–170	142	595
Hühnerleber	22	5	555	245	141	592
Zum Vergleich: mageres Schwein	20	7	60–100	100–170	155	649

Durch die Massentierhaltung ist Geflügel zu einer preisgünstigen Eiweißquelle geworden. Hauptsächlich werden Hühner, Enten, Gänse und Puten gezüchtet und verzehrt, selten Perlhühner und Haustauben.

Das Fleisch von Junghühnern und jungen Puten ist zart, fettarm und bekömmlich. Es ist für Kranken- und Diätkost geeignet.

Neuerdings werden aus Geflügelfleisch, und zwar bisher nur aus Putenfleisch, das nach einem Erlaß des Bundeskanzleramtes tierärztlich untersucht ist, einige Wurstsorten und Fleischwaren hergestellt.

Bei den meisten gegenwärtig im Handel befindlichen Geflügelwürsten wird allerdings der geringe Fettgehalt des Putenfleisches nicht ausgenützt. Schweinefleisch und Speck werden undeklariert beigemengt, wie die Untersuchungsergebnisse zeigten, denn aus reinem Putenfleisch würden sie nur einen Fettgehalt um fünf Prozent aufweisen:

	Eiweiß %	Fett %	kcal
Putenfrankfurter	11,4	17,5	207
Putenfleischkäse	14,1	17,7	219

Nach dem kürzlich gefaßten einhelligen Beschluß der Fleischunterkommission der Codexkommission soll eine strenge Trennung zwischen den aus Rind-, Schweine- und Kalbfleisch hergestellten Würsten und den Geflügelwürsten eingehalten werden. Der Grund liegt einerseits beim Salmonellaproblem des Geflügels, andererseits soll der einzige Vorteil des Geflügelfleisches, sein geringer Fettgehalt, für den Konsumenten ausgenützt werden. Fettbeschaffenheit und Cholesteringehalt von Geflügelfleisch unterscheiden sich nämlich nicht vom Rind- und Schweinefleisch.

Die Erzeugung von Geflügelwurst ist wegen seiner geringeren Bindefähigkeit schwieriger, hauptsächlich werden Brätwürste hergestellt. Jahrelang mißtraute man der Geflügelwurst, weil man befürchtete, daß ausgediente, sonst unverwertbare Legehühner verarbeitet werden würden. Bemängelt wird der fade Geschmack, der auch durch stärkere Würzung nicht ohne weiteres behebbar ist.

Sicher wird die Geflügelwurstproduktion für den Trend zu Leicht-
und Diätwurst, auch für Aufstriche und Pasteten mit Fettgehalten
unter 10 Prozent bei verbesserter Technologie größere Bedeutung
erlangen, stark konkurrenziert von gleichwertigen und kräftiger
schmeckenden Produkten aus Rindfleisch, ebenfalls ohne Speck
und teilweise mit Pflanzenfett statt tierischem Fett hergestellt.

Wild

Unter Wild oder Wildbret wird das Fleisch jagdbarer und waidge-
recht erlegter Tiere verstanden. Man unterscheidet Haarwild,
Schwarzwild und Federwild. Zum Haarwild zählen Hirsch, Reh,
Damwild, Gemse, Hase, Wildkaninchen und andere. Schwarzwild
sind die Wildschweine. Federwild sind Fasan, Wildente, Rebhuhn,
Auerhahn, Birkhahn, Schnepfe und andere.
Wild darf im allgemeinen nur während der gesetzlich festgesetzten
Schußzeiten erlegt werden, es muß waidgerecht versorgt sein. Das
Wildfleisch besitzt eine festere Struktur und ist fettarm. Es muß vor
dem Konsum (ausgenommen Reh) gut abgehangen sein. In dieser
Zeit macht es eine Reifung durch, wird dunkelrotbraun, mürbe und
weich. Dieses gereifte Wildfleisch besitzt den typischen säuerlichen
Wildgeruch (haut-gout), der nichts mit Fäulnis zu tun hat.
Wildfleisch enthält zirka 20 bis 22 Prozent Eiweiß und nur 2 bis 4
Prozent Fett, es hat pro 100 Gramm im Durchschnitt 124 Kilokalo-
rien – 519 Kilojoule.
Wildschwein, Dachs, Fuchs, Biber und Bär können von Trichinen
befallen sein und sind, wenn sie als Lebensmittel dienen sollen, tri-
chinenschaupflichtig.

Fische

Es gibt Seefische und Süßwasserfische, Mager- und Fettfische. Die
häufigsten Seefische am österreichischen Markt sind:
- Schellfische: Schellfisch, Kabeljau, Dorsch, Seelachs (Köhler)
- Heringsartige Fische: Hering, Sprotte, Sardine, Sardelle

- Stachelflosser: Goldbarsch, Rotbarsch, Seehecht
- Makrelen: Thunfische und Makrelen
- Plattfische: Scholle, Seezunge, Steinbutt, Flunder, Heilbutt
- Knorpelfische: Haie, Schwertfisch

Süßwasserfische sind: Karpfen, Schleie, Barbe; Lachse, Forellen, Felchen (Rheinanken), Äsche; Hecht; Barsche, Flußbarsch, Zander (Fogosch); Aale; Knorpelfische, Hausen, Stör.

Männliche Tiere heißen Milchner, weibliche Rogner. Der echte Kaviar besteht aus den Fischeiern (Rogen) vom Stör, konserviert mit Salz. Lachs- oder Ketakaviar und Forellenkaviar sind von roter Farbe. Der Rogen des Seehasen wird als „deutscher Kaviar" schwarz oder rot gefärbt in den Handel gebracht. Aus der Dorschleber wird Vitamin-D-reicher Lebertran gewonnen.

Magerfische haben einen geringen Fettgehalt von bloß 1 bis 3 Prozent, es sind dies Kabeljau, Dorsch, Seelachs, Seehecht und Plattfische; von den Süßwasserfischen Schleie, Forellen, Hecht, Zander und Barsch. Fettfische haben 12 bis 26 Prozent Fettgehalt, es sind dies Heringe, Sprotten, Sardinen, Makrelen, Thunfisch und Goldbarsch, von den Süßwasserfischen Lachs und Aal.

Fische enthalten vollwertiges Eiweiß (Albumin und Globuline) zwischen 14 und 22 Prozent, wertvolle Mineralstoffe, vor allem Calcium, Phosphor und Jod, Vitamin B und E und in Fettfischen reichlich Vitamin A und D.

Infolge des besonders großen Wassergehaltes verdirbt Fisch rasch. Fischfleisch ist besonders leicht verdaulich, hat aber einen geringen Sättigungswert.

Frischer Fisch „fischelt" nicht, er riecht leicht nach Salz, Tang und Meer. Fisch soll kurz vor dem Verbrauch gekauft werden. Seefisch wird beeist angeliefert oder tiefgekühlt, meist schon filetiert und verpackt.

Fisch wird vielfach auch haltbar gemacht auf den Markt gebracht. Man unterscheidet Vollkonserven, Halbkonserven und kurzfristig haltbare Fischwaren:

Vollkonserven werden durch Sterilisation bei 115 bis 121° C in vernierten (innen lackierten) Weißblechdosen, Aluminiumdosen oder Gläsern erzeugt. Sie sind ein bis mehrere Jahre ungekühlt haltbar. In Öl eingelegte Fische wie Sardinen, Thunfisch oder auch Dorschleber, in Soßen eingelegte Fische wie Heringsfilets oder Makrelenfilets haben je nach Soße und Dosenmaterial eine Haltbarkeit von ein bis zwei Jahren.

Halbkonserven sind durch hohe Salzzugabe haltbar gemachte Fischwaren in Dosen und Gläsern. In Öl eingelegte Sardellen und Sardinen in Filets und Ringen sind unter $+18°$ C etwa ein Jahr haltbar. Lachs und Lachsersatz (gefärbter Köhler) in Öl ist unter $+6°$ C etwa sechs Monate haltbar.

Kurzfristig haltbare Fischwaren in Kalt-, Brat- oder Kochmarinaden: Heringe (Russen), in Garbad (Salz und Essiglösung) gegart, dann mit Zwiebeln oder Kraut in gewürztem verdünntem Essig eingelegt und chemisch konserviert, zählen zu den Kaltmarinaden. Bismarkheringe oder Rollmöpse sind gekühlt zwei bis vier Wochen haltbar. Eine besondere Art von Kaltmarinaden sind die Anchosen: Anchovis, Appetitsild, Matjesfilets. Bemehlt gebratene Heringe in würzigem Essigaufguß nennt man Bratmarinaden; Heringe, Makrelen und Dornhaistücke gekocht und in gewürztem Gelee eingelegt heißen Kochmarinaden.

Räucherfische sind meist heißgeräucherte, selten kaltgeräucherte Fischwaren. Die wichtigsten Räucherfische sind Bückling (Hering), Räuchermakrele, Räucherlachs, Räucheraal, Thunfischstücke, Rückenstücke oder Bauchlappen (Schillerlocken) des Dornhai und neuerdings Forellen. Sie sind leicht verderblich und unter $+4°$ C etwa eine Woche haltbar.

Krusten- und Weichtiere

Krusten- und Weichtiere haben steigende Bedeutung auch in Österreich.
Krustentiere sind Krebse, Hummer, Garnelen und Krabben.
Weichtiere sind Muscheln, Schnecken und Tintenfische.

Fluß- und Bachkrebse waren vor einigen Jahrzehnten noch überall in Österreich sehr häufig zu finden, nach einer Seuche sind sie fast ausgestorben. Sie sind gegen Wasserverschmutzung äußerst empfindlich und heute sehr selten. Gegessen wird das Fleisch der Scheren und des Schwanzes.

Hummer sind die größten Krustentiere. Gegessen wird das Fleisch aus den Scheren und dem langen gegliederten Schwanz. Das besonders geschmackvolle Fleisch ist gelblich und an der Oberfläche intensiv rot.

Langusten besitzen keine Scheren, dafür lange Fühler und einen mit Stacheln bewehrten Brustpanzer.

Krebse, Hummer und Langusten werden lebend in kochendes Wasser geworfen, wobei der Panzer eine rote Farbe annimmt.

Garnelen sind langschwänzige Kleinkrebse. Im Handel finden sich Crevetten, Garnelen und Scampi. Gegessen wird das Fleisch der Schwänze.

Krabben sind schwanzlose Krebse. Im Handel sind Ostseekrabben und Taschenkrebse, gegessen wird das Fleisch der Scheren.

Muscheln: Austern, Miesmuscheln, Pfahlmuscheln werden auf Austern- oder Muschelbänken im Meer gewonnen. Sie kommen vielfach als Konserven in den Handel, werden aber verstärkt in Eis gepackt lebend geliefert. Sie müssen fest verschlossene Schalen besitzen. Klaffende Muscheln sind verdorben. Austern werden auch lebend gegessen.

Tintenfische (Kalamare und Polypen) werden in Ringe oder Streifen geschnitten und meist als Konserve gehandelt.

Schnecken werden im Gehäuse in Salzwasser gekocht, das Fleisch aus dem Gehäuse gelöst und verschieden weiter zubereitet. Gegessen wird hauptsächlich die Weinbergschnecke.

9. Diät

Die Griechen verstanden unter Diätetik die Lehre von gesundheits-
gemäßem Leben, heute würde man sagen, daß es eine ganzheitsme-
dizinische Auffassung des Lebens ist.
Diätetik umfaßt als Ernährungstherapie die zweckmäßige Ernährung der Kranken. Schon um die Jahrhundertwende galt eine gemischte Kost, die 19 Prozent der notwendigen Kalorienmenge
durch Eiweiß, 30 Prozent durch Fette und 51 Prozent durch Kohlenhydrate deckt, als normal. Seither ist der Bedarf an Eiweiß um
vier Prozent gesunken und jener an Kohlenhydraten um vier Prozent gestiegen, mehr hat sich daran nicht geändert.
In deutschsprachigen klinischen Wörterbüchern wird Diät als eine
von der normalen Ernährung abweichende Kostform zur gezielten
therapeutischen oder prophylaktischen Beeinflussung des Stoff-
wechsels oder von Organfunktionen definiert. Im Englischen bezeichnet man das als clinical food oder therapeutic food.
Bereits seit Jahrtausenden ist bekannt, daß es Beziehungen zwischen
der Ernährung und der Entstehung von Erkrankungen gibt und daß
man Krankheiten durch bestimmte Kostformen bessern oder gar
heilen kann. Die Chinesen wußten schon vor zwei- bis dreitausend
Jahren, daß zu viel Kochsalz den Puls hart macht und die Gefahr
des Schlaganfalles steigert; die alten Ägypter heilten Nachtblindheit
mit Vogelleber (Vitamin A); zur Römerzeit war bereits bekannt,
daß Fettsucht das Leben verkürzt. Seit fast zweihundert Jahren weiß
man, daß Diabetes mellitus (Zuckerkrankheit) durch knappe Ernährung gebessert werden kann. Daneben gab es genügend effektlose
Therapieverfahren, die den Ruf der Diätetik in Mißkredit brachten.
Diätetische Therapieerfolge stellen sich nicht so schnell ein wie bei
medikamentöser Behandlung. Sie wirken daher nicht so überzeugend. Auch sind Ärzte in der Ernährungsmedizin häufig unzureichend ausgebildet und ziehen medikamentöse Therapien, neuer-

dings auch Säuglingsnahrung, die von der Pharmaindustrie mit großem Informationsaufwand angeboten werden, vor. Grundvoraussetzung für alle ernährungstherapeutischen Maßnahmen ist, daß Diätempfehlungen auf exakten pathophysiologischen Befunden beruhen und ihr Wirkeffekt bewiesen ist. Die Deutsche Arbeitsgemeinschaft für Ernährungsmedizin und Diätetik hat erhoben, daß in der Bundesrepublik im Jahr 1983 noch immer in Kur- und Rehabilitationskliniken 16 Prozent und in Universitätskliniken 3 Prozent wissenschaftlich nicht gesicherte Diäten angewendet wurden. Der Grund hiefür wird in der Schwierigkeit der wissenschaftlichen Absicherung diätetischer Untersuchungen gesehen, die oft sehr langwierig sind. Während es manchmal schwer ist, einen Patienten zur konsequenten Einhaltung einer wissenschaftlich abgesicherten Diät zu bewegen, ist es immer wieder überraschend, mit welcher Begeisterung Außenseiterdiäten, die von den üblichen Ernährungsgewohnheiten oft erheblich abweichen, praktiziert werden. Die Berater sind oft Fanatiker. Klare, einfache Erklärungen wirken hier überzeugend, auch wenn es die angepriesenen Wirkmechanismen häufig nicht gibt oder Schlagworte unbewiesen bleiben. (Informationen über verbreitete Schlankheits- und Gesundheitskuren befinden sich im Anhang.)

Das österreichische Lebensmittelgesetz befaßt sich mit diätetischen Lebensmitteln und definiert sie folgendermaßen:

Lebensmittel für bestimmte Verbrauchergruppen mit dem Zweck, die Zufuhr bestimmter Nährstoffe oder anders ernährungsphysiologisch wirkender Stoffe zu steigern oder zu verringern, um besonderen Ernährungsbedürfnissen bei Krankheiten, Mangelerscheinungen, Funktionsanomalien und Überempfindlichkeiten, ferner während der Schwangerschaft oder Stillzeit, des Säuglings- oder Kleinkindes Rechnung zu tragen.

Diätetische Lebensmittel haben sich also von üblichen Lebensmitteln vergleichbarer Art zu unterscheiden. Sie sind beim Gesundheitsministerium anzumelden und können binnen drei Monaten nach der Anmeldung untersagt werden.

Es gibt heute eine Reihe solcher gesicherter medizinischer Diätformen, an deren Spitze die kohlenhydratreduzierte Diabetesdiät und die purinreduzierte, alkoholfreie Diät bei Gicht stehen. Dazu kommen: Kochsalzarme Diäten bei Bluthochdruck und Nierenerkrankungen, Diäten für die verschiedenen Anaemien, fettreduzierte Diäten bei Leber-, Galle- und Pankreasleiden. Diäten bei den verschiedenen Intoleranzen gegen verschiedene Zucker, allen voran bei Laktoseintoleranz und bei der noch gar nicht so lange bekannten Zöliakie, einer Proteinintoleranz gegen Gliadin in Weizen, Roggen, Gerste und Hafer. Nur Reis und Mais, wie auch reine Stärke, sind gliadinfrei.

Cholesterin-Risiko

Das größte Allgemeininteresse haben derzeit die diätetischen Möglichkeiten einer Beeinflussung des Fettstoffwechsels im Zusammenhang mit Herz-Kreislauferkrankungen. Um es vorwegzunehmen, es handelt sich dabei um eine Fortsetzung des Gewichtsreduktionstrends. Noch vor wenigen Jahrzehnten hat man Cholesterin, offenbar weil es im Hirn in großen Mengen vorkommt, als Arzneimittel (Nervennahrung) verschrieben, bis erhöhtes Cholesterin als eine der Ursachen des Herzinfarktes genannt wurde. Eine Zeitlang vom Rauchen und den Triglyceriden (Neutralfette im Blut) in den Hintergrund gedrängt, ist dieses Thema nun wieder in den Vordergrund gerückt.

Ausgegangen ist das „Cholesterin-Fieber" von den USA. Dort weiß inzwischen jedermann seinen Cholesterinblutwert, und es wird ihm dauernd vorgehalten, daß er zuviel Cholesterin in Form von tierischen Fetten, Eiern, Innereien zu sich nimmt. Ein Jahrzehnt lang wurde das Übergewicht als Gesundheitsfeind Nummer eins propagiert, und alle predigten, man müsse das „Idealgewicht" haben, um möglichst lange gesund zu bleiben und fit zu sein.
In der Folge bemühten sich Millionen, ein paar Kilo abzuspecken, meist aber die, die es gar nicht so nötig hatten, die wirklich Fetten bemühten sich erst gar nicht.
Trotzdem ist in den Industrieländern kein merkbarer Rückgang des Nahrungsmittelverbrauches festzustellen. Es läßt sich auch nicht

nachweisen, daß die Menschen gesünder geworden wären. Auch bleibt zweifelhaft, ob der unbestreitbare Rückgang des Herzinfarkts eine Folge der Cholesterin-Aktion ist, denn die Zahl der Herzinfarkte geht seit 1967 zurück, lange bevor diese Aufklärungskampagnen begonnen hatten. In Österreich scheinen die Zahlen im Eifer etwas durcheinandergekommen und imposanter geworden zu sein: Laut Ärztekammer liegt Österreich mit herz-kreislaufbedingten Todesfällen mit 54 Prozent an der europäischen Spitze, nach dem „Arteriosklerosebericht" rangiert es hingegen erst an 13. Stelle, bei Gehirnschlag an sechster Stelle. 1988 wurde nun der sogenannte Österreichische Cholesterin-Konsens von namhaften Wissenschaftlern unter Führung der Professoren Dr. Widhalm und Dr. Kunze veröffentlicht. Es ist eine auf bisherigen Kenntnissen und Statistiken beruhende Bewertung des Blutcholesterins als Arterioskleroserisiko. Ein Zusammenhang zwischen erhöhten Konzentrationen von Cholesterin im Blut und dem Auftreten von Herz-Kreislauferkrankungen wurde statistisch festgestellt; demnach soll eine einprozentige Cholesterinabsenkung im Blut das Erkrankungsrisiko um zwei Prozent senken.

Herzinfarkt, Gehirnschlag, Arteriosklerose sind so ernste Sachen, daß man keinesfalls darüberhinweg gehen kann, wenn auch die behaupteten Zahlen nicht stimmen sollten. Das auch in Österreich gestiegene Gesundheitsbewußtsein läßt die Ärztekammer hoffen, mit Veröffentlichungen, in denen sie ein Viertel aller Österreicher wegen Cholesterinblutwerten über 250 mg/dl als besonders stark gefährdet bezeichnen, alle dazu bewegen zu können, ihren Cholesterinblutwert untersuchen zu lassen. Da der bundesweite Cholesterindurchschnitt bei 225 liegen soll, die Risikogrenze aber unter 200, ist der Durchschnittsösterreicher nach Meinung der Ärztekammer gefährdet, daraus ergibt sich, daß auch der Durchschnittsösterreicher zu viel und zu fett ißt.

Dabei wird jedoch übersehen, daß es nicht allein auf den Fettgehalt, die Fettart und den Cholesteringehalt im Essen ankommt. Einseitig ist es auch, tierische Fette generell als schädlich und hochwertige pflanzliche Fette als gesund darzustellen. Die aufklärende Flugschrift der Ärztekammer enthält zudem ein ganzseitiges Inserat für ein Speiseöl mit 70 Prozent mehrfach ungesättigter Fettsäure, die nach neuesten wissenschaftlichen Erkenntnissen nicht mehr als sieben Prozent der Gesamtenergiezufuhr ausmachen soll und in den USA in höheren Dosen neuerdings als krebsgefährlich bezeichnet wird. Woran oder wem soll man glauben?

Gesichert ist, daß Cholesterin eine fettähnliche Substanz ist (Sterin), die der Organismus zum Aufbau von Zellen, Sexualhormonen und für die Gallensäureproduktion braucht und selbst in genügender Menge produziert. Der Mensch ist also nicht auf Cholesterin aus der Nahrung angewiesen. Bei einer Reihe von überwiegend vererbten Stoffwechselkrankheiten kommt es zu einem Ansteigen der Cholesterinkonzentration, oft auch gleichzeitig der Triglyceride (Neutralfette) im Blutserum. Nur ein Teil des vermehrt im Blutserum vorhandenen Cholesterins stammt aus der Nahrung. Hier geht es aber um die Folgen dieser Stoffwechselstörung, die kardiovaskulären Erkrankungen und den Einfluß der Nahrung darauf.

Im Blut ist das Cholesterin als Lipoprotein in stark unterschiedlicher Zusammensetzung vorhanden. Im Prinzip gibt es zwei Arten: Das LDL (Low Density Lipoprotein) sorgt für den Transport des Cholesterins zu den Geweben, das HDL (High Density Lipoprotein) nimmt das Cholesterin auf, und zwar auch solches, das bereits in den Gefäßen eingelagert ist, und führt es zur Leber, wo es zur Bildung von Gallensäure und zur Ausscheidung kommt. Somit ist das HDL ein nützliches Lipoprotein, das vor Gefäßverengung und Arteriosklerose schützt und sogar bereits eingetretene Erkrankungen bessern kann.

LDL-Cholesterin hingegen lagert sich in den Innenwänden von Blutgefäßen ab und verengt sie, wodurch es zu schlechter Blutversorgung in den Gewebeteilen und Absterben kommt. Die Folge sind Angina pectoris, Herzinfarkt, Nierenversagen, Gehirnschlag, Absterben der Füße usw.

Nicht vergessen sein soll, daß das Risiko nicht nur im überhöhten LDL-Cholesterin liegt, sondern auch Bluthochdruck, Rauchen, Diabetes mellitus, Übergewicht und Gicht sich daran beteiligen. Die Ärztekammer sieht daher als Ziel jeder Behandlung, aber auch der Vorbeugung, den HDL-Anteil im Blut zu erhöhen und den LDL-Anteil des Cholesterins unter allen Umständen zu senken.

Der sogenannte österreichische Cholesterin-Konsens ist dabei nichts anderes, als daß am 21. März 1988 insgesamt 37 Fachleute bei einer Konferenz einstimmig eine einheitliche Bewertung der Blut-Cholesterin-Konzentration beschlossen haben, mit dem Ziel, die koronaren Herzkrankheiten in Österreich zu senken.

Zur routinemäßigen Erfassung genügt nach ihrer Meinung eine Gesamtcholesterinbestimmung, bei der Werte bis 200 mg/dl Cholesterin, die 130 mg/dl LDL Cholesterin gleichgesetzt werden, als normal anzusehen sind. Werte, die darüber liegen, sollen einer genauen Bestimmung, auch des LDL-Wertes, und der Feststellung sonstiger Risikofaktoren unterzogen werden und einer diätetischen und allenfalls – nach Prof. Dr. Widhalm bei über 300 mg/dl Cholesterin jedenfalls – einer medikamentellen Behandlung zugeführt werden.

Eine Steigerung des HDL-Cholesterins im Blutserum ist nur durch gesteigerte Mobilität (Radfahren, Laufen etc.) möglich. Ballaststoffreiche Kost ist allgemein günstig. Eine Senkung des Gesamtcholesterins bringt stets eine Senkung des LDL-Cholesterins.

Allerdings kann, was besonders wichtig ist, der Cholesterinblutspiegel mit diätetischen Maßnahmen nur um 10 bis 20 Prozent gesenkt werden. Die Diät soll langsam, aber konsequent die Zufuhr gesättigter Fettsäuren und Cholesterin vermindern, und sie soll ein vorhandenes Übergewicht reduzieren.

Fett soll nicht mehr als 30 Prozent der Gesamtenergie liefern und das Cholesterin aus der Nahrung nicht mehr als 300 Milligramm pro Tag betragen. Wenn das nicht genügt, wären die gesättigten Fettsäuren auf unter 7 Prozent und das Nahrungscholesterin auf 200 Milligramm pro Tag zu reduzieren.

Die Ärztekammer verteufelt tierische Fette und Lebensmittel allgemein, empfiehlt pflanzliche Öle und Margarine und legt einen Menüplan und Einkaufsempfehlungen vor, die, wenn sie wirklich befolgt werden, die Kost der Betroffenen quasi auf den Kopf stellen und die gesamte Ernährungswirtschaft umkrempeln würde. Die ärztlich gewünschte Fettreduktion würde ein Drittel des gesamten Fett- und Ölverzehrs in Österreich ausmachen. Die Hälfte der gebräuchlichen Lebensmittel wird verpönt, und dafür werden Lebensmittel, die normalerweise österreichische Speisezettel kaum zieren, propagiert. Über die Rezepte und Zubereitungen hat der ärztliche

Leiter des Rehabilitationszentrums Großgmain, Salzburg, Dr. Max Picher, der solch eine Diät mit wenig Fleisch und zweimal wöchentlich Fisch durchsetzen wollte, sehr treffend gesagt: „Ein Aufstand unter den Patienten und beim Personal war die Folge, die Köche wären beinahe erschlagen worden."

Laut „Ernährung des Menschen" von Elmadfa Ibrahim und Claus Leitzmann, Stuttgart, Ulmer 1988, erhöht den Cholesterinspiegel Myristin- und Palmitinsäure, mittelkettige und einfach ungesättigte Fettsäuren beeinflussen den Serumspiegel nicht. Bemerkenswerterweise hat daher gut die Hälfte der Fettsäuren in Butter gar keinen Einfluß auf den Cholesterinspiegel, sie enthält aber 240 mg Cholesterin/100 g (gewöhnliche Margarine 115 mg/100 g). Und weiter heißt es: *„Gegenwärtig ist der Einfluß der verschiedenen Nahrungslipide auf den Cholesterinspiegel nicht eindeutig geklärt."*

Es ist auch nicht möglich, verbreitete Ernährungsgewohnheiten radikal umzukehren; außerdem: Essen sollte doch eigentlich auch eine Freude sein. Zweckmäßig ist es daher, den Konsumenten Lebensmittel anzubieten, die einen verringerten Fettgehalt aufweisen, z. B. Streichfette mit verringertem Fettgehalt; ferner Leichtwürste mit unter 15 Prozent Fett, also der halben Fettmenge normaler Würste dieser Art; Mayonnaisen wurden bereits von 80 Prozent auf 50 und 40 Prozent Fettgehalt gesenkt, weitere Fettreduktionen werden versucht; nicht zuletzt Diätwürste für Personen mit erhöhtem Cholesterinspiegel. Diese Würste werden nur aus magerem Rindfleisch und linolsäurereichem Pflanzenfett hergestellt und haben einen Fettgehalt von bloß 5 bis 10 Prozent.

Fettsäurespektrum:

	Myristin-säure C 14	Palmi-tinsäure C 16	Palmito-leinsäure C 16 : 1	Stearin-säure C 189	Ölsäure C 18 : 1	Linol-säure C 18 : 2
normale Frankfurter	0,7	17,7	1,4	11,6	56,1	12,4
Frankfurter aus Rindfleisch und Pflanzenfett	0,3	7,5	0,3	4,7	26,6	60,6

Lebensmittel tierischer Herkunft sollten also in fett- und cholesterinreduzierten „gesunden" Varianten und mit österreichischem Geschmacksniveau vermehrt auf den Markt kommen – für jeden, der sie braucht und der sie will.

Cholesterin- und Puringehalt verschiedener Nahrungsmittel in mg/100 g eßbaren Anteil (nach Souci-Kraut-Fachmann 1986):

Lebensmittel	Cholesterin	Purine
Fleisch	60–100	
Rind, Schwein	65	100–170
Huhn	81	60–80
Pute	74	60–80
Leber: Rind, Schwein	300–375	200–290
Leber: Huhn	555	245
Nieren: Rind, Schwein	365–380	215
Kalbshirn	2 000	100–160
Kalbsbries	nicht bekannt	1 050
Speck	62	
Rindertalg	70–140	
Schmalz	50–122	
gewöhnliche Brätwurst*)	50–60	
fettreduzierte Brätwürste aus Rindfleisch*)	20–40	
Aal	142	
Forelle	55	
Lebertran	850	
Butter	240 (220–270)	
Dotter	1 600–2 100 1 Stück ca. 200	

Die Normalprodukte müssen natürlich weiter produziert werden, denn es ist nicht anzunehmen, daß alle Leute auf den Diätzug aufspringen werden.
- Cholesterinfrei sind: Obst, Gemüse, Kartoffeln, Hülsenfrüchte, Getreide, Mehl, Mahlprodukte, Nüsse, Pflanzenöle und -fette, Eiklar.
- Bis 60 mg/100 g Cholesterin enthalten: Milch, Rahm, Käse bis 30 % F. i. T., Topfen bis 20 % F. i. T., magere Fische, fettreduzierte Würste.

- Von 60 bis 140 mg /100 g Cholesterin enthalten: Geflügel, Rind- und Schweinefleisch, Kalbfleisch, fette Fische, Wurst, Zunge, Käse ab 45 % F. i. T.
- Von 140 bis 250 mg/100 g Cholesterin enthalten: Butter, Kaviar, bestimmte Margarinesorten.
- Über 250 mg/100 g Cholesterin enthalten: Innereien und 1 Hühnerei (Dotter).

Interessante Aspekte bieten die Omega-3-Fettsäuren, die sich in nennenswerten Konzentrationen nur im Fett bestimmter Fische finden. Es scheint eine Kost, die reich an dieser Fettsäure ist, der Entstehung arteriosklerotischer Erkrankungen entgegenzuwirken, den HDL-Anteil zu verbessern und Bluthochdruck positiv zu beeinflussen. Für diesen Fall müßte man aber 400 Gramm Lachs oder ein Kilogramm Heilbutt wöchentlich essen. Über Fisch wird daher der Bedarf wohl nicht gedeckt werden, sondern über Kapseln.

Essen wir uns wirklich zu Tode?
Eine Nachbemerkung.

Zweifellos gibt es diese Angst. Und nicht zuletzt darin ist auch der Trend zu ungewöhnlichen Kostformen begründet. Oft ist es eine Angst vor dem Unbekannten – und Unbekanntes gibt es in der modernen Urproduktion und Lebensmittelproduktion für den Außenstehenden mehr als genug. Vielleicht gibt es heute nicht mehr zweifelhafte Praktiken mit Lebensmitteln als früher, die Möglichkeiten dafür sind jedenfalls gestiegen. Es gibt aber auch mehr Kontrollen, und der Konsument ist besser informiert als jemals zuvor.

Trotzdem: Die Gefahr, die in der bakteriellen Lebensmittelvergiftung liegt und durch Massentierhaltung gefördert wird, wächst, ohne daß sie genügend Beachtung findet. Vor chemischer Gefährdung schützen international geübte Präventive, doch lückenlos sind sie nicht. Gesteigerter wirtschaftlicher Nutzen liegt oft nicht weitab von gesundheitlichen Gefahren. Es bedarf also einer ständigen Wachsamkeit, um die Interessen der Verbraucher zu wahren, ihre Gesundheit zu schützen und ihre wirtschaftliche Position zu erhalten.

Eine Gefährdung ganz anderer Art ist die Verführung zur Überernährung: Da sind die so süßen Zuckerln, die die Zähne kosten, dort locken Pommes frites und das Cremeeis, und manchen plagen die Vierterln und die saftigen Stelzen. Es liegt auch an uns selbst, ob wir uns krank oder zu Tode essen.

Anhang

Übersichten

Stoffe mit E-Nummern
(Der Verwendungszweck des jeweiligen Zusatzstoffes ist, soferne die Verwendung bekannt, mit einem Großbuchstaben in Klammern gekennzeichnet)

(A)   – Antioxidationsmittel
(AK)   – Antiklumpmittel
(E)   – Emulgatoren, Stabilisatoren
(F)   – Farbstoff
(G)   – Geschmacksverstärker
(K)   – Konservierungsmittel
(S)   – Säuerungsmittel
(SCH)   – Schaumbekämpfungsmittel
(T)   – Trägerstoffe und Lösungsmittel
(TR)   – Trennmittel
(V)   – Verdickungs- und Geliermittel

E 100   Kurkumin (F)
E 101   Lactoflavin, Riboflavin (F)
E 101a Riboflavin-5-phosphat (F)
E 102   Tartrazin (F) in Österreich verboten
E 104   Chinolingelb (F)
E 110   Gelborange S (F)
E 120   Echtes Karmin, Karminsäure, Cochenille (F)
E 122   Azorubin (F)
E 123   Amaranth (F)
E 124   Cochenillerot A (F)
E 127   Erythrosin (F)

E 131	Patentblau V (F)
E 132	Indigotin I, Indigokarmin (F)
E 140	Chlorophyll a + b (F)
E 141	Kupferhaltige Komplexe der Chlorophylle und Chlorophylline (F)
E 142	Brillantsäuregrün BS, Lisamingrün (F)
E 150	Zuckerkulör (F)
E 151	Brillantschwarz BN (F)
E 152	Schwarz 7984
E 153	Carbo medicinalis vegetabilis (F)
E 160	Carotinoide
E 160a	alpha-beta-gamma-Carotin
E 160b	Bixin, Norbixin (F), Annato, Orlean
E 160c	Capsanthin, Capsorubin (F)
E 160d	Lycopin
E 160e	beta-Apo-8'-carotinal (F)
E 160f	beta-Apo-8'-carotinsäure-ethylester (F)
E 161	Xanthophylle (F)
E 161a	Flavoxanthin (F)
E 161b	Lutein (F)
E 161c	Kryptoxanthin (F)
E 161d	Rubixanthin (F)
E 161e	Violaxanthin (F)
E 161f	Rhodoxanthin (F)
E 161g	Canthaxanthin (F)
E 162	Beetenrot, Betanin (F)
E 163	Anthocyane (F)
E 170	Calciumcarbonat (F)
E 171	Titandioxid (F)
E 172	Eisenoxide und -hydroxide (F)
E 173	Aluminium (F)
E 174	Silber (F)
E 175	Gold (F)
E 180	Rupinpigment BK, Litholrubin BK (F)
E 200	Sorbinsäure (K)
E 201	Natriumsorbat (K)
E 202	Kaliumsorbat (K)

E 203	Calciumsorbat (K)
E 210	Benzoesäure (K)
E 211	Natriumbenzoat (K)
E 212	Kaliumbenzoat (K)
E 213	Calciumbenzoat (K)
E 214	p-Hydroxybenzoesäureethylester (K)
E 215	p-Hydroxybenzoesäureethylester, Natriumverbindung (K)
E 216	p-Hydroxybenzoesäure-n-propylester (K)
E 217	p-Hydroxybenzoesäure-n-propylester, Natriumverbindung (K)
E 218	p-Hydroxybenzoesäuremethylester (K)
E 219	p-Hydroxybenzoesäuremethylester, Natriumverbindung (K)
E 220	Schwefeldioxid (K/A)
E 221	Natriumsulfit (K/A)
E 222	Natriumhydrogensulfit (Natriumbisulfit) (K/A)
E 223	Natriumdisulfit (K/A)
E 224	Kaliumdisulfit (K/A)
E 226	Calciumsulfit (K/A)
E 227	Calciumhydrogensulfit (Calziumbisulfit) (K/A)
E 230	Biphenyl, Diphenyl (K)
E 231	Orthophenylphenol (K)
E 232	Natriumorthophenylphenolat (K)
E 233	Thiabendazol (K)
E 236	Ameisensäure (K)
E 237	Natriumformiat (K)
E 238	Calciumformiat (K)
E 239	Hexamethylentetramin (K)
E 249	Kaliumnitrit
E 250	Natriumnitrit (K)
E 251	Natriumnitrat (K)
E 252	Kaliumnitrat (K)
E 260	Essigsäure (S)
E 261	Kaliumacetat (S)
E 262	Natriumdiacetat (S)
262	Natriumacetat (S)
E 263	Calciumacetat (S)

E 270   Milchsäure (S)
E 280   Propionsäure
E 281   Natriumpropionat (K)
E 282   Calciumpropionat (K)
E 283   Kaliumpropionat (K)
E 290   Kohlendioxid (S)
296   L-Äpfelsäure (S)
         DL-Äpfelsäure (S)
297   Fumarsäure (S)
E 300   L-Ascorbinsäure (A)
E 301   Natrium-L-Ascorbat (A)
E 302   Calcium-L-Ascorbat (A)
E 304   6-Palmitoyl-L-Ascorbinsäure (L-Ascorbylpalmitat) (A)
E 306   stark tocopherolhaltige Extrakte natürlichen Ursprungs (A)
E 307   synthetisches Alpha-Tocopherol (A)
E 308   synthetisches Gamma-Tocopherol (A)
E 309   synthetisches Delta-Tocopherol (A)
E 310   Propylgallat (A)
E 311   Octylgallat (A)
E 312   Dodecylgallat (A)
E 320   Butylhydroxyanisol (BHA) (A)
E 321   Butylhydroxytoluol (BHT) (A)
E 322   Lecithine (E)
E 325   Natriumlactat (S)
E 326   Kaliumlactat (S)
E 327   Calciumlactat (S)
E 330   Citronensäure (S)
E 331   Natriumcitrate (S)
E 332   Kaliumcitrate (S)
E 333   Calciumcitrate (S)
E 334   L (+) Weinsäure (S)
E 335   Natriumtartrate (S)
E 336   Kaliumtartrate (S)
E 337   Natrium-Kaliumtartrat (S)
E 338   Orthophosphorsäure (S)
E 339   Natriumorthophosphate (S)
E 340   Kaliumorthophosphate (S)

E 341	Calciumorthophosphate (K)
343	Magnesiumorthophosphat (S)
350	Nariummalate (S)
351	Kaliummalate (S)
352	Calciummalat (S)
353	Metaweinsäure (S)
354	Calciumtartrat (S)
355	Adipinsäure (S)
363	Bernsteinsäure (S)
375	Nicotinsäure (S)
E 400	Alginsäure (V)
E 401	Natriumalginat (V)
E 402	Kaliumalginat (V)
E 403	Ammoniumalginat (V)
E 404	Calciumalginat (V)
E 405	Propylenglykolalginat (V)
E 406	Agar-Agar (V)
E 407	Carrageen (V)
E 410	Johannisbrotkernmehl (V)
E 412	Guarkernmehl, Guar-Gummi (V)
E 413	Traganth (V)
E 414	Gummi arabicum (V)
E 415	Xanthan (V)
E 420	Sorbit (T)
E 421	Mannit (T)
E 422	Glycerin (T)
E 440a	Pektine (V)
E 440b	Amidierte Pektine (V)
442	Ammoniumsalze von Phosphatidsäuren
E 450a	Di-, Tri- und Tetraphosphate, Natrium und Kalium
E 450b	Pentanatrium und Pentakulium-Triphosphate, Natrium und Kalium
E 450c	Polyphosphate, Natrium und Kalium
E 460	Mikrokristalline Cellulose, Cellulosepulver (V)
E 461	Methylcellulose (V)
E 463	Hydroxypropylcellulose (V)
E 464	Hydroxypropylmethylcellulose (V)

E 465	Methyläthylcellulose (V)
E 466	Carboxymethylcellulose (V)
E 470	Natrium-, Kalium- oder Calciumsalze der Speisefettsäuren (E)
E 471	Mono- und Diglyceride von Speisefettsäuren (E)
E 472	Mono- und Diglyceride von Speisefettsäuren, verestert mit
E 472a	-Essigsäure (E)
E 472b	-Milchsäure (E)
E 472c	-Citronensäure (E)
E 472d	-Weinsäure (E)
E 472e	-Monoacetyl- und Diacetyl-Weinsäure (E)
E 472f	Essigsäure und Weinsäure (E)
E 473	Zuckerester: Ester von Saccharose und Speisefettsäuren
E 474	Zuckerglyceride: Ester von Saccharose und Glycerin mit Speisefettsäuren
E 475	Polyglycerinester von Speisefettsäuren (E)
E 477	1,2 Propylenglykolester von unpolimerisierten Speisefettsäuren
E 481	Natriumstearyllactyl-2-lactat
E 482	Calciumstearyllactyl-2-lactat
E 483	Stearyltartrat
500	Natriumcarbonate (AK)
501	Kaliumcarbonate (AK)
503	Ammoniumcarbonate (AK)
504	Magnesiumcarbonat (AK)
507	Salzsäure (S)
508	Kaliumchlorid (S)
509	Calciumchlorid (S)
510	Ammoniumchlorid (S)
511	Magnesiumchlorid (S)
E 1400	Chemisch modifizierte Stärken
E 1400	Dextrine
E 1401	Mit Säure behandelte Stärke
E 1402	Mit Alkali behandelte Stärke
E 1403	Gebleichte Stärke
E 1404	Oxydativ abgebaute Stärke
E 1410	Monostärkephosphat

E 1411   Distärkephosphat
E 1413   Phosphatiertes Distärkephosphat
E 1414   Acetyliertes Distärkephosphat
E 1420   Stärkeacetat
E 1422   Acetyliertes Distärkeadipat
E 1423   Acetylierte Stärke, vernetzt durch Glycerin
E 1430   Stärke, vernetzt durch Glycerin
E 1440   Hydroxypropylstärke
E 1441   Hydroxypropylstärke, vernetzt durch Glycerin
E 1442   Hydroxypropyldistärkephosphat

513   Schwefelsäure (S)
514   Natriumsulfat, Natriumhydrogensulfat
515   Kaliumsulfat, Kaliumhydrogensulfat
516   Calciumsulfat
520   Aluminiumsulfat
523   Aluminiumammonsulfat
524   Natriumhydroxid
525   Kaliumhydroxid
526   Calciumhydroxid
527   Ammoniumhydroxid
528   Magnesiumhydroxid
529   Calciumoxid
530   Magnesiumoxid
535   Natriumhexacyanoferrat (II) (AK)
536   Kaliumhexacyanoferrat (II) (AK)
540   Diacalciumdiphosphat
543   Calciumnatriumpolyphosphat
544   Calciumpolyphosphate
550   Natriumsilicate
551   Kieselsäure, Siliciumdioxid (AK)
552   Calciumsilicate
553a   Magnesiumsilicate (TR)
553b   Talkum (TR)
554   Aluminiumsilicate (TR)
558   Bentonit
570   Stearinsäure

572 Magnesiumstearat
574 Gluconsäure
575 Glucono-delta-lacton in Österreich verboten
576 Natriumgluconat
577 Kaliumgluconat
578 Calciumgluconat
579 Eisengluconat (G)
620 Glutaminsäure (G)
621 Natriumglutamat (G)
622 Kaliumglutamat (G)
623 Calciumglutamat (G)
625 Magnesiumglutamat (G)
627 Natriumguanylat (G)
628 Kaliumguanylat (G)
631 Natriuminosinat (G)
632 Kaliuminosinat (G)
636 Maltol (G)
637 Ethylmaltol (G)
901 Bienenwachs (TR)
902 Candelillawachs (TR)
903 Carnaubawachs (TR)
904 Schellack
905 Paraffinöl, Hartparaffine (SCH)
906 Benzoe-Harz
907 Mikrokristalline Wachse
913 Wollfett
915 Glycerin- und Pentaerythrit-Ester des (teilweise hydrierten oder polymerisierten) Kolophoniums
920 L-Cystein, L-Cysteinhydrochlorid
921 L-Cystin
925 Chlor
926 Chlordioxid

(Aus einer Information der Konsumentenredaktion des ORF-Hörfunk über Lebensmittelzusatzstoffe)

Erlaubte Konservierungsmittel: Mengenangaben und Art der Lebensmittel

In Österreich dürfen folgende Konservierungsmittel in folgenden Lebensmitteln enthalten sein:

1. Fischzubereitungen und Muschelerzeugnisse (Marinaden):
   bis 2 g/kg Sorbinsäure; bis 2 g/kg Benzoesäure;
   bis 0,5 g/kg pHB-Ester
2. Fischpasten und ähnliche Erzeugnisse mit weniger als 10 Prozent:
   bis 2 g/kg Sorbinsäure; bis 2 g/kg Benzoesäure;
   bis 0,5 g/kg pHB-Ester
3. Salzheringserzeugnisse, Salzfische in Öl:
   bis 2 g/kg Sorbinsäure; bis 2 g/kg Benzoesäure;
   bis 0,5 g/kg pHB-Ester
4. Fischwaren aus Rogen, ausgenommen geräucherter Rogen:
   bis 2 g/kg Sorbinsäure; bis 2 g/kg Benzoesäure;
   bis 0,5 g/kg pHB-Ester
5. Anchosen und Garnelen, Krabben- und Krebserzeugnisse mit einem Kochsalzgehalt unter 10 Prozent:
   bis 1,5 g/kg Sorbinsäure; bis 3 g/kg Benzoesäure
6. Gabelbissen, Aspik und ähnliche Erzeugnisse:
   bis 1,5 g/kg Sorbinsäure; bis 2 g/kg Benzoesäure
7. Mayonnaisen, auch mit Fleisch-, Fisch- oder Gemüseeinlagen:
   bis 1,3 g/kg Sorbinsäure; bis 2 g/kg Benzoesäure
8. Verpacktes Schnittbrot:
   bis 2,0 g/kg Sorbinsäure seit 22. 3. 88
9. a) nicht pasteurisierte Sauergemüse- und Sauerpilzerzeugnisse (ausgenommen Sauerkraut), zum Anbruch bestimmte pasteurisierte derartige Waren in Gefäßen über 2 kg Inhalt:
      bis 1 g/kg Sorbinsäure; bis 1,5 g/kg Benzoesäure;
   b) Sauerkraut im Beutel:
      bis 1 g/kg Sorbinsäure;
   c) gerissener, verpackter Kren:
      bis 1 g/kg Sorbinsäure; bis 1,5 g/kg Benzoesäure;
      bis 0,3 g/kg Schwefeldioxid

10. a) Obstrohsäfte (außer Himbeersaft und jenen Rohsäften, die zum unmittelbaren Genuß oder zur Verarbeitung für Fruchtsäfte, Fruchtsaftgetränke oder Fruchtsafthomogenisate bestimmt sind) einschließlich Geliersäfte und flüssiges Pektin; konzentrierte Säfte bis 1,33 spezifisches Gewicht, nicht jedoch Konzentrate
bis 1 g/kg Sorbinsäure; bis 1,5 g/kg Benzoesäure
b) Himbeerrohsäfte:
bis 1 g/kg Sorbinsäure; bis 1,5 g/kg Benzoesäure;
bis 2,5 g/kg Ameisensäure

11. a) Obstpulpen und Obstmark für Marmeladeerzeugung:
bis 1,25 g/kg Schwefeldioxid
b) Obstpulpen und Obstmark zur Weiterverarbeitung für die Süßwarenerzeugung und Getränkeindustrie:
bis 1 g/kg Sorbinsäure; bis 1,5 g/kg Benzoesäure;
bis 1,25 g/kg Schwefeldioxid

12. Marmeladen, Jams, Obstmuse (SO_2) nur von den verwendeten Pulpen herrührend:
bis 0,4 g/kg Sorbinsäure; bis 0,4 g/kg Benzoesäure;
bis 0,05 g/kg Schwefeldioxid

13. Ketchup
bis 0,5 g/kg Sorbinsäure; bis 0,5 g/kg Benzoesäure

14. Obstsirup (Konservierungsmittel nur aus dem verwendeten Rohsaft stammend):
a) Himbeersirup:
bis 0,33 g/kg Sorbinsäure; bis 0,5 g/kg Benzoesäure;
bis 0,8 g/kg Ameisensäure
b) sonstige:
bis 0,33 g/kg Sorbinsäure; bis 0,5 g/kg Benzoesäure;

15. a) Trockenobst (beschränkt auf Rosinen, Marillen, Äpfel und Birnen):
bis 0,3 g/kg Schwefeldioxid
b) Dickzuckerfrüchte aus der Vorbehandlung stammend:
bis 0,05 g/kg Schwefeldioxid

16. Dauerverpackte, eßfertige zubereitete Trockenpflaumen mit mehr als 30 Prozent Wasser:
bis 0,5 g/kg Sorbinsäure

17. Flüssige und pastenförmige Füllungen für Süßwaren, Maronenpüree:
   bis 1 g/kg Sorbinsäure; bis 1,5 g/kg Benzoesäure;
   bis 1 g/kg pHB-Ester
18. Rohmarzipan, Rohpersipan:
   bis 1 g/kg Sorbinsäure
19. Gewürzsoßen und ähnliche Erzeugnisse:
   bis 1 g/kg Sorbinsäure; bis 1,5 g/kg Benzoesäure
20. Flüssiges Eigelb oder Flüssigei, nicht gefroren, nur für die Erzeugung von Produkten der Ziffer 7:
   bis 10 g/kg Benzoesäure
21. Wäßrige Essenzen, Aromen und Grundstoffe gleichartiger Verwendung mit Alkohol unter 15 Volumsprozent, Kaffee- und Tee-Extrakt, flüssig:
   bis 1 g/kg Sorbinsäure; bis 1 g/kg Benzoesäure
22. Erfrischungsgetränke aus den unter den Ziffern 10 und 21 genannten Produkten hergestellt (Konservierungsmittel nur vom Ausgangspunkt herrührend):
   bis 0,03 g/kg Sorbinsäure; bis 0,03 g/kg Benzoesäure
23. Backfertige Teige (wie Strudelteig) bis 3,5 g/kg Sorbinsäure

Ausnahmegenehmigung durch Einzelbescheide:
Margarinestreichkäse, Energiedrink, Dickzuckerfrüchte, Margarine (für Großverbraucher), Garnierpasten, Salatsauce (Wiener Dressing), milder Senf, Tomatenmark in Tuben: Sorbinsäure
Fruchtsirupe: Ameisensäure
Margarinestreichkäse, pasteurisiertes Sauergemüse (in Anbruch-Packungen über 2 l Inhalt), Sauerkraut, milder Senf, Tomatenmark in Tuben, Salatsauce (Wiener Dressing), Einlegeaufguß: Benzoesäure
Flüssiges Pektin: Schwefeldioxid
Zitrusfrüchte: bis 7 mg/kg Diphenyl (in Früchten ohne Schale bestimmt); bis 10 mg/kg Phenylphenol; bis 6 mg/kg Thiabendazol (bis 0,04 mg/kg in Früchten ohne Schale bestimmt)
Bananen: bis 3 mg/kg Thiabendazol (bis 0,4 mg/kg in Früchten ohne Schale bestimmt)

Die in Österreich zugelassenen Farbstoffe

E 163 Anthocyane – natürlicher Farbstoff rot bis blau aus Weintraubenschalen, Beeren und Rotkraut

E 160b Bixin, Norbixin – natürlicher Farbstoff, orange, aus Samenextrakten

E 142 Brillantsäuregrün BS – künstlicher Farbstoff, grün bis blau

E 151 Brillantschwarz BN – Azofarbstoff künstlich, nur zum Färben von Kaviarersatz zugelassen

E 161g Canthaxantin – natürlicher Farbstoff – Carotinabkömmling, orangerot

Hat als Bräunungsmittel in großen Mengen angewendet zu Ablagerungen in der Netzhaut geführt, als Lebensmittelfarbstoff infolge der geringen Menge unbedenklich.

E 160c Capsantin, Capsorubin – natürlicher Farbstoff, rot aus Paprikaschoten

E 153 Carbo medizinalis vegetabilis – künstlicher Farbstoff, schwarz aus der Verkohlung von Pflanzen

E 160a, e, f Carotin und Carotinoide – natürliche Farbstoffe, orange, aus Karotten, Palmöl, Paprika, Paradeiser

E 104 Chinolingelb – künstlicher Farbstoff, gelb

E 140 Chlorophylle – natürlicher Farbstoff, grün, aus Luzerne, Brennesseln, Gras etc.

E 141 Kupferhaltige Komplexe der Chlorophylle – natürlicher Farbstoff, grün, aus Luzerne, Brennesseln, Gras etc.

E 124 Cochenillerot A – Azofarbstoff, künstlich, rot

E 120 Carminsäure – künstlicher Farbstoff, rot

E 127 Erythrosin – künstlicher Farbstoff, rot, wegen seines hohen Jodgehaltes wird eine Schilddrüsenbeeinflussung vermutet, er wird aber nur zum Färben von Cocktailkirschen verwendet und ist deshalb unbedeutend

E 110 gelborange S – Azofarbstoff, künstlich, orange, eine endgültige toxikologische Beurteilung steht aus

E 132 Indigotin – künstlicher Farbstoff, blau

E 100 Kukurmin, Kurkuma-Extrakt – natürlicher Farbstoff, gelb mit scharfem Geschmack aus Gelbwurz

Färbegewürz für Würzen, Soßen, Curry, Senf u. a.

E 101 Lactoflavin, Riboflavin – natürlicher Farbstoff, gelb, Vitamin B$_2$ aus Molke
E 101a Lactoflavin-5-phosphat, Riboflavin-5-phosphat – natürlicher Farbstoff, gelb
E 131 Patentblau V – künstlicher Farbstoff, blau
E 162 Roter-Rüben-Extrakt (Betanin) – natürlicher Farbstoff rot, aus roten Rüben
E 150 Zuckercouleur – künstlicher Farbstoff, braun wird nach verschiedenen Verfahren hergestellt. Bei Ammoniak-Zuckercouleur verursachen größere Mengen eine Verminderung der Lymphzellen. Ammoniak-Zuckercouleur darf nur dem Färbebier für dunkle Biere zugesetzt werden.

Pigmentfarbstoffe nur zur Oberflächenfärbung von Süßwaren
E 173 Aluminium – silbern, Metall
E 170 Calciumcarbonat – grauweiß, aus Kalk, Kreide
E 172 Eisenoxide und Eisenhydroxide – gelb, rot, braun, schwarz aus Mineralien
E 171 Titandioxid – weiß, Mineralien

Farbstoffe zum Färben und Bemalen von Eierschalen sowie zum Stempeln von Lebensmitteln
Acilanbrillantblau FFR – keine E-Nummer – blau
Acilanechtgrün 10 G – keine E-Nummer – grün
E 122 Azorubin – Azofarbstoff, rot
Ceresgelb GRN – keine E-Nummer- Azofarbstoff, gelb
Ceresrot G – keine E-Nummer – Azofarbstoff, rot
Echtsäureviolett R – keine E-Nummer – violett
Methylviolett B – keine E-Nummer – violett
Naphtholgrün B – keine E-Nummer – grün
E 123 Naphtolrot S, Amaranth – rot
In den USA seit 1976 zum Färben von Lebensmitteln verboten, in Österreich und der BRD ebenfalls zum Färben von Lebensmitteln verboten.
Phthalocyaningrün – keine E-Nummer – grün
Ultramarin – keine E-Nummer – blau
Viktorialblau B – keine E-Nummer – blau

Folgende Lebensmittel dürfen mit den zugelassenen Lebensmittel-farbstoffen gefärbt werden:

1. Lachsersatz in Öl
2. Kaviarersatz
3. Himbeersirup, Orangeaden
4. Alkoholfreie Erfrischungsgetränke, ausgenommen Fruchtsaftli-monaden
5. Brausepulver, „Instant"-Pulver für alkoholfreie Erfrischungsge-tränke, ausgenommen für Fruchtsaftlimonaden
6. Puddings und Cremes sowie deren Pulver *
7. Dickzuckerfrüchte, ausgenommen Zitronat und Orangeat, Cock-tailkirschen
8. Speiseeis (einschließlich Speiseeishalbfabrikate und Grund-stoffe), ausgenommen Karamel-, Kakao-, Schokolade-, Heidel-beer- und schwarzes Johannisbeereneis
9. Zuckerüberzüge und Zuckerglasuren, Verzierungen, Drageedek-ken, Zuckerschichten, zur Ausschmückung gefärbte Anteile von Schokolade- und Zuckerwaren, Fein- und Konditorbackwaren und von Kaugummi *
   Marzipan und Persipan, Massen aus anderen fettreichen Sa-men, Geleeartikel, aromatisierte Füllungen *
   Sonstige Zuckerwaren, ausgenommen Lakritzen *
   Süße Übergußsoßen *
10. Windbäckerei, Patiencen, Fondant, Fondantglasuren; Tortenge-lees
11. Kunsthonig (nicht mit Zuckercouleur nach dem Ammaniumsul-fitverfahren)
12. Inländerrum (Kunstrum, Kunstrumessenzen), Trinkbrannt-weine, Weinbrand, Cognac, Whisky, Überseerum, Arrak und Li-köre (und deren Kompositionen) *
13. Margarine und Margarineschmalz (nur mit Beta-Carotin u. ä.)
14. Färbebier für dunkle Biere, ausgenommen Biere mit mehr als 14° Stammwürze
15. Schnittmarmeladen, Quittenkäse, Obstgelees
16. Kirschenkompott (nicht jedoch Weichselkompott)
17. Schnittkäse und gereifter Weichkäse (nur mit Beta-Carotin u. ä.)
18. Senf (nur mit Kurkuma-Extrakt und Lactoflavin)

19. Suppenwürfel, Suppen (nur mit Beta-Carotin u. ä., Chlorophyllen u. ä. und Zuckercouleur, ausgenommen Suppen, die unter Verwendung von Fleisch, Fisch, Huhn oder Steinpilz zubereitet wurden)
20. Braune Soßen für Fleischgerichte, Würzsoßen (nur mit Zuckercouleur), ausgenommen Gulaschsaft
21. Kartoffeldauerprodukte (nur mit Kurkuma-Extrakt)
22. Verzehrprodukte in Dragee- oder Pastillenform
23. Verzehrprodukte, hergestellt unter Verwendung einer Gummibase
24. Gelatinehüllen von Verzehrprodukten

* ausgenommen, wenn darauf hingewiesen wird, daß die Herstellung unter Verwendung von Milch, Eigelb, Honig, Malz, Karamel, Schokolade etc. erfolgt.
Essig und Marmeladen waren ursprünglich in dieser Liste enthalten. Seit 30. Juni 1985 dürfen beide Produktgruppen nur noch ungefärbt verkauft werden.

Emulgatoren und Stabilisatoren, die in Österreich zugelassen sind

A. Lecithin (E 322)
Lecithine werden bei der Soja-, Raps- und Maiskeimölherstellung gewonnen. Sie sind normale Nahrungsbestandteile und völlig unbedenklich.
B. Mono- und Diglyceride der Speisefettsäuren (E 471)
Sie sind die meistverwendeten Emulgatoren, ebenfalls normale Nahrungsbestandteile im Wege des Fettabbaues und völlig unbedenklich.
C. Mono- und Diglyceride der Speisefettsäuren verestert mit Genußsäuren
C1 Essigsäuren E 472a
C2 Milchsäure E 472b
C3 Zitronensäure E 472c
C4 Weinsäure E 472d

C5 Monacetyl- und Diacetylweinsäure E 472e
C6 Essigsäure und Weinsäure E 472f
Auch diese Stoffe sind vollkommen unbedenklich.
D. Polyglycerinester der Speisefettsäuren E 475
Gesundheitlich unbedenklich. Sie verhindern das Spritzen heißer Fette und Öle.
E. 1,2-Propylenglykolester der Speisefettsäuren E 477

Diese mit den Buchstaben A bis E bezeichneten Emulgatoren und Stabilisatoren dürfen folgenden Lebensmitteln zugesetzt werden:
Aufstrichkonserven: B, C1 bis C3
Backerzeugnisse, Fertigmehle, Weizenbrot und Gebäck: A, B, C1 bis C5
Sonstige Brotsorten: A, B, C1 bis C6
Fein- und Konditorbackwaren, Dauerbackwaren, Teige: A, B, C1 bis C5, D
Cremen, fetthaltig: A, B, C1 bis C5, E
Fettglasuren: A, B
Gemüsezubereitungen: B
Gewürzextrakte: A, B, C1 bis C6
Glutenfreie und eiweißarme Teigwaren: A, B, C1 bis C4
Kakaoerzeugnisse (Kakaopulver, Schokoladen, Schokoladenüberzüge, -waren, -streusel, -pulver, Trinkkakaomischungen, kakaohaltige Fettglasurmassen und Übergußsoßen, Trüffelmassen, Nougatmassen): A
Füllungen für gefüllte Schokoladen: A, B
Kakaomilch: A
Kartoffeldauerprodukte: A, B, C3
Ketchup: A
Kochwürste, streichfähig: B, C1 bis C6
Margarine: A, B
Margarine zur gewerblichen Verwendung: A, B, C1 bis C4
Milchpulver (ausgenommen für Säuglingsmilchnahrung): A
Pudding, gesüßte Cremen, Puddingpulver, Cremepulver: A, B, C1 bis C4, E
Salatsoßen, Salatcremen, Salatdressings (ausgenommen mayonnaise-ähnliche): A, B, C1 bis C4

Säuglingsnahrung bei Milchunverträglichkeit : B
Soßen für Fischkonserven: A, B, C1 bis C4
Speiseeis, Speiseeishalberzeugnisse: A, B, C2, C3
Speisefette zur gewerblichen Verwendung als Brat- und Backfette:
A, B, C1 bis C4
Suppen, gebunden, Instantsuppen: A, B, C1, C4
Erdnußmark- oder Haselnußmarkzubereitungen: A, B
Teigwaren für Instantfertiggerichte: B
Würzsoßen mit Öl: A, B, C1 bis C4
Geleeartikel: B
Karamellen: A, B
Kaugummi: A
Zuckerstreusel, Zuckerwaren-Rohmassen: A, B

Als Verdickungsmittel und Geliermittel dürfen folgende Stoffe verwendet werden:
1. Agar-Agar (E 406)
   Es wird aus Rotalgen gewonnen. Gesundheitliche Bedenken bestehen nicht.
2. Alginsäure (E 400), Natriumalginat (E 401), Kaliumalginat
   (E 402), Calciumalginat (E 404), Propylenglykolalginat (E 405),
   Algin ist ein Zellwandbestandteil verschiedener Braunalgen. Es
   wird hauptsächlich zur Gelherstellung benutzt. Von gesundheitlichen Beeinträchtigungen ist nichts bekannt. Berichtet wird,
   daß es die Verfügbarkeit der Spurenelemente Eisen und Mangan vermindert und daher nicht in zu großen Mengen genossen
   werden soll.
3. Carrageen und Carrageenate (E 407)
   Die Gerüstsubstanzen der nordatlantischen Rotalgen werden
   vom Körper wahrscheinlich nicht resorbiert. Während beim
   Carrageen bisher alle Langzeitfütterungsversuche negativ ver-
   liefen, verursachte das Carrageenan Geschwüre im Darm von
   Ratten, Kaninchen und Meerschweinchen.
4. Guarkernmehl, Guargummi (E 412)
   Es wird aus den Samen eines indischen Baumes gewonnen. Füt-
   terungsversuche zeigten keine signifikanten toxischen Effekte.
5. Gummi arabicum (E 414)

Der getrocknete Saft aus dem Stamm von Akazienarten wird im Körper völlig abgebaut und ist unbedenklich.

6. Johannisbrotkernmehl (E 410)

Es wird aus dem Samen des Johannisbrotbaumes hergestellt und ist gesundheitlich unbedenklich.

7. Pektin und Pektinderivate (E 440a und 440b)

Aus Früchten (Äpfeln und Zitrusfrüchten) gewonnen, dient als Gelier- und Verdickungsmittel. Als normale Nahrungsmittelbestandteile sind sie toxikologisch unbedenklich.

8. Modifizierte Stärken (E 1410 bis 1422)

Sie sind die gebräuchlichsten Verdickungsmittel in der Lebensmitteltechnologie. Die Behandlung erfolgt durch Erhitzen mit Säuren und Basen, die weitaus stärkere Quellungseigenschaften als unbehandelte oder ungekochte Stärke bedingen. Die unbehandelten und nicht chemisch behandelten Stärken gelten in Österreich als Lebensmittel.

9. Tragant (E 413)

Tragant ist die Ausschwitzung einer asiatischen Pflanze, es liegen noch keine Untersuchungen über die subchronische Toxizität und Langzeittoxizität vor. Eine allergisierende Potenz wird vermutet.

10. Zellulosederivate (E 461, 466)

Auf E 466 sollen bei Bäckern allergische Hautreaktionen aufgetreten sein. Sonst sind keine gesundheitsbeeinträchtigenden Wirkungen bekannt.

11. Karayagummi (E 417)

Pflanzliches Exsudat

12. Aufgeschlossenes Milcheiweiß

13. Aufgeschlossenes Pflanzeneiweiß

14. Latex (Gummimilch)

15. Xantan (E 415)

Wird aus zuckerhaltigen Lösungen gewonnen. Unbedenklich.

Diese mit Nummern von 1 bis 15 bezeichneten Verdickungsmittel und Geliermittel dürfen folgenden Lebensmitteln zugesetzt werden:

Alkoholfreie Erfrischungsgetränke, deren Grundstoffe und Instantpulver: 4, 5, 6

Kalorienreduzierte Orangeade und Zitronade: 8

Aufstrichkonserven: 12
Folgende Backerzeugnisse (ausgenommen Brot und Gebäck), Konditorwaren und deren Halberzeugnisse:
Kokosmakronen: 4, 6
Wind- und Schaumbäckerei: 12, 13, 15
Schaummassen: 1, 12, 13, 15
Füllungen, Füllcremen: 1, 2, 3, 4, 5, 6, 7, 8, 9, 10, 11, 12, 13, 15
Glasuren: 1, 5, 7, 12, 13, 15
Schäume: 1, 2, 3, 8, 10, 12, 13, 15
Tortengelees: 1, 3, 6, 7, 10, 15
Süße Soßen, süße Übergußsoßen: 2, 3, 4, 6, 7, 8, 9, 15
Gelierzucker: 7
Gemüsezubereitungen (gebunden, eßfertig, sterilisiert, tiefgekühlt): 8
Gewürzzubereitungen, emulgiert: 1, 2, 4, 5, 6, 9, 10, 15
Mehlprodukte (glutenfrei, eiweißarm): 4, 6
Backmischungen (glutenfrei, eiweißarm): 4, 6, 15
Backerzeugnisse (glutenfrei, eiweißarm): 4, 6, 15
Teigwaren (glutenfrei, eiweißarm): 4, 6
Kakaoerzeugnisse, Gelles und Füllungen: 1, 7, 15
Kakaohaltige Übergußsoßen: 2, 3, 8, 15
Trinkkakaomischungen: 3
Kaviarersatz: 2, 4, 8, 9, 15
Kartoffeldauerprodukte: 2, 4, 6, 8, 9, 10, 11, 12, 15
Ketchup: 6, 7, 8, 10, 15
Margarinestreichkäse: 4, 6, 12
Marmelade und andere Obsterzeugnisse: 7
Mayonnaisen gestreckt, Salatsoßen usw. mit Eigelb: 4, 6, 8, 15
Milchpulver, sofortlöslich: 12
Milchzubereitungen mit Kakao: 3
Oberscreme und abgesteiftes Obers (nicht als Füllung für Indianer, Baiser und frisch zu füllende Konditorbackwaren und nicht als Portionsschlagobers): 2, 3, 8, 9
Pudding, gesüßte Cremen, süße Kaltschalen, Puddingpulver, Schlagschaumpulver, Cremepulver: 1, 2, 3, 4, 6, 7, 8, 9, 10, 11, 12, 15
Salatsoßen, Salatcremen, Salatdressings (ausgenommen mayonnaiseähnliche): 1, 3, 4, 6, 7, 8, 9, 10, 12, 15

Säuglings- und Kleinkindernahrung, breiig, mit Obst, Gemüse oder Fleisch, pasteurisiert, sterilisiert: 6, 7, 8

Säuglingsmilchnahrung: 4, 6

Senf: 10, 15

Schmelzkäse und Schmelzkäsezubereitungen: 12

Soßen für Fertiggerichte, gebunden, eßfertig, sterilisiert: 4, 6, 8, 10, 12, 15

Soßen für Fertiggerichte, tiefgekühlt: 4, 6, 8, 12

Soßen für Gulasch: 8

Soßen für Fischkonserven und tiefgekühlte Fischgerichte: 2, 4, 5, 6, 8, 9, 10, 15

Speiseeis und Speiseeishalberzeugnisse: 2, 3, 4, 5, 6, 7, 9, 10, 11, 12, 13, 15

Folgende Suppenartikel, kochfertige Suppen und Soßen:

klar: 6

gebunden: 4, 6, 8, 10, 12, 15

Instant: 4, 6, 8, 10, 12, 15

Würzsoßen mit Öl (ausgenommen mayonnaiseähnliche): 4, 6, 7, 8, 10, 12, 15

Würzsoßen ohne Öl auf Gemüse/Fruchtbasis: 2, 4, 6, 7, 8, 10, 15

Folgende Zuckerwaren:

Dragees: 1

Geleeartikel, Schaumzuckerwaren, Lakritzen, Likörbonbons: 1, 2, 5, 7, 8, 9, 11, 12, 13, 15

Gummibonbons: 1, 5, 7, 8, 13, 14, 15

Karamellen: 1, 5, 7, 8, 12, 13, 15

Kaugummi, Kaupaste in Tuben: 4, 5, 15

Literatur

F. Allerberger: Dienstreisebericht über 10 th International Symposium of Listeriosis 22.-26. August 1988 Pecs-Ungarn.

Bäßler, Fekl, Lang: Grundbegriffe der Ernährungslehre. Springer Berlin 1973

Broscheit, Bischofsberger, Haidinger, Radek: Kalorien ABC-Österreich. Orac Wien 1988.

Bund für Lebensmittelrecht und Lebensmittelkunde e. V. Bonn: Zusatzstoffe in Lebensmitteln.

Bundesanstalt für Lebensmitteluntersuchung und -forschung Wien: Hygienemerkblatt für Küchenbetriebe zur Vermeidung des Auftretens von Lebensmittelvergiftungen. Hygiene und Medizin, Sonderdruck, mhp-Verlag Wiesbaden 1983.

Österreichische Ärztekammer: Cholesterin und Triglyceride. In: Medizin populär, Sonderheft 1989.

H.-D. Cremer und D. Hötzel: Angewandte Ernährungslehre. G. Thieme Stuttgart 1974.

DFG Deutsche Forschungsgemeinschaft: Rückstände in Lebensmitteln tierischer Herkunft. Chemie, Weinheim 1983.

Österreichische Ärztekammer: Der österreichische Cholesterin-Konsens. Sonderdruck 10/88.

P. Drexler: Die Wiener Märkte im Spiegel der Zeiten. Festschrift zur 125 Jahrfeier des Marktamtes der Stadt Wien. Gewerkschaft der Gemeindebediensteten Österreichs, Landesgruppe Wien 1963.

Elmadfa, Leitzmann: Ernährung des Menschen. Ulmer Stuttgart 1988.

K. Fajkmayer: Dreihundert Jahre Wiener Fleischhauergenossenschaft 1612 – 1912. Eigenverlag.

Fettstoffwechsel und Athereosklerose. In: Ernährung und Kohlenhydrate, 4. Heft, Dezember 1986.

R. Froehner: Kulturgeschichte der Tierheilkunde. Terra-Verlag Konstanz 1952.

St. M. Gergely: Schwermetalle in Lebensmitteln. Ernährung Wien, 12, 1984.

St. M. Gergely: Fett statt fit. Profil Nr. 6, 6. 2. 1989.

Gesellschaft für zeitgemäße Ernährung Aktuell: WHO-Erklärung über die Zusatzstoffe. Lipidstoffwechsel: Welche Wirkung haben die „MUFA"?

Gesünder Leben – natürlich heilen. In: Das Beste. Stuttgart 1985.

H. G. Glassen, P. S. Elias, W. P. Hammers: Toxikologisch-hygienische Beurteilung von Lebensmittelinhalts- und zusatzstoffen sowie bedenklicher Verunreinigungen. Paul Paray Berlin-Hamburg 1987.

R. Grau: Fleisch und Fleischwaren. Hayns'Erben Berlin 1960.

D. Großklaus: Rückstände in von Tieren stammenden Lebensmitteln. Paul Paray Berlin, 1988.

J. Gyimothi, Lebensmitteluntersuchungsanstalt der Stadt Wien: Dienstreisebericht Europarat. Rückstände in Lebensmitteln tierischer Herkunft. Straßburg 22. bis 24. Februar 1983.

G. Haidinger, J. Radek: Cholesterin-Kochsalz ABC, Orac Wien 1988.

HJ. Hapke: Toxikologie für Veterinärmedizin. Ferdinand Enke Stuttgart 1975.

M. Hayde: Symposium Hypercholesterinaemie. Ernährung 6, 1988.

Hessisches Landesamt für Ernährung, Landwirtschaft und Landentwicklung Kassel: Hessisches Untersuchungsprogramm „Nahrungsmittelqualität". Chlorierte Kohlenwasserstoffe im hessischen Erwerbsgemüsebau unter Glas 1982-1986.

B. Hoffmann (Gießen): Anabolika in Fleisch und Fleischwaren. Gastvorlesung an der Veterinärmedizinischen Universität Wien 9. April 1986.

H. Karg (München): Hormon Skandale – und kein Ende? Deutsche Landwirtschaftsgesellschaft e. V. Pressedienst, August 1988.

H. Kaspar (Würzburg): Diät – ein Bestandteil des ärztlichen Therapiekonzeptes. Vortrag, Linz.

Katalyse-Umweltgruppe: Was wir alles schlucken. Rowohlt 1985.

Katalyse-Umweltgruppe: Chemie in Lebensmitteln. Zweitausendeins 1988.

O. R. Klimmer: Pflanzenschutz- und Schädlingsbekämpfungsmittel. Abriß einer Toxikologie und Therapie von Vergiftungen. Hundt-Verlag Hattingen 1971.

G. Lehnert, D. Szadkowsky: Die Bleibelastung des Menschen. Chemie, Weinheim 1983.

J. Leibetseder: Was versteht der Konsument von und unter „Qualität" des Fleisches. Vortrag am 13. Juni 1988.

Listeriose – Neue Ergebnisse zur Epidemiologie der Listeriose in der Schweiz. Bulletin des eidgenössischen Bundesamtes für Gesundheitswesen Nr. 50 18, 12, 86.

Minauf, Lindner, Kastner: Gesund durch richtige Ernährung. Bohmann Wien 1980.

Möse, Sixl, Sixl-Voigt, Köck: Listeriose, Hygiene-Institut Graz, Aktuelle Probleme der angewandten Betriebshygiene, Sonderheft 1988.

G. Ohly, L. Herber: Lebensgefährliche Lebensmittel. H. G. Müller KG München 1955.

ORF-Konsumentenredaktion: Lebensmittelzusatzstoffe.

Pfannhauser, Gombos, Thaller: Halogenierte aliphatische Kohlenwasserstoffe in Lebensmitteln: Untersuchungen über Anreicherung und Gehalte in fetthaltigen Lebensmitteln. Ernährung 10, 1988.

A. Poppmeier: Geschichte der Schlachttier- und Fleischbeschau in Graz und in der Steiermark. Steiermärkische Landesdruckerei Graz 1948.

A. Psota: Fleischuntersuchungsrecht EG-BRD-Österreich. Ernährung Nr. 11, 1988.

A. Psota: Jahresbericht der Lebensmitteluntersuchungsanstalt der Stadt Wien 1988.

A. Psota: Bericht über Monitoring-Untersuchungen des Wiener Gemüses.

A. Psota: Lebensmittel-Zusatzstoffe. Presse- und Informationsdienst der Stadt Wien, Beilage zum Stadt Atlas Konsumentenschutz 1988.

R. Rondorf: 100 Jahre Marktamt der Stadt Wien 1939.

J. Schön (Kulmbach): Zum Cholesteringehalt in Schweinefleisch. Ernährungsumschau 36 (1989), Heft 1

Register

341

342

346